中华传统医学养生丛书

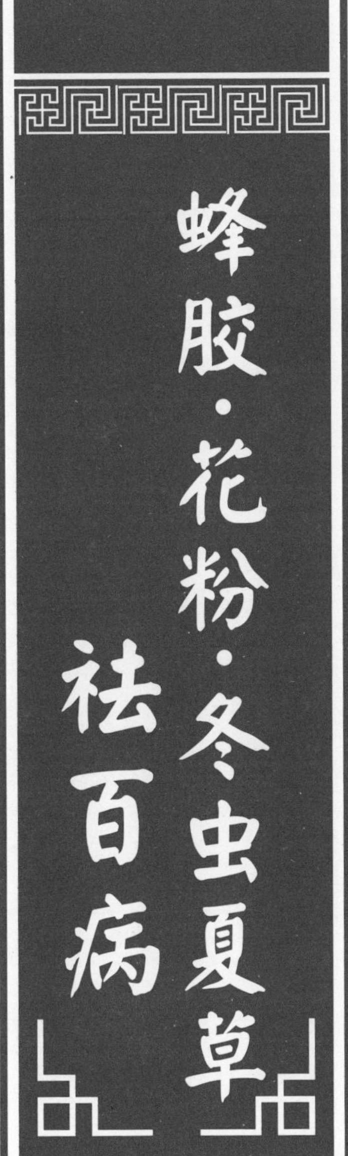

上海科学技术文献出版社
Shanghai Scientific and Technological Literature Press

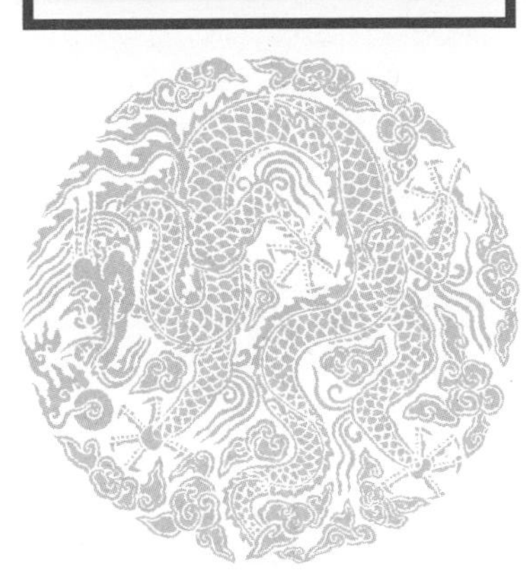

>>前　言

《中华本草》记载:蜂胶对糖尿病、高血脂、高血压、肿瘤、息肉、多种炎症、病菌等引起的疾病有很好的辅助治疗作用。蜂胶被誉为“紫色黄金”,是治疗疾病、养生保健的佳品。

蜂胶中含有丰富而独特的黄酮类、萜烯类物质,对多种细菌、真菌、病毒等有显著的抑制和杀灭作用,可以用来治疗脚气、灰指甲、湿疹、各种溃疡、牙周炎、咽喉炎、鼻炎、胃炎、泌尿系统感染、感冒、痔疮、腹泻等病原微生物引起的疾病。具有用量小、见效快,不产生耐药性、不破坏有益菌落等特点。

它还具有提高免疫力的功能,能显著提高身体的抗病能力,对预防感冒、癌症、衰老和消除老年斑、色素沉积有良好作用。

蜂胶的抗菌排毒作用、强化免疫力作用,对糖尿病引起的多种并发症具有很好的预防和治疗效果。长期临床研究表明,服用蜂胶对糖尿病患者健康长寿具有重要意义。蜂胶是糖尿病患者必选的良药。此外,它对高血压、高血脂等疾病治疗效果显著。

花粉功效众多,含有丰富的营养物质,天天食用花粉可以快速消除疲劳、消除便秘、消除四肢酸痛、恢复体力,并能消除粉刺、营养肌肤、美容养颜,对糖尿病、心脑血管疾病、肿瘤、前列腺炎有辅助治疗功效。花粉富含多种氨基酸、蛋白质、维生素,以及生物活性物质,既营养皮肤,又能祛除各种色素斑点。花粉能调节内分泌,维持卵巢正常功能,所以能祛黄褐斑;花粉既能抗日光辐射,又能治晒斑。

此外，花粉被誉为前列腺炎的克星，以油菜花粉、荞麦花粉治疗前列腺炎功效最佳。

冬虫夏草是我们现在并不陌生的一种补品，其药性温和，可以与天然人参、鹿茸相媲美。传统中医理论认为："冬虫夏草性平味甘，入肺、肾二经，功能益肺、肾，止咳，补虚损，益精气。"因此，冬虫夏草具有养肺滋阴、补肾壮阳的功效，为补阴阳之品，可用于肺痨咳血，同时也适用于病后久虚、自汗、盗汗等虚症状。而现代研究显示，冬虫夏草还具有改善微循环、明显扩张及软化毛细血管的作用，可以调节内分泌、神经系统，激活脑细胞，对癌细胞的生长具有明显的抑制作用，是防癌抗癌的佳品。

总的来说，冬虫夏草男女老少皆宜，而且不需要忌口，是适合人群最广的补品。

为了让人们更好、更快地了解蜂胶、花粉、冬虫夏草治病的神奇功效，使人们受益，我们多方搜集资料系统地编写了此书。在编写的过程中我们得到了很多专家、学者的帮助和指导，借鉴和参考了一些中外学者和专家的论述和观点，因篇幅有限，恕不能一一列出，在此一并感谢！此外，对书中出现的一些纰漏和不当之处，还望广大读者多多体谅，提出宝贵意见，批评斧正。

编者

2016 年 8 月

目录
contents

第一篇　蜂胶

第二篇　花　粉

第三篇　冬虫夏草

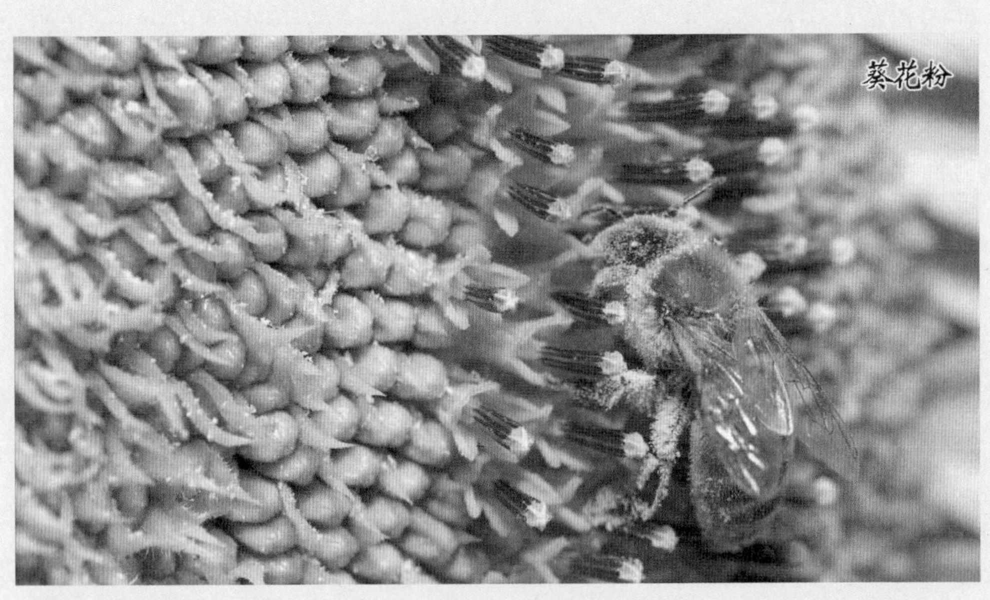
葵花粉

第一篇 蜂胶

蜂胶是西方蜂种的工蜂从植物体上采集树脂并混入上颚腺分泌物和蜂蜡等形成的具有黏性的天然胶状物质。蜜蜂用蜂胶来填补蜂箱裂缝、加固巢脾、磨光巢房，以及包封入侵动物的尸体。

蜂胶是不透明的固体，表面光滑或粗糙，折断面呈沙粒状，切面与大理石外形相似。呈黄褐色、灰褐色、灰绿色、暗绿色等多种不同色泽，具有令人喜爱的特殊芳香味，燃烧时发出乳香气，味微苦，略带辛辣味，嚼之粘牙。用手搓捏可以软化。

一、基本常识

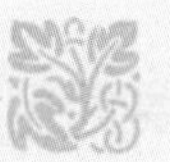

蜂胶的定义

蜂胶是西方蜂种的工蜂从植物体上采集树脂并混入上颚腺分泌物和蜂蜡等形成的具有黏性的天然胶状物质。蜜蜂用蜂胶来填补蜂箱裂缝、加固巢脾、磨光巢房，以及包封入侵动物的尸体。

蜂胶是不透明的固体，表面光滑或粗糙，折断面呈沙粒状，切面与大理石外形相似。呈黄褐色、灰褐色、灰绿色、暗绿色等多种不同色泽，具有令人喜爱的特殊芳香味，燃烧时发出乳香气，味微苦，略带辛辣味，嚼之粘牙。用手搓捏可以软化。温度低于15℃时蜂胶会变硬、变脆，易粉碎；高于36℃时质软，有黏性和可塑性。当温度达到60～70℃时熔化成为黏稠流体，并分离出蜂蜡。蜂胶密度随不同植物而异，一般在1.112～1.136。不溶于水，微溶于松节油，部分溶于乙醇，极易溶于乙醚和氯仿，溶于95%乙醇中呈透明的栗色，并有颗粒状沉淀。

1. 中药中的佳品

从两千多年前的《神农本草经》到明代李时珍所著的传世宝典——《本草纲目》，再到现在的许多中医药大词典，成百上千种中草药被搜集整理，其中蜜蜂产品也占有重要的一席之地。

蜂胶具备了中医药的所有特性：

①蜂胶是一种动植物分泌物的混合体，属纯天然产品，无毒副作用，具有良好的安全性；

②长期的实践和临床证明了蜂胶广泛而稳定的防病治病效果；

③蜂胶既可单独使用，又能与中草药配伍，组成多种方剂，能够有针对性地治疗某些疾病。因此，蜂胶是一味不可多得的良药。蜂胶的广谱抗菌作用、抗氧化作用、消毒抗炎作用等为蜂胶治疗众多疾病奠定了基础。

2. 珍贵、天然的药品

蜜蜂居住的空间狭小、阴暗，巢中温度除冬季外一直都维持在34℃左右，相对湿度高达40％～80％，加之巢内还有营养丰富的蜂蜜、蜂花粉和蜂王浆等，非常适合细菌等病原微生物的生长，也令老鼠、蜥蜴等动物垂涎。

可是蜜蜂却能防止自然界中各种病菌在蜂巢内生存繁殖，保持巢内不发霉，使营养丰富的蜂蜜、蜂王浆和花粉保持长期新鲜、不变质。因而，更突显了蜂胶的珍贵，那么它们是怎样做的呢？

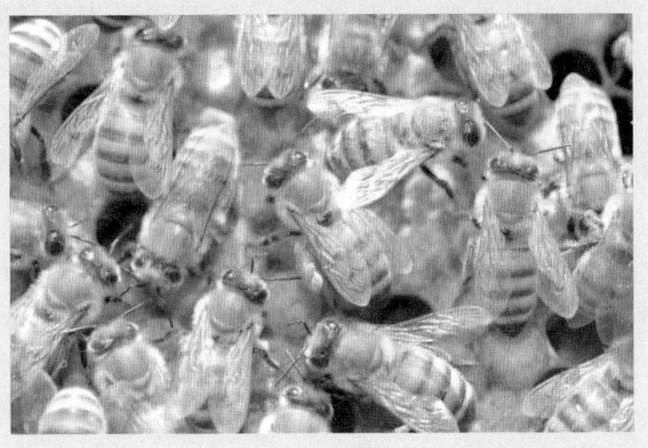

自然界某些树木中可以渗出某种含有抗菌成分的胶状物——树脂，

蜜蜂将这种物质采回，再辅以自己的唾液和蜂蜡，制成蜂胶，然后涂满整个蜂巢，这样就保证了蜂巢内所有的食物、花粉、蜂王浆和蜂蜜在无菌状态下保持新鲜，蜂胶还可以维持蜂巢内的清洁卫生，从而保证了蜜蜂的健康生存和繁衍。

因为蜜蜂居住地的不同，其采集植物的种类、季节不同，所以蜂胶颜色也各不相同。例如，四川地区主要的胶源植物为油菜，则蜂胶颜色为黄色。

将蜂胶誉为黄金，确实把蜂胶的数量之少，品质之珍比喻得恰如其分了。据统计，一个5万～6万只蜜蜂的蜂群，一天仅能生产0.2～1.2克蜂胶，一年一个蜂巢可采集的蜂胶块平均也仅为150～200克，可见蜂胶的珍贵。我国年产蜂胶约300吨，其中，一半以上出口至日本。

蜂胶的形成过程

蜂胶原料——树脂，在自然条件下非常坚硬、黏稠。蜜蜂采集时仅凭撕咬是无济于事的，必须先自其上颚分泌一定量的具有特殊功能的液体，将之喷洒在树脂表面，很快便使树脂变得松软，随即用上、下颚咬下一小点，两前足把持住，将之搓揉成光洁的小团，经中足传递到后足抓住，如此一个又一个，一次又一次地采收、盛装，直到装满为止，回到蜂巢卸下再进行加工制作。

将树脂带回蜂巢卸载时，仍需加入分泌物，之后还要反复加工，主要是通过咀嚼，混入多种分泌物，使之发生质的变化，最终成为具有药用功效的蜂胶。

各种蜂产品之间的区别

蜂蜜是蜜蜂将采集的花蜜加工转化而成的甜物质，主要成分是葡萄糖和果糖，还有其他一些营养物质。蜂花粉是蜜蜂采集的花粉粒经蜜蜂加工而成的花粉团，主要成分是蛋白质、氨基酸、维生素、酶类等，是蜜蜂的蛋白质食物，也是蜜蜂分泌蜂王浆不可缺少的原料。蜂王浆是蜜蜂通过其头部的营养腺分泌出来的奶油状物质，是工蜂供奉蜂王的食物。蜂胶是蜜蜂把从植物芽等部位采集来的树脂，再加入自己的分泌物加工转化而成的胶状物。可以这样说，蜂蜜、花粉是蜜蜂的日常食品，蜂王浆是蜜蜂的特殊食品或强力滋补品，蜂胶则是蜜蜂的药品。

我国蜂胶产业的现状

目前，我们国家早已成为世界上蜂胶生产量最多、出口量最大的国家。但国内蜂胶市场的开发刚刚起步，虽有少量蜂胶产品在国内上市，但由于宣传力度不够，蜂胶制品在国内还没有形成气候。

从蜂胶生产发展潜力看，中国在国际上有无法取代的作用。蜂胶高产蜂种的培育和推广、无污染蜂胶高产采集机的研制和使用、蜂胶生产操作技术规程的实施，将把我国蜂胶生产推向一个新的水平。从国内外市场潜力看中国蜂胶产业的发展，蜂产品作为食品、保健品、药品、日用化工的重要原料，在未来世界有广阔的市场。目前，我国每年蜂产品产量的一大半用于出口（包括原料及加工成品）。国内蜂产品消费水平目前还很低，每人每年蜂胶的消费几乎为零。

发展蜂胶产业无疑会带动整个养蜂业的发展。首先是蜂群数量和从业人员的增加，由此而推动所有蜂产品业的发展，最终对农业、环境生态和人类的健康事业产生重大影响。

蜂胶的常见制品

蜂胶经过提取和提纯后，就可作为原材料加工成蜂胶制品。由于蜂胶对人体的显著功效，市场上的蜂胶制品多种多样，而且不断推出新的品种。现就较常见的蜂胶制品介绍如下。

1. 蜂胶胶囊

将蜂胶提取物经低温干燥后粉碎，用胶囊包装即成。特点是有效成分高，食用和携带都方便。对多种疾病都有一定疗效。

2. 蜂胶蜜

蜂胶蜜是用蜂胶浸膏和蜂蜜、香料等搅拌混合而成的，特点是口感舒适。对胃溃疡、慢性肠炎等肠胃消化道疾病有疗效。

3. 蜂胶药膜

在蜂胶提取物中加入其他药物和填充物做成薄膜，叫蜂胶药膜。该药膜主要用于口腔疾病的治疗，对复发性口疮疗效显著。

4. 蜂胶酊和复方蜂胶酊

蜂胶和乙醇的混合液就叫蜂胶酊，再加入其他药物就成为复方蜂胶酊。蜂胶酊主要用于各种皮肤病的治疗。

5. 蜂胶片或蜂胶锭

将蜂胶提取物加入填充料或其他药物，压制成片或锭。优点是食用和携带都方便，对内科、妇科等疾病适用。

除以上所述外，还有蜂胶露、蜂胶口服液、蜂胶贴敷剂、蜂胶乳膏、蜂胶牙痛水、蜂胶气雾剂、蜂胶牙膏、蜂胶药皂、蜂胶护肤霜、蜂胶发膏、蜂胶口香精等。

蜂胶的化学成分

蜂胶是蜜蜂从植物的枝条、芽眼和渗出物中采集得到的天然树脂状物质。在蜂胶内发现的化学物质的种类有：蜂蜡、树脂类、香脂类、芳香油、脂溶性油类、花粉和其他有机物。研究表明，蜂胶中的树脂类物质的来源有三种：蜜蜂所采集的植物分泌液，蜜蜂体内代谢的分泌物和蜂胶形成过程中介入的物质。

新采集的蜂胶约含有55%的树脂和香膏，30%的蜂蜡，10%的芳香挥发油，5%的花粉等杂物。通过分析从蜂胶中分离出的多种化学成分，证明蜂胶成分极为复杂。其中有黄酮类化合物、酸、醇、酚、醛、酯、醚，以及烯、萜类化合物和多种氨基酸、脂肪酸、酶类、维生素、微量元素等。下面将逐一作介绍。

1. 黄酮类化合物

黄酮类化合物是蜂胶中的主要成分，也是重要成分，广泛地分布在植物界中，是天然植物色素。目前，已从蜂胶中分离出来 20 多种黄酮类化合物，其中包括黄酮类、黄酮醇类和双氟黄酮类等。

黄酮类化合物在植物界分布很广泛，这种天然化合物具有重要作用，含有很多重要的活性化合物，对多种疾病表现出良好的治疗作用，故而药用价值很高。研究证明，很多抗衰、抗炎、滋补、调节免疫力等中药的有效成分，主要也是黄酮类化合物。研究表明，蜂胶中含有的黄酮类化合物，其品种之多、数量之高，远远胜于任何一种中药的含量。

蜂胶的黄酮类化合物主要有：

(1) 黄酮类

影响植物生长，起碳酸同化作用，具有止血和稳定血液循环的作用。

(2) 黄酮醇类

含有大量黄酮性维生素，具有治疗坏血病和疼痛等作用。例如：核黄素为黄色色素，由树皮酮等组成，呈黄色透明晶体，具有消毒和营养作用。

(3) 双氟黄酮类

这也是黄酮类化合物的组分。

双氟黄酮类化合物是蜂胶中十分重要的组分，在稳定血液循环、增加机体活性、提高免疫水平、抗炎除毒、调节新陈代谢和生理功能方面，有着极为良好的作用。

2. 酚酸类

蜂胶中含有的酸类化合物有苯甲酸、对羟基苯甲酸、咖啡酸、阿魏酸、异阿魏酸、肉桂酸、苯丙烯酸等。

3. 黄烷醇类

蜂胶中含有的醇类化合物有羟基7甲基黄烷醇、5，7－二羟基黄烷醇、3，5－二甲氧基苯、甲醇、桂油醇、2－SH甲氧基苯甲醇、松柏醇、愈疮木醇等。

4. 芳香挥发油与烯萜类化合物

蜂胶中芳香挥发油占4%～10%，其种类很多，能不时挥发出具有芳香气味的物质。陈年蜂胶挥发油含量减少，气味亦淡。这些成分均有一定的杀菌、抑菌作用。

5. 酚、醛、酮、酯、醚类化合物

蜂胶中含有丁香酚、香美兰醛、异香兰醛、苯甲醛、环柠檬醛、对香豆香脂、咖啡酸酯、环乙醇苯甲酸脂、环乙H醇苯甲酸脂、松柏醇苯甲酸脂、对香豆醇苯甲酸脂、苯甲酸阿魏酸酯、苯乙烯醚、对甲氧基苯乙烯酸等。

6. 多糖类

蜂胶中多糖类占总量的2%～3%。

7. 蛋白质

蜂胶中分离出蛋白质成分有酶类和氨基酸。

(1) 酶类

蜂胶含有多种作为活性蛋白组分的酶，有淀粉酶、脂肪酶、组织蛋白酶和胰蛋白酶等。这些酶在预防和治疗疾病方面有突出的功效，如血栓症、血瘀症、癌症（患癌者高龄多，因其体内含酶量下降，治疗的根本办法是提高抗癌能力，蜂胶中含有多种酶，并且酶还可以消灭癌细胞）等。若蜂胶与维生素C一同食用，可提高其疗效。

(2) 氨基酸

蜂胶中含有多种氨基酸。有精氨酸（合成核酸的前体）对组织有刺激再生作用，占游离氨基酸总量的34.3%，脯氨酸（19.5%）和其他14种氨基酸含量分别为1%～57%。

8. 维生素

蜂胶中含有多种维生素，其维生素A、维生素PP（烟酸）、维生素C和维生素D含量比较丰富。

9. 微量元素

经分析研究得知，生物体生存所必需的38种化学元素当中，蜂胶中含有34种之多。其中常量元素有氧、氢、碳、氮、钙、磷。生命必需元素共8种，蜂胶中含有6种：锰、铝、铜、钙、锌、氟。还有其他微量元素：铁、钾、钠、硫、氯、镁、铬、锡、硅、钛、锑、锗、钡、砷、镍、硒、钒、银、铅等。

10. 其他

蜂胶中含有一定量（5%～10%）的花粉。

蜂胶的类型

根据不同的用途，市售蜂胶主要有以下几个类型。

1. 毛胶

毛胶是直接从蜂箱中取得，未经过加工，含有蜜蜂肢体的木屑，泥沙、麻布纤维等杂质，其形态为不透明的团块状或碎屑状，适于外用或用于鸡、猪、牛、羊饲料强化剂。

2. 原胶

毛胶经工厂化加工，杂质与重金属含量符合国际标准。形态为不规则条块状，适合于做食品、药品、化妆品原料。

3. 蜂胶标准溶液

蜂胶标准溶液是一种蜂胶的乙醇溶液，适于外用或用于食品、药品添加剂及食品防腐剂。

4. 蜂胶水溶液

蜂胶水溶液适于稀释后口服，或用于食品、药品、添加剂。

5. 蜂胶油

蜂胶油溶液，适用于美容化妆品或日常皮肤保养。

6. 蜂胶干膏

蜂胶干膏为蜂胶提纯物，胶片状，适用于食品、药品、化妆品，并用于工业、农业、畜牧业、水产养殖业。

7. 蜂胶制品

各种含蜂胶的食品、药品、化妆品。

蜂胶的质量标准

蜂胶质量的优劣，直接影响到食用后的效果。毛胶是其他类型蜂胶或产品的基础，因此蜂胶的优劣主要是指毛胶。区别优劣主要有以下三点：一是新鲜度，要求是当年采集的蜂胶，气味清香浓郁；二是杂质含量要低于5%；三是有效物质要高，主要指蜂胶在75%乙醇的中可溶物质越高，等级也越高。

中国蜂胶质量标准（行业标准）规定：蜂胶在75%的乙醇中可溶物质大于75%为优等品，大于65%为一等品，大于55%为合格品。另外规定不允许对蜂胶进行加热和人为添加其他物质。

蜂胶的感观鉴定

蜂胶的感官鉴定主要从外观、颜色、香味、气味、黏性和纯度等方面进行鉴定。可根据上述蜂胶的物理性质的内容，用眼看来鉴定蜂胶的外观和颜色；用鼻嗅去鉴定蜂胶的香味；用口尝去鉴定蜂胶的味道；用手搓、捏的方法去鉴定蜂胶的黏性；用75％的乙醇溶解的方法去鉴定蜂胶的纯度。

1. 类黄酮

优质蜂胶的重要指标，中华蜂胶协会制订出蜂胶质量标准规范——类黄酮含量须达5％以上（每1毫升蜂胶含50毫克以上总类黄酮），才是合格优质的蜂胶。

2. 产地

日本研究报告指出，蜂胶来源以巴西蜂胶的质量最佳。

3. 萃取方法

以食用酒精纯化萃取可得含量及种类最多的类黄酮，国际上蜂胶的研究都是采用酒精萃取的蜂胶，且酒精是最安全的溶剂。

4. 颜色与气味

优质的蜂胶萃取液色泽应明亮，黄中带绿，且透明，没有黑色杂质。

蜂胶软胶囊的鉴别

1. 检查外观

随机选取蜂胶软胶囊一粒，观察其外观，外观应整洁，不得有黏结、变形或破裂现象，无异臭。

囊壳应软硬适度，如囊壳过硬或过软，一种可能是囊壳烘干不当；另一种可能是内容物配方不合理，由于内容物吸收囊壳水分造成囊壳过硬，或内容物与囊壳明胶反应造成囊壳过软。

2. 气味检查

将蜂胶软胶囊用剪子剪破，嗅其内容物是否有蜂胶特有的芳香味。如果没有蜂胶特有的芳香味，则为淘汰品；如果有蜂胶特有的芳香味则进行下一项检查。

3. 检查内容物的质地

取洁净的白纸一张，平铺于试验桌上，随机选取蜂胶软胶囊一粒，剪破胶囊，将内容物挤出，滴在白纸上。如果内容物溶解（混悬）得不均匀，或溶质与溶剂出现分离，手捻粗糙，则为淘汰品；如果内容物均匀分布，则可进行下一项检查。

4. 观察溶液颜色

取洁净试管，装入一定量的清水，将内容物为水溶性的蜂胶软胶囊中的内容物挤入盛水的试管中，用玻璃棒搅匀，静置片刻，如果溶液分层、挂壁，说明内容物配制技术不过关；如果溶液呈均匀的乳白或浅乳黄色，则可进行下一项的鉴别。

5. 沉降比测定

内容物为混悬液的蜂胶软胶囊应做沉降比测定。将软胶囊内容物置于直径相同的量筒中充分搅拌均匀，测定分散相的原始高度（Ho）与经过静置后沉降的高度（Hu），计算沉降比（F），F 值越大，内容物混悬体系越稳定。由于自然沉降时间较长，可采用离心加速的方法，但需注意离心速度不宜过高，以免与实际情况不符，一般可采用 4 倍重力的低速离心，以几百转的离心速度离心 3～4 小时稳定者，至少可自然放置半年，性质仍很稳定。如固液分离度较高，说明混悬技术不过关。如混悬度好，则可进行下一项的鉴别。

6. 黄酮类化合物含量检查

将蜂胶的溶液取一部分于另一试管中，滴入1～2滴3%的三氯化铁乙醇溶液，若不显褐色，则说明其不含黄酮类化合物，应淘汰；若显褐色或深褐色，则说明含有黄酮类、酚类化合物，则可进行下一项的鉴别。

7. 蜂胶含量检查

如果比较同类蜂胶软胶囊中蜂胶含量的高低，则取同样规格的蜂胶软胶囊各一粒，分别将内容物挤入盛有等量清水的刻度试管中，用玻璃棒搅匀，分别稀释至相同体积，然后滴入等量的3%的三氯化铁乙醇溶液，进行比色，溶液颜色深的，说明其蜂胶含量高。

水溶蜂胶液的鉴别

1. 气味检查

随机取水溶蜂胶液一支，目测其是否溶解均匀，溶解不均匀者则为淘汰品；启开瓶盖嗅其是否有酒精味，如有酒精味则淘汰；若溶液均匀且无酒精味并带有蜂胶特有的芳香味，则可进行下一项检查试验。

2. 溶液颜色检查

取洁净试管，装入一定量的清水，将蜂胶液滴数滴于清水中搅匀，若出现不溶或挂壁或有漂浮物出现则淘汰；若呈均匀的乳白或浅乳黄色可进入下一项检查。

3. 黄酮类化合物含量检查

将乳白或浅乳黄色溶液取出少许，滴入1～2滴3%的三氯化铁乙醇溶液，若无变色反应，应为淘汰品；若发生褐色反应，说明含有黄酮类、酚类化合物，则可进行下一项鉴别。

4. 蜂胶含量检查

比较同类产品蜂胶含量的高低，可在相同条件下，取等量蜂胶液，在刻度试管中与等量清水混合，稀释至相同体积，然后滴入等量的3%的三氯化铁乙醇溶液，比较颜色，颜色深者，说明蜂胶含量高。

专家提示：如欲知水溶蜂胶液或蜂胶软胶囊中的蜂胶或黄酮类化合物的含量数值，则应送法定检测机构进行仪器定量分析。

上品蜂胶的认定

目前蜂胶市场品种鱼龙混杂，品质良莠不齐，对于许多正在服用或准备服用蜂胶的朋友来说，如何才能选购一种服用安全、质量上乘的蜂胶却是个难题。笔者通过咨询蜂产品专家和养蜂人，阅读大量资料，总结以下几点经验。

1. 是否有污染

好蜂胶，首先看来源。无论何种食用品，卫生条件一定排在首位，好的蜂胶首先应该是没有污染的蜂胶，以免造成慢性中毒，危害人体健康。

铅污染一直是蜂胶服用者高度关注的问题。需要强调的是，蜂胶的铅污染是因为在采集和加工过程中使用工具不当产生的，要彻底解决蜂胶重金属污染的问题，最好的办法就是采用科学的养蜂技术，建立绿色无公害养蜂基地。

2. 品质是否有保证

好蜂胶，质量必须有保证。在消费意识逐渐趋于理性的今天，权威部门的认证就是购买与否的“准入证”。谈到蜂胶，也要遵循这一法则，比如是否有国家法定主管部门（如卫生部、国家食品药品监督管理局）的批准文号；生产工艺和流程是否在高标准条件（例如，国家药品 GMP 认证的车间、ISO 国际质量体系认证）下进行，等等。

3. 功效和成分怎样

好蜂胶，功效和成分都很重要。通常检验蜂胶是否合格，现行的国家相关部门的标准中，有的是采用每百克蜂胶中所含槲皮素的含量达到或超过 1.5 克来评定，这种标准比较确切，所以世界上主要生产厂家均采用此标准。有的蜂胶含量超过一倍，就是指每百克蜂胶槲皮素含量超过 3 克。还有的蜂胶是采用每百克蜂胶中所含 30 多种总黄酮的含量超过 8 克来评定的。消费者在选购蜂胶时可重点参考产品说明。

我国对蜂胶的批准功能有三项：调节血脂、调节血糖、调节免疫力，目前市场上大部分蜂胶具备了其中的一项或两项功能，只有少数蜂胶才能同时具备这三项功能，这样的蜂胶最珍贵。

蜂胶具有促进组织再生的作用

实验证明，蜂胶对创伤、烧伤有较好的治疗作用。

蜂胶在治疗烧伤、烫伤、外伤、扭挫伤，'神经痛、关节痛等各种疼痛时，可明显缩短治疗时间，加快止血和创面愈合，促进组织再生和上皮生长。

蜂胶具有极强的复活细胞、细胞新生（细胞活性化）、抗菌、麻醉等能力，还能通导血流、改善血管通透性、促进淋巴组织的活化，以及多种抗炎的效果。蜂胶中含有大量的黄酮类物质，而黄酮中最重要的生理活性成分是槲皮素和山柰素。黄酮这类强化的结构组织，起到了预防传染病菌感染的作用，还能激活免疫细胞（巨噬细胞、T 细胞、B 细胞等）调节血管周围的血流，增强对细菌、病毒感染时的抗击力。黄酮可稳定细胞膜，抑制变态反应。

蜂胶成功地用于创伤的治疗，已经有了很长的历史，蜂胶能促进组织再生的作用也已被系列实验所证实。

动物实验证实：用蜂胶治疗实验性深度烧伤，比常规药剂治疗愈合时间短，疗效好。蜂胶能加速损伤的软骨和骨的再生过程。对牙髓损伤有刺激再生的作用，促进循环障碍的排除，刺激牙髓内胶原纤维桥的形成。

蜂胶有调节免疫功能的作用

人体免疫功能的好坏，反映了一个人的健康状况。免疫功能下降，会引发多种疾病。而大量实验证明，蜂胶能增加血清总蛋白和丙种球蛋白的含量，增强白细胞和巨噬细胞吞噬功能，提高机体的特异性和非特异性免疫功能，因此可以认为，蜂胶对感染性疾病的作用，一方面是因为蜂胶能够抑制致病微生物的生长和繁殖，另一方面是因为蜂胶的免疫力增强作用，提高了机体的免疫力，最终消灭病原体，使疾病痊愈。

蜂胶的保健作用在于因为人们吃蜂胶后，增强了机体的免疫功能。蜂胶既能增强体液免疫功能，又能促进细胞免疫功能，对胸腺、脾脏及免疫系统产生有益的影响。长期食用蜂胶能解除疲劳，恢复体力，促进新陈代谢，强身健体，益寿延年，对机体免疫系统具有广泛的作用。

蜂胶具有降血脂、缓解高血压的作用

蜂胶对高血脂、高胆固醇、高血液黏稠度有明显的调节作用，能预防动脉血管内胶原纤维增加和肝内胆固醇堆积，对动脉粥样硬化有防治作用，能有效清除血管内壁积存物，抗血栓，保护心脑血管，改善血液循环状态及造血功能。蜂胶对净化血液有奇效，被称为“血管清道夫”，能够显著降低血脂和胆固醇是蜂胶的显著保健医疗功效之一。国内外的许多动物药理和临床试验都证明了这一点。

研究结果显示，在停用其他降脂药的情况下，给患者每天服用3次蜂胶，疗程2～3个月，患者的三酰甘油、血清胆固醇含量均有显著下降，平均下降速度约为35%，总有效率可达80%以上，并且呈现持续、渐进的作用。1997～1998年，中国蜜蜂研究所与中国中医研究院西苑医院联合研究了蜂胶的降血脂作用，结果同样证明，蜂胶各剂型组与模型组相比，在降低血清三酰甘油、血液黏度、血浆黏度、红细胞压积、纤维蛋白原及血小板黏附聚积率等指标方面呈现出良好的效果。

蜂胶对糖尿病有辅助治疗的作用

科研人员研究证实：蜂胶在降低血糖和防治糖尿病并发症方面具有一定效果。

1. 具有降血糖功效

研究证明，一些黄酮类、萜烯类物质具有促进利用外源性葡萄糖合成肝糖原的作用，而且，此类物质中梓醇、蝶芪等物质具有明显的降血糖作用。特别是对某些人，这些物质在含量很低的情况下就可以发挥很好的降糖作用。

研究人员在药理研究和临床观察中发现，用含有丰富黄酮类物质、萜烯类物质的蜂胶提取物对糖尿病大鼠与糖尿病患者进行研究观察，结果均呈现明显的降血糖作用，尤其是随着疗程的增加，降糖效果更佳。同时，研究还证实，蜂胶对正常大鼠和人的血糖含量没有影响，由此可见，蜂胶对血糖含量具有双向调节作用。

2. 保护胰岛细胞

蜂胶具有良好的抗菌消炎作用，并能活化细胞、促进组织再生。因此，服用蜂胶，不仅能防止病菌对细胞的感染，并且对发生病变的细胞及组织有治疗和修复作用。坚持服用蜂胶可以对胰岛细胞起保护作用，并能帮助发生病变的胰岛细胞组织恢复功能。

3. 减少自由基对人体的伤害

体内过多的自由基和过氧化脂质与糖尿病密切相关，专家认为相当一部分糖尿病是由自由基和过氧化脂质聚积体内引起的，它也可使病情进一步恶化。研究证实，用超氧化物歧化酶（SOD）治疗糖尿病，有效率可达50%～60%。

蜂胶作为一种具有很强活性的天然抗氧化物质，能显著提高SOD的活性，减少自由基对机体细胞的伤害，防止多种糖尿病并发症的发生。

4. 强化药效

蜂胶具有强化药效作用。对于原来使用降糖药物疗效较差的患者，可以在原来的治疗基础上加服蜂胶提取物，经过一段时间的治疗，一般能使血糖水平明显降低。

5. 降血脂效果显著

蜂胶中丰富的黄酮类物质具有良好的降血脂和软化血管等作用，能缓解糖尿病患者高血脂症状和血管老化速度，减少心脑血管并发症发生。

6. 提供能量、恢复体力

蜂胶中的黄酮类、苷类等物质能够增强三磷腺苷酶等活性，刺激机体产生更多的三磷酸腺苷（ATP），有增加机体能量供应、恢复体力的作用。

7. 提高免疫力

蜂胶中的黄酮类物质、多糖物质具有调节机体代谢，增强机体免疫能力的作用，有助于减少各种并发症的发生。

蜂胶中含有胰蛋白酶等多种活性酶和抗病毒成分，对恢复胰腺功能的作用是积极的；蜂胶中的黄酮类萜烯类物质，具有促进外源性葡萄糖合成肝糖原和双向调节血糖的作用；蜂胶能活化细胞促进组织再生，修复病损的胰岛细胞和组织，有效调节内分泌，促进糖代谢，刺激胰岛素分泌，从而使血糖降低。

蜂胶具有养肝解毒的作用

肝脏疾病目前已成为人类健康最大的敌人之一。研究证实，蜂胶在养肝解毒方面具有独特功效。它能够杀死病菌，抑制病毒复制，提高机体免疫力。

1. 促进肝细胞代谢

蜂胶提取物能够提高大鼠肝脏中琥珀酸脱氢酶、还原型尼克酰胺腺嘌呤二核苷酸磷酸酶、葡萄糖－6－磷酸酶、三磷酸腺苷酶和酸性磷酸酶活性，促进肝细胞能量代谢和蛋白质、核酸的合成。

2. 促进肝细胞恢复

蜂胶中的木脂素可以改善毒物对肝脏的影响，促进肝细胞恢复功能。萜烯类物质有降低转氨酶的作用，对四氯化碳引起的大鼠急性肝损伤有明显保护作用。

3. 解毒作用

研究发现，蜂胶的解毒作用与N－乙酰半胱氨酸的解毒作用相似。

蜂胶具有抗菌作用，不仅能够杀肝炎病毒，而且能抑制病毒在肝脏细胞内复制。蜂胶中的黄酮类等物质对肝有很强的保护作用，能促进肝细胞的恢复。萜烯类物质有降低转氨酶的作用，促进肝细胞再生，防止肝硬变。此类患者，不适合服用含酒精的蜂胶制品，而应服用不含酒精的含量较高的蜂胶软胶囊或浓缩液。

蜂胶具有戒烟的作用

1. 改变烟的味道

蜂胶中含有松属素、松球素和咖啡酸酯等成分，它们有较强的局部麻醉作用，嗜烟者服用蜂胶后，这些成分直接作用于口腔黏膜和舌部味蕾，从而改变了烟的味道，使之变寡淡，失去了平时吸烟的舒适感。

2. 净化分解有害物质

蜂胶能改善血液循环，提高血液的携氧能力，从而增加了心脏与大脑的供氧量，减少了嗜烟者对烟草的依赖性；同时蜂胶还能净化血液、中和与分解吸入人体内的有害成分。

3. 调节紊乱自律神经

蜂胶能调节因嗜烟而引起功能紊乱的自律神经系统。嗜烟者之所以有不可抑制的吸烟欲望，在很大程度上来说是由于嗜烟者对香烟形成了条件反射，这种条件反射是由于香烟的反复刺激而产生的，在该过程中神经系统的功能发生了改变。蜂胶正好可调节自主神经功能紊乱，增强自律效应，减弱条件反射激发的吸烟欲望。

蜂胶具有抗菌的作用

蜂胶能抑制多种细菌、真菌和某些病毒、原虫的生长。蜂胶的抗菌作用首先表现在蜂胶能够抑制蜂箱内微生物的生长。在非常适合微生物繁殖的环境中，能够一直维持着蜂群内的卫生环境，使蜜蜂在清洁的环境下生长、繁殖，这就是因为蜂箱中有蜂胶的存在。

国内外科学工作者经过大量的研究试验证明，蜂胶乙醇提取液对39种细菌中的25种有抑制作用。蜂胶对猪丹毒杆菌、溶血性链球菌、三种葡萄球菌、炭疽杆菌、枯草杆菌、蜜蜂幼虫芽孢杆菌、沙门菌、大肠埃希菌、铜绿假单胞菌、产黑色素类杆菌、具核梭杆菌、白色念珠菌、脑膜炎球菌和致病性嗜盐菌等细菌都有较强的抗菌作用。大量实验证明，蜂胶在酸性或中性条件下，可以保持它的抗菌活性，而在碱性条件下失去活性。蜂胶中能起抗菌作用的成分主要有高良姜素、松属素、乔松酮、阿魏酸和咖啡酸等。

蜂胶乙醇溶液对各种真菌有不同程度的抑制作用，对浅部真菌抑制作用较深部真菌强。黄酮类化合物是其抗真菌作用的重要有效成分。

实验证明，蜂胶还具有抗真菌作用。蜂胶乙醇提取物或乙醚提取物对黄癣菌、絮状癣菌、红色癣菌、铁锈色小孢子菌、石膏样小孢子菌、羊毛状小孢子菌、大脑状癣菌、石膏样癣菌、断发癣菌、紫色癣菌等浅表性致病真菌有较强的抑制作用。蜂胶中具有抗真菌作用的成分有高良姜素、乔松素、对香豆苯酸酯、短叶松素－3－乙酸乙酯、短叶松素、咖啡酸酯等。

蜂胶具有抗病毒的作用

实验证明，蜂胶还具有抗病毒作用。蜂胶对单纯疱疹病毒、疱疹性口腔炎病毒、脊髓灰质炎病毒、流感病毒、牛痘病毒、乙肝病毒等具有很强的抗病毒活性。蜂胶中具有抗病毒活性的成分主要有高良姜素、山柰素、槲皮素等，抗病毒组分的协同作用强于单一化合物。

另外，蜂胶还具有抗原虫作用。蜂胶对鞭毛纲、孢子纲和纤毛纲原虫具有抑制作用。

蜂胶对幽门螺旋杆菌、葡萄球菌、链球菌、变形杆菌等众多细菌、真菌、病毒同时具有抑制、杀灭作用，是一种珍贵的天然广谱抗生物质。

蜂胶具有抗疲劳的作用

蜂胶能提高三磷酸腺苷酶的活性，从而生成更多的 ATP，在代谢过程中，释放出能量，从而可以恢复体力，使人精力旺盛、朝气蓬勃。

蜂胶具有保护肠胃功能的作用

蜂胶对胃及十二指肠溃疡等消化道疾病具有良好疗效。其主要作用机理是：首先，它能在炎症或溃疡部位形成一层保护膜，使上述部位免受食物的影响，加快愈合速度；其次，蜂胶具有广谱抗菌作用，特别是蜂胶提取物中所含的松属素、高良姜素、柯因等成分对引起胃肠疾病的幽门螺旋杆菌具有极强的抗菌作用；再者，蜂胶还能调节葡萄糖排空速度，有助于营养的吸收。

20世纪60年代，科研人员曾经给77例患胃及十二指肠溃疡患者每天3次服用20滴蜂胶酊进行治疗。结果发现多数患者经蜂胶治疗3～5天便能止痛，自觉症状好转，胃液酸度也趋于正常。X射线检查证实有壁龛的56例患者经治疗有50例消失。平均治疗30～35天痊愈，胃分泌功能恢复正常。

值得一提的是，使用蜂胶治疗消化道疾病不会引起肠道菌群失调。科研人员用39头1月龄的仔猪和20只成年家兔进行实验，连续口服蜂胶乳剂30天，结果未见消化系统菌群失调症发生。另有专家研究报道，他们在用蜂胶治疗溃疡性结肠炎和节段性回肠炎时，发现蜂胶不仅比四环素类药物疗效好，而且不会引起肠道菌群失调。

蜂胶具有局部麻醉的作用

实验证明，蜂胶用于牙龈炎、牙周炎、龋齿病、冠周炎、根尖周炎、失活牙髓、牙本质过敏症、拔牙麻醉和牙痛、口腔溃疡、复发性口疮、口腔黏膜白斑等口腔科疾病；咽喉炎、扁桃体炎和上呼吸道炎症、耳道炎、鼻炎等五官科疾病和各种创伤，能迅速止痛，具有局部麻醉作用。

蜂胶溶于乙醚和乙醇的部分和挥发油具有局部麻醉作用，蜂胶组分中的松属素和咖啡酸酯混合物具有较强的局部麻醉作用。

日本研究人员认为，动物组织内生成生理活性物质作为各组织的调节作用，如前列腺素（PC），这是止痛的原生物质。蜂胶的黄酮和PC合成产生镇痛作用，称为天然的“阿司匹林”，能治疗胃痛，而对肝脏与神经没有害处。黄酮还能放松副交感神经，增加脑内啡肽的分泌（脑内产生吗啡样的物质），达到镇痛效果。

蜂胶成分中的乔松素、松球素和咖啡酸酯的混合物具有较强的局部麻醉作用。蜂胶有助炎症消退、促进组织再生和上皮生长作用。

蜂胶制剂局部用于口腔科、五官科疾病和人体创伤能迅速止痛，提示蜂胶有局部麻醉作用。实验证明，用4%蜂胶乙醇溶液加水稀释到0.25%的浓度，对家兔的麻醉效应可持续1个小时，比普鲁卡因的作用强。实验还证明蜂胶与普鲁卡因有协同的作用。

蜂胶中的松属素、桦球素和咖啡酸酯等的混合物，对机体有较强的麻醉作用。

蜂胶具有抗癌的作用

国内外的很多研究证明，蜂胶在抗肿瘤方面具有独特效果。

蜂胶中所含的黄酮类、多糖、萜烯类、有机酸等天然物质使其具有抗癌作用，能抑制致癌物质代谢活性，增强正常细胞膜活性，分解细胞周围的纤维蛋白，防止正常细胞癌变或癌细胞转移。

研究发现，每毫升含10毫克的蜂胶提取物，对子宫颈癌细胞系有杀灭作用，能使癌细胞生长能力的50%受到抑制。

蜂胶中含有多种抗肿瘤的物质，如黄酮类化合物、萜烯类化合物，尤其是黄酮类化合物中的槲皮素，萜烯类化合物中的二萜类、二萜类化合物，都有很强的抗肿瘤作用。

实验证明：蜂胶能分解癌细胞周围的纤维蛋白，防止细胞癌变和癌细胞转移。

蜂胶还可减轻癌症患者经放疗和化疗后所出现的各种副作用。因此可以作为一条新的癌症治疗途径，给癌症患者带来福音和希望。

近年来，蜂胶对癌症的作用已多见报道。癌症发生于体内基因、病毒、过剩的自由基等产生突变，使细胞出现癌变。蜂胶乙醇提取液能够抑制诱变物质对细胞的诱变作用，它含有的黄酮及黄酮醇类、二氢黄酮及二氢黄酮醇类等黄酮类化合物，对致癌物有抑制作用。蜂胶中的萜烯酸类对癌细胞具有细胞毒性，咖啡酸苯乙酯影响肿瘤基因表达，芹菜素具有抑制细胞突变和抑制促癌物激酶活性的作用。蜂胶除了自身具有调节机体免疫力，抑制肿瘤增长的作用外，与抗癌药物有协同作用，可减轻放化疗引起的不良反应。氟尿嘧啶（5－FU）和丝裂霉素C是目前常用的化疗药物，其不良反应是都会引起白细胞减少、血小板减少和贫血等症状。蜂胶水提取液和氟尿嘧啶或者丝裂霉素C一起口服，比单独服用明显增加了癌细胞的凋亡。

蜂胶具有抗氧化、抗衰老的作用

人之所以会逐渐衰老，其原因之一是机体在进行一系列氧代谢的同时，不断地产生自由基，过剩的自由基可作用于血液等脂类物质，使其变成脂质过氧化物，这些过氧化物沉积在细胞膜上，使细胞膜丧失功能，造成细胞活力下降，机体衰老。

此外，这些过氧化物还会沉积在血管壁上，造成血管壁硬化，容易产生血管破裂。过剩的自由基还会作用于细胞内的遗传物质DNA，使细胞癌变或死亡等。

机体的抗氧化作用，可保持自由基产生与消除的平衡，对防病和抗衰老等有重要的作用。

蜂胶中的黄酮类、萜烯类等物质，具有很强的抗氧化性能，同时还能显著地提高机体内有清除自由基作用的超氧化物歧化酶（SOD）的活性。研究结果证明，蜂胶在0.01％～0.05％的浓度下，就有很强的抗氧化能力。因此，蜂胶是一种不可多得的天然抗氧化剂，是人类保持健康、延缓衰老的重要物质。

蜂胶具有美容的作用

蜂胶是天然美容物质，既可食用，又可外用。

食用蜂胶能全面调节器官功能，修复器官组织的病变损伤，消除炎症，促进组织再生，调节内分泌，改善血流循环状态，促进皮下组织血流循环，从而达到在全面改善体质的基础上，防治皮肤病变，分解色斑，减少皱纹，消除粉刺、青春痘、皮炎、湿疹，从体内创造美。皮肤组织恢复了生理平衡与生机活力，使肌肤呈现自然美，细腻光洁、富有弹性。

外用蜂胶，有营养滋润皮肤、防冻、杀菌、消炎、止痒、止痛、止血、抗感染、促进组织再生等作用。

蜂胶具有防治支气管哮喘的作用

医疗人员用5%蜂胶乙醇液电雾化吸入法治疗50名2～14岁儿童患者为例，疗效甚佳。总治愈率80.8%，总有效率为96.2%。

20世纪80年代初，法国科研人员曾用蜂胶浸膏对3例用常规疗法无效的吸入型哮喘患者进行治疗，取得了良好效果，全部治愈这3位原来因花粉过敏、在每年的5～6月无法外出活动的患者，帮他们解除了烦恼。

值得注意的是，对于蜂胶过敏者，要慎用蜂胶防治哮喘，以免发生严重过敏反应。

蜂胶具有治疗脚气的作用

脚气是由白癣菌引起的一种顽固性皮肤病，常常使人觉得奇痒无比，皮肤溃烂，疼痛难忍，不易根治。

但是，蜂胶在治疗脚气方面具有独特的效果。对于程度较轻的患者，一般只要在患部滴上几滴蜂胶液，或用蜂胶气雾剂喷一下患处，2～3天即可见效。

蜂胶具有防治龋齿的作用

龋齿是附着在牙面的变形链球菌代谢物引起牙釉组织解体的感染性疾病，即由于变形链球菌的葡萄糖基转移酶的作用，从蔗糖中生成不溶性葡萄糖，附着在牙齿表面形成的牙垢。在附着在牙垢上的变形链球菌的作用下，葡萄糖、蔗糖等糖类生成酸，造成牙齿珐琅脱钙，最后发生龋齿。因此，龋齿的发生与其说与经常过多地摄入糖类食品有关，不如说与口腔中的微生物有关。经常使用蜂胶制品，不仅可以杀灭口腔中的微生物等，而且还能阻止糖代谢过程，防治龋齿的产生。

蜂胶具有治疗口腔疾患的作用

蜂胶对口腔溃疡和牙周炎具有良好的疗效。其作用机理主要是蜂胶滴在口腔溃疡或牙龈发炎处，不仅能很快发挥麻醉止痛作用，而且能迅速在患处形成一个蜂胶膜，不易被口水冲掉，能持续地发挥消炎和杀菌作用，很快使创面愈合，炎症消失。

由于蜂胶具有麻醉、止痛、消炎的作用，所以在牙疼时，滴上几滴蜂胶口服液或其他蜂胶提取液，一般都能在较短的时间内缓解牙痛，减轻患者的痛苦。

应用蜂胶的注意事项

①蜂胶内服用量要根据产品使用说明书进行。外用时，则可直接涂抹，比如脸上的粉刺；加在化妆品中涂抹还能有效预防粉刺及粉刺感染化脓。

②极少数体弱者服用后会口渴，应该多喝白开水或减量服用，逐步调整。

③对口服蜂胶引起呼吸困难、盗汗、恶心等过敏者，停服后时间不长即可自愈，发作极为严重者，需到医院进行治疗。

④对体外涂抹引起过敏出现皮肤红肿发痒者，可先用1%～2%碳酸氢钠溶液（小苏打）冲洗，然后用氧化锌膏或强的松软膏涂敷，不久便能治愈。

⑤要保证蜂胶疗法的效果，除要用优质蜂胶产品和按一定剂量外，还必须坚持连续服用，这是因为：

蜂胶需要服用一定时间方可奏效，不同病症、不同体质、不同产品、不同剂量等各种因素，对蜂胶疗效快慢都有重要影响。有的几天可见效，有的10多天甚至更长时间才显效，因此一定要服用规定的疗程。其疗程长短因病而异，有的一周，有的10天或1个月甚至更长，尤其是一些原因不明的疑难症及慢性病，断断续续服用是不会收到明显效果的，但不能因此就认为无效，必须按疗程连续服用，贵在坚持。

⑥蜂胶对某些疾病有很好的疗效，但不能一见好转就停止服用，还必须坚持服用，巩固疗效，提高免疫力，防止再次发生，因此，基于维持健康和根治疾病的需要，病愈后最好仍继续服用蜂胶，当然用量可以适当减少，使用保健用量即可。

⑦健康是一个连续的生命过程，应经常坚持。有的人按传统习惯秋冬服用蜂胶，一到夏季担心上火就停服。其实，夏季气温高，代谢旺盛，能量消耗多，汗水也多，因而更应坚持服用，因为蜂胶性平无毒，有强体、益肝、健胃、清热排毒等功能，可强化机体免疫力，提高抗热和抵抗力，一年四季均可放心食用，经常坚持服用，可健康长寿，青春永驻。

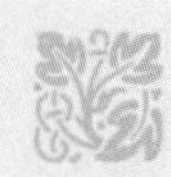

二、注意事项与宜忌

健康的人同样需要服用蜂胶

健康的人若是一日服用蜂胶两三回，不但可以增进健康，也可以增加身体对疾病的抵抗力。因此多吃无妨。这里所讨论的健康，指的是平时没有生病，身体无大碍的情况。一般健康人在服用蜂胶一个月以后，大致有以下反应：感到十分的疲倦、排便量增加且颜色变黑、脸上出现红色的斑点。

蜂胶研究专家认为，这都是一些好的反应，应该要继续服用。有些潜伏的病因或是身体内的问题在短时间内是无法被察觉的。因此健康的人多服用蜂胶应该是无疑的，大多数的人在服用之后身体更加健壮、抵抗力增强是不可忽视的现实。

蜂胶的过敏反应不可怕

对于蜂胶的过敏现象，不要过于担心，它不像青霉素过敏那样使人有生命危险。

蜂胶的过敏反应是属于迟发型变态反应，是细胞免疫反应，没有抗体和补体参与，是机体接触某些相对小分子量化合物和表皮细胞蛋白质结合后，致使机体过敏。

蜂胶过敏的反应，主要可引起接触性皮炎，当皮肤或黏膜接触蜂胶时，经 12 小时左右可发生炎性红肿，使接触部位发生边界鲜明红肿皮疹，有烧灼感和痒感，48～96 小时炎症达到高峰，停止接触，避免搔抓，避免用肥皂清洗等刺激，约一星期即可自行消失，必要时用搽炉甘石洗剂可以治愈。切不可搔抓将致敏原带到身体其他部分。

蜂胶接触性皮炎在一般人群中的发病率为万分之五，研究证明蜂胶过敏主要是直接接触引起的。口服蜂胶有过敏现象的概率一般在万分之一以下，主要表现为胃胀，有时还有点痛，过 2～3 小时症状自然消失。此外，过敏体质者，患有湿疹、痒疹、脂溢性皮炎、皮炎溃疡，对秘鲁香脂呈阳性反应的人局部使用蜂胶发生过敏的危险性特别大，因此，此类人群须加注意。

不同剂型的蜂胶产品所引起过敏反应不一样，有的人服用蜂胶乙醇溶液容易引起过敏反应，但改服用蜂胶软胶囊时却不会引起过敏反应。消费者在服用或使用之前，务必做过敏反应试验，可在耳根后或手腕上涂点蜂胶液，24 小时后没有发生红肿，无烧灼感或痒感就可放心使用或服用。

到目前为止，试验证明蜂胶中的致敏原有桂皮酸、桂皮醇、桂皮醛、苄基苯甲酸盐、苯乙烯基桂皮酸盐、苄基桂皮酸盐、1，1－咖啡二甲基烯丙酯、3－甲－2－丁基咖啡酸、苯甲基咖啡酸、苯基异阿魏酸、戊基咖啡酸等致敏物，咖啡苯甲酸乙酯、水杨酸苄酯、桂皮酸苄酯和杨芽黄素也具有致敏性。

蜂胶服用后的好转与过敏反应怎样区别

有一些服用蜂胶者会产生与过敏反应类似的好转反应症状，临床资料证实，好转反应是某些疾病痊愈之前暂时出现的症状，通常药效愈佳者会愈强烈，这是因为在药物作用下，人体内某些毒素被排出体外而发生的一种过渡性反应，而非病情恶化或过敏反应。因此，如果将这种好转反应误认为是过敏反应而不敢再使用蜂胶，可能会丧失康复的良机。

那么，怎样区别蜂胶过敏与好转反应呢？首先，好转反应除了有类似过敏反应的某些症状之外，还有更为复杂的表现。如在眼部可能出现泪眼、发痒、充血，眼珠深处疼痛；鼻子可能出现类似感冒时发生的流鼻涕、鼻塞；也有的会出现嘴唇水肿，口腔发炎；还有的会出现疣状的或持续性的头皮屑；甚至也有人身上或面部出现水肿等情形。因此，区别蜂胶过敏与好转反应应对症状作全面观察，而不应轻易下结论。

其次，服用蜂胶后，如果怀疑是过敏反应时，除要对过敏反应以外的症状是否出现进行全面观察外，还可观察是否出现排便量增加且颜色变黑；在一段时间内感到比较、甚至十分疲倦等。倘若有这些情况同时出现，应是好转反应的表现。

最后，过敏的反应与好转反应出现的时间也有些差异。通常来说，过敏反应来得较快，皮试（将蜂胶涂抹在皮肤某部位）12 小时之内，服用一周之内便可出现过敏反应，而好转反应通常是在服用蜂胶一周之后，有的则要在两三周以后才出现，大体出现时间为一个月左右。好转反应的出现是表明蜂胶的功效已经显现出来，这正是病愈的前兆。

蜂胶不是抗生素

针对目前蜂胶产品市场存在的现状，有些人凭主观臆断和想象，提出“蜂胶是一种典型的天然抗生素，健康人群绝对不宜长期服用，否则会给人体造成严重损害”的结论，是极不科学的，也是对消费者和蜂产品行业不负责的行为。

蜂胶被人们称为天然抗生素，但所谓的天然抗生素并不属于抗生素的范畴。它和真正的抗生素是两个完全不同的概念。抗生素具有较好的医疗效果，但有可能产生毒副作用。

蜂胶是一种具有抗菌等多种生物学功能的天然产物，根本不属于抗生素范畴。经科学研究及长期的临床观察，蜂胶提取物除很少部分人对其过敏外，尚未发现其他毒副作用，因而是一种安全、无毒、温和、有效的天然抗菌物质，完全可以放心服用。

综上所述，蜂胶是一种具有抗菌作用的天然物质，不是抗生素，消费者可以放心服用。

不适合吃蜂胶的人群

①严重过敏体质者慎用：由于个性差异，有极少数的患者使用蜂胶液有不同程度的过敏现象（不会产生生命危险）。内服不必试敏，外用者，启用一周内，每天一滴涂抹患处试敏。

②宜与其他药物间隔半小时服用，饭前饭后均可。

③孕妇禁服：蜂胶中的一些成分，有可能影响婴儿免疫系统正常发育。孕妇食用蜂胶后，会刺激子宫，引起宫缩，干扰胎儿正常的生长发育。

④1 周岁以下的婴幼儿不宜服用，使确需服用时用量也一定要少。婴幼儿皮肤细嫩，用蜂胶外用治疗皮肤病时，也应将其稀释后再用。

粗胶万万不可食用

所谓粗胶是指养蜂人生产的未经处理的蜂胶原料。它是不能直接食用的。因为在蜂胶生产过程中有很多污染机会，蜂胶原料中的很多杂质需要分离除掉，尤其是蜂胶原料中的重金属通常都很高，必须将其分离除掉后才能食用。

一些不法商贩向消费者兜售未经处理的蜂胶原料，让消费者直接食用或让消费者用白酒浸泡后食用，鼓吹粗胶更天然，疗效更好，其实这种做法是非常危险的。

因铅是一种多亲和性毒物，在体内具有蓄积性，不易排出体外，对人体各组织都有毒性作用。主要损害神经系统、造血系统、消化系统和肾脏，同时还损害人体免疫系统，使机体抵抗力下降。

我国食品卫生法规定，大多数食品中的铅含量不得超过1毫克/千克，而1千克蜂胶原料中的铅含量能高达几十毫克，因此，没经过严格处理的蜂胶是不能食用的。

蜂胶的服用量有讲究

由于不同蜂胶制品的蜂胶含量不同、用途不同等原因，蜂胶的服用量也不同，具体的服用量需要根据产品使用说明书进行。

以蜂胶含量25%左右的蜂胶制品为例，第一次使用时，以1～3滴为宜，在没有过敏反应后可逐步加大用量。如果是一般保健，每日服用6滴左右即可，最多10滴。如果是用于治病，一般每日2～3次，每次15～20滴。癌症患者可以成倍增加用量。对于10岁以下儿童，每次的用量要减至大人用量的一半。

各种剂型的蜂胶制品有哪些特点

蜂胶与其他食品、药品一样，可以制成各种各样的剂型。不同剂型的产品，在使用上各有利弊。而且，不同剂型产品，其有效成分的含量也不同。而药物的疗效与药物的有效成分的含量也有很大关系。

因此，每个人应根据使用蜂胶的目的不同，可选用不同剂型的蜂胶制品。一般来讲：口嚼片、胶囊、胶丸、口服液（一次一支）等，口感好，服用方便，可用于保健及治疗体内疾病。

蜂胶气雾剂，用于皮肤病、口腔疾病及气管炎等疾病，只需对准患处喷几下即可，效果好，见效快。尤其是流行性感冒、气管发炎时，可以随时随地喷雾治疗。该产品配合口嚼片、蜂胶糖、胶囊等产品一同使用，可以互补，十分理想。

蜂胶浓缩液是常见的剂型之一，使用时取几滴即可，不仅可以稀释后服用，也可直接外用，一瓶蜂胶液可应用于多种病症治疗，比较方便。

黄酮含量高是决定蜂胶品质的重要因素吗?

很多人认为，蜂胶中黄酮含量越高越好，其实不然。

首先，蜂胶之所以能够同时具备多种功效，是靠其多种珍贵成分的综合作用的结果，而不单是黄酮的药理作用。

其次，蜂胶中黄酮含量是指黄酮类化合物种类的多与少，并非某一种黄酮类物质含量的高与低。比如干草、花粉或者其他黄色物质中的某种黄酮含量要远远高于蜂胶，但它们的药用和保健价值与蜂胶却相差甚远。黄酮含量只要不低于 1.5 毫克/100 毫升均属纯正蜂胶。

目前市场上出现一些黄酮含量非常高的蜂胶，通过专业仪器对其进行检测，发现均属由洋树芽胶制成的劣质蜂胶，或在蜂胶中人为添加黄酮，如芦丁等。

进口与国产蜂胶哪种好?

蜂胶的使用价值取决于蜜蜂所采集的植物与蜂胶的提取工艺，我国地大物博、植物品种繁多，国产蜂胶中各种有效成分的含量非常高；在提取技术方面，“国家‘九五’重点攻关蜂胶项目”中的低温逆流提取技术，是目前国际公认的先进技术，因此，国产蜂胶完全达到了国际标准，甚至有些方面处于领先地位。我国是蜂胶产量大国，同时也是出口大国。而在西方国家，由于需求量大，产量有限，因此很少出口，即使出口价格也非常高。据了解，真正国外进口的蜂胶制品，其价格是国内同等质量的 7～8 倍（当然那些打着进口旗号的国产蜂胶，不在调查范围内）。

黏性大的蜂胶利于吸收吗?

蜂胶的黏性很大，通常粘在哪里，哪里就不易洗掉，但用乙醇去洗却很容易洗掉。其实，我们吃的油也和蜂胶一样，不溶于水，用水洗不掉。但是，并不是说我们吃的油不能被人体吸收。

蜂胶虽有黏性，但蜂胶中组分的分子量并不大，吃入以后，会在口中、肠胃中附着一段时间，但一般过1～2个小时后，即会被吸收，根本不必担心吸收问题。

其实，正是蜂胶的成膜性，对治疗口腔溃疡、牙周炎、牙疼、呼吸道感染、胃炎、胃溃疡等能发挥较好的治疗作用。

用蜂胶治疗糖尿病时是否需停其他药？

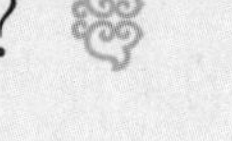

糖尿病患者一般不宜随便更换用药，随便停药、换药容易引起血糖反弹，加重病情。

使用蜂胶也一样，由于每个人病情不同，对蜂胶的敏感度不同，蜂胶的降糖效果也不同。虽然蜂胶降低血糖的总有效率可达94.7%，但实际上、能在短期内显著降低血糖的患者只占39%，还有大部分患者需要在原来治疗基础上加服蜂胶，经过长期的服用才能达到满意效果。

因此，用蜂胶治疗糖尿病时，需要在原来治疗的基础上进行治疗，待各项指标达到正常时再逐步减少其他药物的用量。

不同的蜂产品可以同食吗？

蜂蜜、蜂王浆、花粉、蜂胶四种产品的成分、功效都不尽相同，各有各的特点，它们既可以单独食用也可以按比例混合在一起食用。混合后，它们之间的成分、功效将会起到相辅相成的效果，更能发挥祛病强身、营养保健的作用。

酒精可以用来融合蜂胶吗？

科研人员对11500名心脏病患者和6000名没有心脏病的人进行了研究，结果发现，适量饮酒的人，因心脏病而死亡的危险性小于过多饮酒的人和不饮酒的人。而且，每星期中有5天适量饮酒的人患心脏病的危险性最小。

其实，我国传统医学对酒的药用早有认识，元代忽思慧《饮膳正要》曰：“（酒）通血脉，消忧愁，少饮为佳，多饮伤神损寿。”现代医学已观察到，适量乙醇可以抑制动脉硬化斑块的形成。经临床研究证实。少量饮酒可以显著改善老年人的衰老症状，例如，改善睡眠、食欲、体力、畏寒肢冷和性功能等。所以，适量饮酒有利于健康，而酗酒则有百害而无一利。

而蜂胶乙醇溶液，每次用量只能以滴为计量单位，每次的食用量极少（约0.3毫升），这一点点乙醇，虽不能发挥太多的保健功能，但也决不会产生不利于健康的副作用。因此，只要对酒精不过敏，就不必担心用量极少的酒精问题。

蜂胶能和其他药物同服吗？

蜂胶与中药一同服用影响不大，而且，蜂胶可以帮助中药发挥更好的治疗作用。因此，蜂胶加中药可以放心使用。

但是，一般的西药，作用效果比中药强且快。由于蜂胶有加强药效的作用，如果蜂胶和西药一起服用，蜂胶就有可能加强西药的药效。因此，对于毒副作用较大的西药，最好还是与蜂胶分开服用为好。一般间隔半个小时以上即可。

对于糖尿病患者，如果把蜂胶与西药一起服用时，约1/3的患者血糖下降很快。在这种情况下，需要糖尿病患者每天注意自己血糖变化情况，适时减少西药的用量。

蜂胶可以和茶水同服吗？

饮茶，自古以来就为众多人所喜爱，茶叶中的咖啡因、维生素等，可以利尿、提神、消除疲劳。在我们消除口渴的同时，又能享受茶的美味、芳香。茶已成为许多人每天必不可少的饮品。

但是，吃药时，通常不能用茶水送服，这已是我们生活中的常识。这是因为，有些药中的有效成分容易与茶中的单宁酸等物质起反应；

也因为，有些药已含有咖啡因，若用茶水送服，会使咖啡因的作用过强。因此，在服药时，应尽量避免喝茶。

但是，实践证明，蜂胶可以和茶水同服。只是茶水的色、香、味会受些影响。

蜂胶溶于水后的黑色物质可以吃吗？

将蜂胶加在水中，在水的表面会出现两种漂浮物，一种是米黄色漂浮物，另一种是黑色小块漂浮物。

其实这两种漂浮物都是蜂胶的主要成分，米黄色漂浮物主要是黄酮类物质，黑色漂浮物主要是蜂胶油。蜂胶油的主要成分是萜烯类化合物。因此，这些物质都是好东西，可以放心服用。

病愈后仍需继续服蜂胶吗？

通常来讲，在我们用中药、西药治疗疾病时，治愈后就应停止服用。以免产生抗药性或毒副作用。

但蜂胶属于健康保健食品，没有什么毒副作用，而且，它不产生抗药性。因此，基于保持健康的需要，病好后仍可继续服用。

事实上，在注重营养保健的国家，不管有病或是没病，都经常在牛奶、咖啡中加服蜂胶，作为净化血液、祛病强身之用。

蜂胶治病的疗法

蜂胶治病的具体用法有很多，可根据不同的病情选用不同的蜂胶制剂进行治疗。

1. 内服疗法

服用蜂胶是常用的治疗方法。但服用蜂胶并不像服用其他蜂产品（如蜂蜜、蜂王浆、蜂花粉）那么简单，蜂胶必须经过提纯处理，除去杂质，特别是除去有害物质（如铅等）后方可服用，而且服用要得法。

(1) 服用方法

目前市场上较常见的蜂胶制剂是蜂胶浓缩液，稀释后可以服用。但蜂胶不经特殊处理是不溶于水的，如果将蜂胶液兑入水中服用时，往往浮于水面并集结成小颗粒，出现黄色悬浮物，甚至粘在杯壁上（经过乳化处理的水溶性蜂胶液则无此情况发生），服用很不方便。因此，如兑水服用时，可将蜂胶液兑入比较热的开水中，因为蜂胶的有效成分比较耐热，服用时可兑入50～60℃热水中稍凉一会儿趁热服下。也可以把蜂胶液兑入牛奶或蜂蜜、酒、豆浆、稀粥、咖啡、麦乳精中服用。此外，蜂胶胶囊、蜂胶片、蜂胶蜜等是服用方便的蜂胶制品，可用于高血压、高脂血症、糖尿病、癌症、消化性溃疡、慢性肠炎、前列腺炎等几十种疾病的治疗和辅助治疗。另外实践证明，蜂胶与蜂王浆、蜂蜜、蜂花粉等蜂产品同时服用，可起到相辅相成的作用，治疗效果会更好。

(2) 服用剂量

服用蜂胶应有一定剂量方可奏效，不同的蜂胶制剂所含蜂胶也不相同，可以参考产品说明书服用。一般来讲，以25%蜂胶乙醇提取液计算，保健用每天6～10滴即可，治疗用每天以15～20滴为佳，病情严重的可增加到30滴。

(3) 服用时间

蜂胶服用的时间没有严格规定，一般以早晚空腹服用效果较好，糖尿病患者以饭前半小时服用为佳。以保健为目的，可以长期坚持服用，因蜂胶性平无毒，一年四季均可服用，不会对人体产生副作用；用于治疗疾病，一定要按疗程坚持服用，不要时服时停，不同的疾病其疗程也不同，有的1周，有的10天或1个月甚至更长时间为1个疗程，病刚愈还应坚持服用一段时间，以巩固疗效。

2. 外涂疗法

蜂胶酊、蜂胶软膏是直接外涂常用的蜂胶制剂；蜂胶浓液稀释后，也可直接涂搽患处；在美容化妆品中滴上几滴蜂胶液混合均匀后涂搽，其美容效果会更好。蜂胶直接外涂有消炎、杀菌、止痛、止痒、化淤、消肿、促进伤口愈合等作用，适用于创伤、烧伤、烫伤、冻疮、挫伤、扭伤、牛皮癣、皮肤溃疡、皮炎、癣、毒虫叮咬、中耳炎及各种炎症患者，治疗方法简便，效果好。如同时配合内服，效果就更好。

3. 喷雾疗法

将蜂胶提取液与氟氯烷、甘油等混合，装入专用喷雾小瓶或特制喷雾器中，直接将蜂胶液喷洒到患处，常用于口腔疾患、咽喉炎等的治疗。能有效杀灭口腔中的厌氧菌及各种致病菌，其镇痛、止痒、消炎及促进创面愈合作用显著。蜂胶喷雾治疗机制是通过反射作用，刺激呼吸道神经，调整物质代谢和黏膜吸收营养，抑制病原微生物区系，有利于减轻炎症过程，起到很好的治疗效果。

4. 雾化吸入疗法

蜂胶中的有效成分萜类物质有随水蒸气挥发的特性，在挥发油中最为明显，而挥发油中的成分主要是具有杀菌、消炎、消肿、止痒、解热、祛痰、止咳、局部麻醉等作用的萜类物质。因此，采用雾化吸入疗法，对支气管哮喘、咽炎、慢性鼻炎、感冒等有很好的疗效。比如，当流行性感冒爆发时，已有感染迹象，如出现鼻塞，即以蜂胶液20滴冲入半杯开水，举杯吸入水蒸气，瞬间即可鼻腔畅通，咽喉部舒适。徐徐加入开水，使水蒸气持续时间加长，待无水蒸气出现时，可代茶饮。此法可使蜂胶挥发性成分随水蒸气一起，被呼吸道黏膜吸收，并形成一层极薄的膜，可抑制或杀灭流感病毒，能有效地防治感冒。

5. 药膜贴敷疗法

以蜂胶浸提液为主料，配以聚乙烯醇、氟美松、维生素等辅料，制成蜂胶药膜，可广泛用于各种疮及外科疾患的治疗。将药膜敷贴于患处，很快就形成一种膜，不仅有杀菌、消炎、消肿等作用，还可很快止痛、止痒，具有见效快、效果奇的特点。

6. 熏嗅疗法

鼻嗅蜂胶有股令人喜爱的芳香气味。熏嗅疗法就是将装有20%蜂胶酊的瓶塞打开，让瓶口对着鼻孔，嗅其浓烈的气味，或用药棉球蘸蜂胶酊后较松散地塞入鼻孔，以不脱落和不影响呼吸即可，每次3～5分钟，每天3～5次，对预防感冒特别有效。

7. 含服疗法

将20%蜂胶2～3毫升与新鲜蜂蜜60克混合均匀，含在口中保持3～5分钟，然后慢慢咽下，每日分3～5次服下。或用消毒压舌板挑起蚕豆大小的蜂胶蜜一块，放入患者口中，令其闭口含药片刻，待唾液将药物稀释后，轻轻含漱，再通过舌的运动，使药物充分与口腔黏膜接触，让药液在口腔内存留一定时间，最后将药液慢慢咽下，使其充分地与口腔、咽部黏膜接触，每天2次。此疗法适用于口腔炎症、气喘、支气管炎等症患者。

8. 漱口疗法

蜂胶能杀灭口腔中的厌氧菌及各种病菌及病原虫，还有一股特殊的芳香气味。以蜂胶提取液为原料，配以乳化剂等制成漱口剂，每日用于漱口，不仅可防治各种牙病及口腔疾患，还可清除口腔不良气味，可保持口腔清洁，是一种高效、实用的疗法。

9. 沐浴疗法

蜂胶沐浴疗法就是在浴水中加入30～100滴蜂胶液（视浴水多少而定）搅匀，水浴温度最好保持在40～50℃之间，每次浸泡时间以20～30分钟为宜。蜂胶沐浴疗法可促进新陈代谢与血液循环，消除身心疲劳，缓和腰痛及肩膀痛，对于直肠息肉手术后的恢复以及皮肤病都有较好的效果，而且能有效地改善肌肤质量，几次蜂胶沐浴后，干燥的皮肤会变得光滑、润泽。

10. 电离子导入疗法

将药棉或纱布缠绕在电极上，蘸上20%蜂胶酊后置于患处皮肤及临近处，每次治疗15～30分钟，每日1次，10次为1个疗程，对中耳炎、关节炎等症有较好疗效。

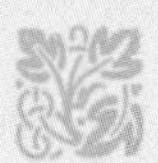

三、蜂胶治病方例

痤　疮

方一：

【制配】　用中药黄芩、黄柏、大黄煎剂与30%蜂胶乙醇溶液按照一定比例配制而成的蜂胶三黄洗剂（有市售）涂擦患处，每日3次。

【功效】　可消炎、杀菌、去脂、清除面部过多的油腻和堵塞物，使皮脂外流通畅，清洁肌肤，控制感染，直至痤疮消除。

服用蜂胶，不仅可以排除毒素、净化血液、改善微循环，还能阻止脂质过氧化，减少色素沉积，可使毒素、粉刺、褐斑在不知不觉中消失。

方二：

【制配】　可将2～3滴蜂胶液滴入中性润肤乳擦拭脸部患处，坚持一段时间后，青春痘可完全消失。

【功效】　祛痘美白。

方三：

【制配】　每天早、中、晚吃饭前，在杯子里放上一调羹蜂蜜（也可选用奶粉或麦乳精），再加入15滴蜂胶液，充分搅拌，然后加入温开水，搅拌后喝下。同时，每天洗脸时，先用香皂洗1次，再用加有10滴蜂胶的温水洗1次。1周后，当脸色大有好转时，再开始应用面霜施治。每次使用面霜时，加入2滴蜂胶液，混合均匀后再抹。1个月后即可痊愈。

【功效】 对青春痘有很好的治疗效果。

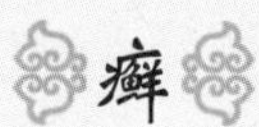

癣

方一：

【制配】 将枸杞子150克放入玻璃容器内，加入1000毫升浓度为70％的乙醇溶液中浸泡、密封7天。然后将枸杞子滤出弃去。将蜂胶100克置冰箱内冷冻24小时，取出后用刀切碎，再放入枸杞子滤液中浸泡2天，充分搅拌使之溶解，滤出不溶物及杂质。滤液经静置沉淀24小时上层呈淡黄色透明状液体，取出上清液，制成蜂胶克癣液，直接外涂患处，每日1～2次，范围略大于皮损面即可。

【功效】 主治癣病。

方二：

【制配】 将200克蜂胶冷冻、打碎，置于容器中，加入浓度为75％的乙醇溶液约950毫升，搅拌，密闭，浸泡24小时。再搅拌，过滤，滤液中加入15毫升月桂氮卓酮，搅匀，加浓度为75％的乙醇溶液适量，使全液成1000毫升，搅匀制成蜂胶癣愈酊。

【功效】 对癣有很好的疗效。

方三：

【制配】 蘸取少许蜂胶液，涂患处（最好温水洗后），每日2～3次，7天为一个疗程，在治疗过程中不得加用其他药物。一个疗程后皮损消退，无痒感，水疱阴影消失者为治愈；皮损部分消退，痒感减轻，水疱尚在者为有效；用药后皮损无变化，痒感未减者为无效。

【功效】 对癣有很好的疗效。

方四：

【制配】 用50％蜂胶软膏（以96％乙醇按1∶1比例溶解为软膏状）治疗脚癣等表皮癣患者，其中角化过渡型加水杨酸（5％～10％）增强溶解作用。给患处涂用薄层软膏后贴上胶布，3～7天换药，病灶局部涂以薄层50%蜂胶软膏并覆盖蜡纸，开始局部炎症反应加重，过3～5天后炎症平息。浸润消退，瘙痒、疼痛减轻或消失。

【功效】 治疗脚癣、皮癣等。

方五：

【制配】 用20%蜂胶酊治疗体癣、股癣、手癣、足癣等，总有效率为82.5%。用药前先将患处用热水洗干净，并用毛巾擦干，然后用棉签吸取蜂胶酊擦患部，能立即止痒，等蜂胶酊自行挥发干燥形成薄膜，每天擦抹2～3次，2～3天即可见效。

【功效】 对指甲发痒、脱屑、凹陷粗糙有很好的疗效。

皮肤顽癣

方一：

【制配】 先用热水泡洗患部病甲，洗净擦干，取蜂胶一小块，加热软化，捏成片状，厚度为2～3毫米，大小视病甲面积而定，趁热敷在病甲盖上，力求贴紧，上面再贴一块橡皮膏固定。每隔一周，清洗患部并换蜂胶一次。3～4周后，病甲变软并开始脱离肌肉。每次换药时，应逐步剪去，力求从指（趾）甲的根部清除干净后，再敷蜂胶2～3次作巩固治疗。除去病甲后的趾（指）头，不久会重新长出新的指（趾）甲。

【功效】 消毒止癣，疗效显著。

【注意事项】 治疗期间注意勿使蜂胶浸湿。为防止蜂胶污染鞋、袜、被褥，可用纱布包裹患病部位。

方二：

【制配】 大露蜂房1个（或自然巢脾200克），鲜蜂胶20克，马钱子10个，白矾20克，红矾10克。先将白矾、红矾同蜂巢、蜂胶用微火焙熟，将马钱子焙干，共同研细为末，用蛋黄油调搽患处。

【功效】 对多年的牛皮癣、脚癣、各种皮肤顽癣有特效。

【注意事项】 此药有毒，用后必须将用具和手洗净。

方三：

【制配】 75％食用乙醇250毫升，红矾10克，鲜蜂胶50克，活蜂50～100只。将活蜂用镊子夹好先将尾部浸入乙醇中，刺激后有数滴毒液从尾部滴出。待毒素出尽后将蜜蜂泡入乙醇中，所有活蜂逐一如此处理。将红矾和蜂胶泡入乙醇内密封存放一个月，用时摇匀用液体搽患处。

【功效】 用于治疗各种顽癣、牛皮癣、脚癣、皮肤癣等皮肤病。

【注意事项】 此药有毒，用后将手洗净。

牛皮癣

牛皮癣（银屑病）是全身性顽固难治的复发性皮肤病，是一种以红斑为主，伴有银白色或灰白色脱屑的皮肤顽症，其发病机制目前还不十分清楚。中医学认为主要由风邪入侵、热毒内盛、七情内伤、气血不畅，免疫力下降及神经、精神等因素引起。导致皮肤出现铜币状、地图状或散状大小不等的斑点，上面覆盖白色脱屑，严重时可连接成片，像披上一层厚厚的银白色盔甲，干裂、疼痛、出血、瘙痒等。

蜂胶是一种很好的微循环改善剂，能改善血液循环，促进皮肤新陈代谢，恢复皮肤的正常生理功能，阻止牛皮癣细胞繁衍，激活正常细胞再生，使皮肤恢复健康。蜂胶还能调节内分泌，增强皮肤抵抗力和免疫力，并具有很好的杀菌、消炎、解毒、止痒等作用。因此，用蜂胶治疗银屑病，可收到良好效果。

方一：

【制配】 每天口服蜂胶片3次，每次2～3片，每片0.3克，通常一个疗程2～3个月。一般在服用后2～4周开始见效。

【功效】 主治异常型牛皮癣。

方二：

【制配】 用15％蜂胶酊口服加外用蜂胶软膏、蜂胶丸。每日2～3次。

【功效】 治疗寻常型牛皮癣。

方三：

【制配】 用50%蜂胶软膏外用治疗银屑病，每天2次，涂抹患处。共4个星期。

【功效】 对牛皮癣有确切疗效。

疮 疖

【制配】 新鲜蜂胶加热软化后，捏成饼状，贴在各个疖肚上，然后用胶布固定，以防脱落。

【功效】 消炎止痛，愈合伤口。

口疮、黄水疮

方一：

【制配】 先用75%浓度的乙醇制成蜂胶液，搽抹伤口及周围皮肤进行创面消毒，后将1.5克蜂胶捏压成薄片，在薄片的一面贴上小片柔质薄塑膜（为防止贴创伤面时蜂胶粘于手上），然后将该蜂胶药片无薄膜的一面粘贴在黄水疮伤口处。

【功效】 对黄水疮有特效。

方二：

【制配】 口含15%蜂胶乙醇浸提液漱口。

【功效】 治疗口疮有显著疗效。

湿 疹

【制配】 用两个拇指的指甲用力把湿疹红疱内的黄水挤出，抹上蜂胶液，每日3次，直至痊愈。

【功效】 主治湿疹。

鸡　眼

鸡眼是足底因经常受压和摩擦而引发淡黄色角质栓的结果。患处边界清楚、皮纹中断、皮损为局限性的皮肤发黄、增厚、发硬，有一尖端向内的中心，极似鸡的眼睛，所以俗称鸡眼。蜂胶治疗鸡眼有良好效果。

【制配】　先用热水浸泡患处使其软化，继而用刀削去表层病变角质，再取比病变范围稍大的小饼状蜂胶（最好用新采集的无杂物的蜂胶）紧贴患处或将蜂胶涂于纱布上包扎在鸡眼上。24 小时后疼痛可停止，5～7 天换药，最多 2～3 次换药可治愈。当鸡眼随蜂胶掉出后（因蜂胶溶解并软化角质），可再贴一次蜂胶，促使组织愈合，填充空洞。

【功效】　主治鸡眼。

带状疱疹

方一：

【制配】　服用蜂胶奶油制剂（有市售），成人日服 3 次，每次 16 毫升，儿童酌减。内服蜂胶 2～3 次后就出现明显止痛作用，3～12 天即可治愈。

【功效】　对带状疱疹有特效。

方二：

【制配】　将蜂胶酊（浓度约 8%）用棉签蘸涂患处，每日 1 次，涂药后在皮肤上即形成脂样薄膜，起到保护皮肤免受外界刺激的作用。

【功效】　对带状疱疹有很好的疗效。

方三：

【制配】　用 20%蜂胶酊治疗面部带状疱疹。用棉签蘸少许蜂胶酊沿疱疹表面均匀涂擦，每日 2～3 次，直至干痂脱落。

【功效】　主治带状疱疹。

方四：

【制配】 涂以20％蜂胶酊治疗，每日涂2次，每日口服2滴蜂胶液。24小时后隆起疱疹收敛，未见新的疱疹，疼痛及瘙痒症状消失。

【功效】 主治带状疱疹。

方五：

【制配】 每日在患处涂15％蜂胶酊3次（1～2分钟后痛止），2天后疱疹收敛，未见新生疱疹，痛痒逐渐减轻。

【功效】 主治带状疱疹。

方六：

【制配】 每日在患处涂25％蜂胶酊3次（涂时刺痛，可用扇子扇风，加快乙醇蒸发，1～2分钟后痛止），并配合每日服用蜂胶片1片。2天后疹疱收敛，未见新生的疹疱，痛痒逐步减轻。4天后患部结痂，逐步脱落，痛痒消失。6天后结痂全部脱落，新皮上未见复发及瘢痕，取得理想的效果。

【功效】 对带状疱疹有确切疗效。

皮肤瘙痒症

瘙痒症是一种皮肤的神经官能症，也是一种常见的疾病，多发生于中老年人。其特点是奇痒，多从小腿开始（常被称为“下肢瘙痒症”），然后逐渐向上延伸，直至全身。瘙痒常为阵发性，尤其是在晚间痒得厉害，影响入睡。开始只有瘙痒，没有任何皮肤损害，在搔抓后可产生血痂、色素沉着等。

蜂胶由于有麻醉、消炎、杀菌等作用，治疗皮肤瘙痒症疗效极佳。

方一：

【制配】 在瘙痒部位涂抹几滴蜂胶液，连续涂抹几天，就能保持很久不会瘙痒。如果皮肤因瘙痒被抓破，在伤口处涂一些蜂胶，短期内即可愈合。

【功效】 对皮肤瘙痒有很好的疗效。

方二：

【制配】 用 0.1%蜂胶乙醇溶液做皮内封闭治疗瘙痒性皮肤病。溶液按脊神经节段、椎旁或皮损局部做皮内注射，每点 0.1 毫升，每次注射 2～10 个点，每日或隔日 1 次。

【功效】 对治疗皮肤瘙痒、会阴和阴囊瘙痒、局限性神经性皮炎有特效。

神经性皮炎

神经性皮炎好发于肢体受摩擦的部位，最多见于颈部，其次是肘部、胫前及骶部，有时对称分布。初发时为多角形的扁平小丘疹，很快发展成皮肤增厚，皮沟加深呈苔藓样斑片。皮肤糜烂渗液的情况较少见。

方一：

【制配】 外用 20%蜂胶软膏配合内服 20%蜂胶酊，治疗神经性皮炎（主要是局限型），通常在治疗第 5～8 天，患者痒感减轻，皮肤变得有弹性，睡眠和食欲好转。大约 1 个月治愈。

【功效】 主治神经性皮炎。

方二：

【制配】 取 40%蜂胶乙醇溶液 200 毫升，加入丙酮 600 毫升，再加入邻苯二甲酸二丁酯 32 毫升，溶解后加入聚乙烯醇缩丁醛 120 克，搅拌至溶解。每日涂 2 次，7 天为一疗程。

【功效】 对神经性皮炎有很好的疗效。

方三：

【制配】 口服蜂胶片，并在局部用 20%蜂胶软膏做超声波导入，这样既有全身康复效应，又能增加体表结构通透性将蜂胶成分导入病损皮肤。每天或隔天治疗 1 次，15～20 次为 1 个疗程。

【功效】 对神经性皮炎有很好的疗效。

皲裂症

皲裂症俗称皮肤开裂，是冬季的常见病、多发病。此病虽不明显影响身体健康，但给日常工作带来了许多麻烦。

实践证明，用蜂胶制剂能有效治疗皮肤皲裂，因为外用蜂胶制剂能为皮肤外表提供一层“脂水薄膜”，它能保持角质层的水分含量，增加皮肤的韧性和弹性，起到保护和润泽皮肤的作用。另外，蜂胶所含物质成分有促进上皮细胞生长、消炎、杀菌等作用，可以促使裂口愈合。

方一：

【制配】 先将患处在温水中洗净，除去污垢，尤其是裂口两边硬化的皮肤角质层，必须去除，然后擦干，涂上蜂胶软膏后轻轻按摩，让皮肤充分吸收药物。对于感染伤的口，则禁止按摩，可先将蜂胶软膏涂于纱布上，然后敷于患部即可。

【功效】 消炎生肌。

方二：

【制配】 先用温开水清洗患部，裂口两边的厚皮用刀片削掉，然后将蜂胶经浓缩至厚似糨糊时涂擦患处，把蜂胶嵌入缝内，早晚各涂一次，2 天后痛感消失，4 天后痊愈。

【功效】 止痛生肌。

急性咽喉炎

【制配】 将 15 克蜂胶加入 100 毫升浓度为 95%的乙醇溶液中溶解，去渣，再加蒸馏水至 300 毫升，配成 5%蜂胶乳液，用酒精灯蒸汽雾化器施治，每次用 5%蜂胶乳液雾化，患者张口对准雾化器喷嘴，距离 12 厘米，并用口呼吸，至蜂胶乳化液雾化完为止，每日 1 次，7 次为一个疗程。

【功效】 治疗急性咽喉炎。

慢性咽喉炎

方一：

【制配】 将配成0.5%蜂胶装瓶备用；将半夏10克，厚朴10克，桔梗10克，甘草3克，加水500毫升，煎液过滤后为200～300毫升，装瓶备用。两者合并雾化吸入。

【功效】 具有消炎止痛，清咽利喉之功效。

方二：

【制配】 取蜂胶液直接滴入喉咙，每天滴几次，数天后炎症消失。

【功效】 润喉清嗓，对急、慢性咽炎有很好的疗效。

方三：

【制配】 老蜂巢400克，鲜蜂胶50克，蜂蜜200克。用水500毫升将蜂巢、蜂胶煎至无水时，加入蜂蜜搅拌，待干时备用。每次10～20克，口含嚼碎，吐出废渣，或用蜂蜜水冲服。

【功效】 适用于慢性咽炎、咽喉肿痛、鼻炎、失音及扁桃体炎等病症。

方四：

【制配】 用30%蜂胶乙醇浸膏与甘油（或桃仁油）按1∶2混匀作涂剂，对咽炎患者可以先清除咽部黏液和痂，再涂抹蜂胶涂剂，每天1次，每次用药2～2.5克，疗程10～15天。

【功效】 对慢性咽炎有特效。

方五：

【制配】 用蜂胶浸膏（有市售）每次5克，缓慢咽下，每日3次，10天为1个疗程，一般1～2个疗程即可见效。

【功效】 治疗急、慢性咽炎。

扁桃体炎

扁桃体炎主要由溶血性链球菌引起，受冷及疲劳常是诱发因素。咽痛为主要症状，吞咽时更痛，有不同程度的发热，面色潮红，全身不适，四肢酸痛，头痛及胃口不好。检查时可见咽部充血，扁桃体充血、肿大，有点状黄色或灰白色渗出物，有时融合成一片。临床实践表明，蜂胶对扁桃体炎有着良好的疗效。

方一：

【制配】 取新鲜、无杂质蜂胶 1 克左右，装在胶囊中或直接放入嘴中，可加些蜜或糖，细嚼慢咽至蜂胶化尽为止，每隔 2～3 小时重复 1 次。

【功效】 对扁桃体炎患者有很好的疗效。

方二：

【制配】 每次用蜂胶 1 克咬在扁桃体疼痛侧的牙之间，将唾液及残渣慢慢咽下，并配服热毒清 4 片。早、中、晚各 1 次。

【功效】 主治扁桃体炎。

口腔溃疡

方一：

【制配】 用蜂胶喷雾剂每日喷涂患处 2～4 次或喷在棉签上搽抹患处，每日 3 次。

【功效】 对复发性口腔溃疡有确切疗效。

方二：

【制配】 早晚用医用棉棒蘸上蜂胶液，涂抹患处 3～4 天，涂 6～7 次可愈。

【功效】 主治口腔溃疡。

方三：

【制配】　用52°高粱制白酒泡蜂胶制成饱和态蜂胶酊。每次口含半匙，每日漱口3次（可以下咽），另外坚持每天用菊花、蒲公英少量泡茶饮服2次，3日后症状可逐渐消失。

【功效】　主治口腔溃疡。

方四：

【制配】　用蜂胶50克，聚乙烯醇8克，螺旋霉素0.1克，维生素B_2 5毫克，蒸馏水50毫升，甘油3～5毫升制成蜂胶药膜。用消毒棉签蘸蜂胶乙醇浸液直接涂搽溃疡面，或将蘸药的棉签压在患处2分钟，使其充分接触，每日涂药2次，直至痊愈。

【功效】　主治口腔溃疡。

方五：

【制配】　取玉米粉10克溶解于100毫升浓度为95%的乙醇溶液中，并加甘油3毫升，在玻璃板上成膜。另取明胶50克加蒸馏水280毫升加热溶解，加甘油4毫升，然后加入纯蜂胶50克搅拌均匀，在已干燥的玉米朊膜上覆盖成膜，干燥后制成50%蜂胶复合药膜，切成3.5cm×4.5cm大小装于塑料袋中备用。临用时剪成相等于白斑大小以供贴敷，每日1～2次。

【功效】　对治疗口腔黏膜溃疡有特效。

方六：

【制配】　冰片30克，纯蜂胶35克，放入1000毫升浓度为95%的乙醇溶液中，每日振荡7～8次，待完全溶化，静置后取上清液。在餐前半小时涂用。每天3次，治疗3～5天。

【功效】　对治疗真菌性口疮，即鹅口疮有特效。

方七：

【制配】　用棉签或棉球蘸10%蜂胶乙醇水溶液擦洗口腔黏膜，每日5～6次，能自行漱口者用稀释5倍的蜂胶乙醇水溶液含漱，每日5～6次，可收到良好的治疗效果。

【功效】 主治口腔溃疡。

牙 疼

方一：

【制配】 取花生豆大小的蜂胶一块放入口中长时间含服，最终咽下。

【功效】 消肿，止牙疼。

方二：

【制配】 清洗牙床后，揩干口水。用蜂胶酊涂擦患处。1～2 小时涂 1 次。由于蜂胶具有止痛、麻醉、杀菌、消炎作用，蜂胶酊涂擦不久能缓解疼痛。

【功效】 止痛消炎，对牙周病有很好的疗效。

方三：

【制配】 每次用蜂胶 0.5 克放到疼痛的牙齿上面咀嚼，嚼烂后糊在疼痛的牙齿、牙龈及牙根上。

【功效】 主治牙疼。

方四：

【制配】 用药棉球沾少许复方蜂胶酊，涂压患齿即可。

【功效】 对急性牙痛患者有特效。

牙周病

牙周病是一种可以预防的慢性感染性疾病。牙周病的罪魁祸首是牙菌斑，它是堆积在牙面上的微生物。如果持之以恒、较彻底地消除牙菌斑，就不会发生牙周病。蜂胶由于有很强的杀菌等作用，因此可以预防和治疗牙周病。

【制配】 用 20% 蜂胶软膏涂在牙龈乳头、游离牙龈边缘和龈沟内，每天 3 次，一周左右即可治愈。

【功效】 止痛，消炎。对浅表型牙周炎有特效。

拔牙麻醉

临床实践证明，蜂胶有很强的止痛和局部麻醉作用，因此治疗牙痛有良效，并可作为拔牙麻醉用。

【制配】 取纯净蜂胶粉 30 克，加入浓度为 95%的乙醇溶液 100 毫升，浸泡 10 天，每天摇晃，用滤纸过滤后即得蜂胶乙醇浸提液。此液每 100 毫升加薄荷脑 3.5 克，樟脑 3 克，即成蜂胶麻醉剂。手术前用棉签蘸药液，按压施术部位 2～3 分钟即可。

【功效】 麻醉效果显著。

牙齿敏感症

方一：

【制配】 用棉签先揩干牙床，然后用 20%蜂胶酊反复涂擦患部，经 3 分钟后再用冷水或热水试验，没有酸痛感觉即愈。

【功效】 消炎止敏。

方二：

【制配】 将浸有 15%蜂胶酊的小棉球置于牙齿敏感区，反复擦药 1～5 分钟，再口服 0.5 克蜂胶。用药前后作对比，以探针探敏感的牙本质，或擦药后即令患者用冷水漱口试敏。

【功效】 有效治疗牙齿敏感症。

中耳炎

方一：

【制配】 将药棉或纱布缠绕在电极上，蘸上 20%蜂胶酊后置于患处皮肤及邻近处，每次治疗 15～30 分钟，每日 1 次，10 次为一个疗程。

【功效】 对中耳炎、关节炎等症有较好疗效。

方二：

【制配】 用微型喷雾器把蜂胶液喷入耳内，每次喷两下，每日3次。

【功效】 主治中耳炎。

方三：

【制配】 用3%～5%蜂胶乙醇水乳剂或10%蜂胶酊作滴剂。清洗涂擦患处，每天3次。

【功效】 主治慢性化脓性中耳炎。

外耳道炎

方一：

【制配】 用75%乙醇清洁外耳道，用棉花蘸取30%蜂胶酊贴敷于外耳道红肿处，每日换药1次，不用任何内服药。

【功效】 主治外耳道炎。

方二：

【制配】 用塑料小吸管吸入极少量20%蜂胶酊吹入耳内，4日后耳内干燥，但过几天又流出液体，经用双氧水冲洗干净后，再次滴入蜂胶酊，一般经3天可治愈。

【功效】 治疗外耳道炎。

上呼吸道炎

【制配】 用5%蜂胶乙醇水溶液雾化吸入法治疗成人上呼吸道炎，经3～5次吸入即有良好效果。

【功效】 对上呼吸道炎有很好的疗效。

哮喘、支气管炎

【制配】 将20%蜂胶2～3克与新鲜蜂蜜60克混合，含在口中保持3～5分钟，然后慢慢咽下，每日分3～5次服下。或用消毒压舌板挑起蚕豆大的蜂胶蜜一块，放入患者口中，令其闭口含药片刻，待唾液将药物稀释后，轻轻含漱，再通过舌的运动，使药物充分与口腔黏膜接触，让药液在口腔内存留一定时间，最后将药液慢慢咽下，使其充分地与口腔、咽部黏膜接触，每天2次。

【功效】 适用于口腔炎症、哮喘、支气管炎等。

呼吸道感染

【制配】 取20克粉碎的无铅蜂胶，放入搪瓷杯中，置于不超过80℃的水浴槽中熔化至黏稠状，加入80克蜂蜜，不断地搅拌，用2层纱布过滤，冷却分装。蜜制蜂胶呈柠檬黄色，味甜微带苦。服用量为1茶匙，每日服2～3次，可每隔30分钟取制剂放入口腔溶解。

【功效】 对咽喉炎、慢性扁桃体炎、咽炎、支气管炎和肺炎有显著疗效。

结核病

据世界卫生组织统计，全球约有1/3的人感染了结核菌，每年约有900万新结核患者产生，约300万人死于结核病。结核病已成为传染病中的第一杀手和最大死因。我国患有活动性肺结核病患者约600万，每年因结核病死亡的人数高达25万，为其他各种传染病死亡人数的2倍。因此，世界卫生组织已将每年3月24日定为“世界防治结核病日”，要求各国开展一系列宣传活动。

方一：

【制配】 取研碎的无铅蜂胶10克，放入100毫升蒸馏水中，置在热水浴槽上浸泡1小时，不断搅拌，过滤即得。日服3～4次，4～10个月为一个疗程，治疗2个月，停服2个星期。上述蜂胶与芦荟汁100毫升、核桃仁500克、蜂蜜300克、柠檬汁3.5毫升混合，日服3次，每次1茶匙，效果更好。

【功效】 主治肺结核。

方二：

【制配】 取20克粉碎的无铅蜂胶，放入搪瓷容器中盖紧，置于不超过80℃的沸水里浸泡15分钟，不断地搅拌至黏稠状。加入80克无盐奶油，充分搅拌混合均匀。以2～3层纱布过滤，冷却分装，制成奶油蜂胶。

该制剂呈浅黄色或浅绿色，具特殊气味，味苦，为改变风味，可加入蜂蜜和咖啡，必须保存在棕色玻璃容器中。取8％或18％的奶油蜂胶1茶匙，加入2茶匙热牛奶，日服2～3次，服用7～10天后，咳嗽停止，体温降低，食欲好转。咳痰、咯血、胸部疼痛消失、睡眠好转，4～10个月后肺部空洞缩小至消失。

【功效】 本方对肺和肠道结核有显著疗效。对化学和水烫伤，久治不愈的溃疡、创伤、支气管炎、慢性扁桃体炎及咽喉炎也同样有效。

方三：

【制配】 芦荟叶500克，金丝桃草100克，蜂蜜500克，白葡萄酒500毫升。将金丝桃草碾碎浸泡在500毫升沸水中，用文火煮沸30分钟，泡渍0.5～1小时过滤，与配制好的芦荟汁和蜂胶充分混合，装在棕色玻璃瓶中塞紧瓶盖，置于凉爽处贮放6～10天。用量为前4天，每小时服用1茶匙，从第5天起，每3小时服1食匙，1个月为一个疗程。停服10天后重复治疗。

【功效】 对治疗结核病有效。

方四：

【制配】 甘草、木贼、款冬、蓼草各25克，取碾碎混合物9食匙放入热水瓶中，冲入500毫升开水。浸泡1～2小时，过滤后加入蜂蜜调味。经3～4小时后，加进1/2～2/3茶匙15％蜂胶油。日服2～3

次，治疗5～6周，停服2周后继续重复服用。

【功效】 对治疗结核病有效。

方五：

【制配】 甘草、蓼草各20克，款冬叶、红花根、药用肺草根、木贼各15克。取粉碎混合物3食匙放入热水瓶中，冲入500毫升开水浸泡0.5～1小时，过滤，加入15%蜂胶油。日服2～3次，每次1茶匙。

甘草

【功效】 对治疗结核病有效。

方六：

【制配】 取椴树蜜1200克，研碎芦荟1玻璃杯，桦树幼芽150克，橄榄油100毫升，椴树花50克，水50毫升。先将蜂蜜置于搪瓷锅中熔化，加入芦荟混合煎煮。桦树幼芽和椴树花用500毫升水煮沸2～3分钟，待蜂蜜冷却后，倒入过滤的椴树与桦树煎剂中，充分搅拌，取500毫升香槟酒注入混合后，加入50克橄榄油和15%奶油蜂胶2茶匙，密封保存在阴凉处。应用前必须振荡，日服3次，每次1茶匙。

【功效】 对治疗结核病有效。

方七：

【制配】 用15%蜂胶油或20%蜂胶乙醇水溶液，每日3次，在饭前1小时服用。疗程根据病情和类型持续4～10个月或更长。其对并发支气管结核者，应用10%蜂胶水溶液做气管内注入并配合抗结核药治疗。

【功效】 对结核病有很好的疗效。

方八：

【制配】 用蜂胶乙醇提取物制成的50%奶油软膏治疗疣型和浸润型瘤样皮肤结核患者50例。多数患者病程较长，具有局限性。在胶片或蜡纸下涂用薄层软膏，疣型隔2～3天涂1次，浸润型每天1次。

【功效】 对疣型和浸润型瘤样皮肤结核有很好的疗效。

哮　喘

哮喘全称为支气管哮喘，是一种由过敏原或其他因素引起的慢性过敏性支气管炎症。其特点为发作性胸闷、咳嗽和带哮喘鸣音的呼气性呼吸困难。半数以上的患者在12岁前起病，患儿中约有70%起病于3岁前。发病初期，病变有一定的可逆性，但若不能坚持正确的治疗和积极的预防，可发展成慢性阻塞性肺疾病，严重发作时可并发气胸、纵隔气肿等，是危害健康、明显影响生活质量的疾病。

方一：

【制配】　用5%蜂胶乙醇溶液按患者病情给予雾化吸入疗法5～20次，每次1～5分钟，治疗后休息20分钟。必要时隔1～3个月可重复治疗。

【功效】　对治疗哮喘有特效。

方二：

【制配】　服用蜂胶干浸膏胶囊，每粒含量0.25克，每日服7～8粒。

【功效】　治疗吸入型哮喘。

方三：

【制配】　用纯净天然蜂胶粉50克，辅以麻黄40克，野菊花40克，防风35克，鱼腥草35克，柴胡35克，辛夷30克，苏叶30克，香白芷25克，川芎25克，川椒30克，冰片20克，薄荷20克等12味中药，先将中药粉碎过筛，再加入蜂胶粉和冰片粉，最后装入布袋做成枕头，供睡眠用。此枕头每隔10天要在阳光下暴晒3～4小时。枕芯白天不睡时用塑料袋密封，以减少药味散发，延长使用期。

【功效】　治疗支气管哮喘。

鼻　炎

方一：

【制配】　蜂胶液与风湿止痛药酒（有市售）按1∶1比例混合后

喷鼻，每日 2 次，每次喷 2 下。

【功效】 治疗鼻炎。

方二：

【制配】 口服蜂胶液 10～15 滴，早晚各 1 次，此外，晚上临时睡前，用棉球浸蜂胶液塞进鼻腔内，一晚塞一边鼻孔，次日早上取出，坚持 1 个半月，即可见疗效。

【功效】 对鼻炎有很好的疗效。

慢性颌窦炎

【制配】 在上颌窦穿刺经生理盐水冲洗后注入 20%蜂胶药液 2～4 毫升，每隔 1～2 天用药 1 次，经 5～8 天治疗，即可见疗效。

【功效】 对白色念珠菌引起的慢性化脓性颌窦炎有良效。

鼻黏膜糜烂

【制配】 用 1%麻黄碱棉片收缩鼻黏膜，待 2 分钟后取出，鼻镜检查鼻黏膜干燥。充血糜烂处，取 20 厘米长的薄棉片，表面上涂上适量的蜂胶膏，用枪状镊放入黏膜糜烂处，待保留 24 小时取出，再次涂药，直至黏膜恢复正常。

【功效】 对鼻黏膜糜烂有疗效。

肠　炎

方一：

【制配】 以蜂胶片 10 片（每片 0.2 克）研粉末，加入温生理盐水 100 毫升保留灌肠，保留 1 小时以上。每晚 1 次，15 天为一个疗程，可休息 5 天后再进行第二个疗程，一般灌肠两个疗程即可见效。

【功效】 对肠炎有很好的疗效。

方二：

【制配】 将蜂胶10克浸泡于80毫升白酒中，每日摇动2次，1周后用纱布过滤。日服3次，每次5～10滴，加适量温蜂蜜水送服。

【功效】 主治肠炎、腹泻、痢疾。

方三：

【制配】 把蜂胶做成如肚脐大的圆饼状，在火上烘一下，但蜂胶温度不能烘得过高，以防烫伤患儿。蜂胶贴于肚脐上，用医用胶布把蜂胶固定好，以防滑落。

【功效】 主治小儿肠炎。

方四：

【制配】 早、晚各服双歧杆菌胶囊2粒，中午服蜂胶酒（有市售）30毫升。

【功效】 主治结肠炎。

方五：

【制配】 服用20％蜂胶酊，每日3次，每次5克。1个月后病情缓解，3个月后肚痛、腹胀消失，大便由稀变干，5个月后大便成形，基本痊愈。

【功效】 治疗慢性结肠炎。

方六：

【制配】 蜂胶与95％乙醇按1∶5剂量浸泡48小时，乙醇浸提液用水稀释成30％溶液，每次加入30～40滴至温水或牛奶中，饭前1小时服用，每日3次。

【功效】 主治慢性肠炎。

方七：

【制配】 以蜂胶片粉2克，加温生理盐水100毫升做保留灌肠，每晚1次，连用15天。

【功效】 愈合溃疡，对溃疡性结肠炎有很好的疗效。

贲门癌

【制配】 蜂胶3克，蜂房3克，老巢脾5克，水煎服，每日3次，饭前服用。

【功效】 对贲门癌患者有很好的疗效。

胃 痛

【制配】 取蜂胶10克，牛奶200毫升。先将鲜奶倒在搪瓷容器中，煮沸后取下，立即加入粉碎的蜂胶搅拌，用纱布过滤在搪瓷或玻璃器皿中，冷却后清除液面蜡层，制成乳制蜂胶。作为强身、预防疾病之用，日服1次，每次服1/4～1/3玻璃杯量；若用作治疗，日服3次，每次服1玻璃杯量。

【功效】 对胃肠和胆道疾病有显著疗效。

胃 炎

【制配】 早上、中午各服蜂胶酒（有市售）30毫升，睡前服西咪替丁（甲氰咪胍）4片，7天为一个疗程，隔10天后可进行第2个疗程的治疗。

【功效】 主治胃炎、胃酸分泌过多。

胃出血

【制配】 每次服蜂胶1.5克，云南白药0.5克，每日4次。

【功效】 主治胃出血。

阑尾炎

【制配】 每次服蜂胶酒30毫升，肠炎灵4片，每天3次。

【功效】 主治阑尾炎。

消化性溃疡

消化性溃疡最常见的是胃及十二指肠溃疡，多发于青壮年。有关专家估计，我国约有20%的人一生中曾患过消化性溃疡，也就是说，100人中就有20人不是患过胃溃疡就是患过十二指肠溃疡。其临床表现为：胃部疼痛长期反复发作，有周期性和规律性，多呈钝痛、灼痛或饥饿痛，胃溃疡多发于餐后痛，十二指肠溃疡多为空腹痛，常伴有慢性胃炎症状。

方一：

【制配】 服用15%蜂胶酊20滴，每日3次，1个月后，胃分泌功能恢复正常。

【功效】 愈合疮口，对消化性溃疡有疗效。

方二：

【制配】 用蜂胶制成20%乙醇浸提液治疗溃疡病，成人每次10毫升，加温水稀释至100毫升，饭前15分钟服用，1日3次。

【功效】 主治消化性溃疡。

方三：

【制配】 蜂胶浸膏150克，蒲公英90克，丹参90克，元胡45克，芦荟60克，诸药研末（蜂胶浸膏除外），过120目筛，炼蜜如梧桐子大小，每日3次，每次3克，一个月为一个疗程。

【功效】 本方能改善胃黏膜微循环，增加血流速度，改善胃黏膜屏障功能，促进溃疡面愈合。

【注意事项】 治疗期间忌食辛辣刺激性食物，忌饮酒，保持情绪稳定。

方四：

【制配】 用15%蜂胶酊结合蜂王浆内服，辅以针灸，经15天后病情好转，1个月后能起床活动，2个多月后能生活自理。经过4个多月的精心治疗，基本痊愈。每次二者各 2 克，每日 3 次。

【功效】 主治胃及十二指肠溃疡。

方五：

【制配】 将蜂胶、人参提取物按 1∶5 加 30 度白酒配制成滴剂。每日 3 次，于饭前 40～60 分钟与半杯水或 1/4 杯牛奶共服。第 1 天服 5 滴；第 2 天服 10 滴；第 3 天服 15 滴；第 4 天服 20 滴；第 5 天服 20～25 滴。

【功效】 治疗胃十二指肠区域溃疡糜烂性损伤，可有效止痛，消除消化不良，减少血中胆固醇，提高免疫力。

急性胃肠炎

【制配】 用少量的蜂蜜加 12 滴蜂胶酊内服，每天 2 次，2 天即愈。

【功效】 对急性胃肠炎有很好的疗效。

腹　泻

【制配】 用 15 克蜂胶粉分 3 次用温开水冲服，每次间隔 4 小时。

【功效】 对腹泻有很好的疗效。

血　稠

【制配】 用 65°白酒浸泡蜂胶酊制成溶液，每日服 50 毫升，坚持服用一年后大有好转。

【功效】 可有效缓解血稠患者症状。

心绞痛

【制配】 栝楼 300 克，薤白 200 克，蜂胶 60 克，一起泡入 2000

毫升50°的白酒内，10天后服用，每日3次，每次30毫升；每天再加服鹌鹑蛋200克。

【功效】 主治心绞痛、冠心病，但无高血压者。

高血压

方一：

【制配】 每天清晨服罗布麻片2片，中午及晚上临睡前各服蜂胶2克。

【功效】 主治高血压。

方二：

【制配】 用30％蜂胶乙醇提取液，每次40滴，每日3次，在饭前1小时服。

【功效】 对高血压有确切疗效。

高脂血症

方一：

【制配】 栝楼15克，半夏10克，薤白8克，钩藤18克，僵蚕15克，天麻15克，用水煎服，并加服蜂胶酒30毫升，每日3次。

【功效】 主治高脂血症。

方二：

【制配】 取100毫升温开水，兑入0.8～1毫升蜂胶水溶液混匀后口服，每日早晚空腹服下，长期坚持。

【功效】 主治高脂血症及并发症。

方三：

【制配】 洋槐蜜40克，蜂胶水溶液0.4～0.8毫升，柿树叶末5克，用温开水100毫升冲兑，代茶饮。

【功效】 主治高脂血症。

方四：

【制配】 服用30%蜂胶乙醇提取液，每次40滴，每日3次，在饭前1小时口服。服用20天后，症状明显改善，头痛、头昏、耳鸣消失，未见心前区疼痛，心悸和压迫感减轻，体重也减轻。

【功效】 主治高血压。

方五：

【制配】 每日服蜂胶丸3次，每次3粒（含蜂胶0.2克/粒）。患者服用4个月后检查血脂，已降到正常范围，总胆固醇由原来7.9mmol/L降至5.1mmol/L、三酰甘油由原来2.96mmol/L降至2.01mmol/L，头晕、肚胀、肝区隐痛等症状消失。

【功效】 主治高脂血症。

高黏滞血症

研究表明，心脑血管疾病，在其整个病程中循环于全身的血液成分和血流，主要是血液的流变性亦显示出明显的变化。这些变化，主要是血液的黏度变化，不仅可造成动脉粥样硬化、狭窄和阻塞，还是引起冠状及脑循环改变和缺血或出血的重要因素。因此，降低血液黏度，可有效地防治心脑血管疾病。而蜂胶能有效地降低血液黏度，可用于治疗高黏滞血症。

方一：

【制配】 给予饭前口服30%蜂胶酊50滴，每日3次，同时服用蜂胶片，每次3片（每片0.1克），服蜂胶后随血液黏度的降低，自觉头脑清晰，反应灵活，肢麻消失，体力增加。

【功效】 蜂胶有防止或延缓动脉粥样硬化、狭窄和阻塞作用，对心脑血管病的防治起到事半功倍的作用。同时对治疗糖尿病、高脂血症也有很好的疗效。

方二：

【制配】 给予蜂胶降血黏度浓缩液，每次1毫升加入60℃温水(100毫升）中混合均匀，口服，每日2次，早晚各1次，连续服用1个月。

【功效】 蜂胶对血黏度有明显的降低作用，对血黏稠患者有良好的治疗效果。

骨损伤

【制配】 用白酒加蜂胶炒热做成饼敷在膝盖上，外用白布带固定，隔一日又用酒加蜂胶炒热包敷，如此反复，4天后红肿消散，2周后不用拄拐棍就能走路，一个多月膝盖骨恢复正常。

【功效】 主治膝盖骨扭挫伤。

颈动脉部位疼痛

【制配】 用疼痛一侧的槽牙咀嚼蜂胶1.5克，嚼烂后糊在牙面上，同时内服尼莫地平片。

【功效】 主治颈动脉部位疼痛。

风湿性关节痛

【制配】 用蜂胶150克，蛤蚧2条，加50°白酒4000毫升泡10天后服用，每次服30毫升，每日2次，并配合蜂针治疗，即每日用3只工蜂螫患处。

【功效】 主治风湿性关节痛。

灼　伤

蜂胶有很强的抗菌消炎作用，并有止痛效果，还能促进上皮生长，改善血液和淋巴液循环，防止感染，可加快灼伤愈合，缩短疗程，而且不留疤痕。

方一：

【制配】 用15%蜂胶软膏再加入0.1%西波林，涂抹患处。

【功效】 对灼烧、烫伤有很好的疗效。

方二：

【制配】 用25%蜂胶溶液治疗因铁液灼伤的患者，敷用蜂胶蜜纱布，通常隔日换1次，8～28天全部治愈。

【功效】 对灼、烫伤疗效显著。

方三：

【制配】 用5%蜂胶乙醇浸液涂抹患处，每天5次，1个月为一疗程。

【功效】 消炎生肌。

方四：

【制配】 用蜂胶酊在患部涂上薄薄的一层，不久疼痛缓解且逐步消失，第2～3天再涂抹几次，第4天即好。

【功效】 有效治疗水液烫伤。

创　伤

蜂胶对创伤、外伤、手术刀口等的疗效独特。有止痛、抗菌、促进伤口上的皮肤新生和肉芽生长、限制疤痕等多种作用。

方一：

【制配】 局部涂20%蜂胶蜜，每天1次，涂后用TDP灯局部照射（电磁波治疗器简称TDP）每侧半小时。治疗3次后溃疡面缩小，渗出物明显减少，经治疗半个多月，双侧创面愈合良好。

【功效】 祛腐生肌。

方二：

【制配】 取蜂胶细辛酊敷贴创口，疼痛感可减轻，几天后，刀口愈合加快，瘢痕也减小，刀口也不痒。

【功效】 主治手术创口。

方三：

【制配】 取蜂胶捏成薄片，敷在伤口上。过了一阵感觉疼痛减轻了许多，伤口没有发炎。20 天后死皮全部脱落，伤口也十分光滑。

【功效】 主治创伤。

方四：

【制配】 用蜂胶液搽创口，再用浸透蜂胶液的棉球敷于伤口，将外用胶布贴紧，每日换药 1 次。

【功效】 对创伤有加速愈合的作用。

方五：

【制配】 皮肤被锋利刀具划伤，裂口大而深时，先用蜂胶液清洗伤口内、外 3 遍，再用拇指、食指用力挤压伤口使其恢复原状，伤口外贴 1 块创可贴，两端拉紧。每天重复 1 次。

【功效】 对伤口有杀菌消炎、加速愈合的作用。

方六：

【制配】 蜂胶芍甘汤 400 毫升（芍甘汤按《伤寒论》炮制汤液）。蜂胶乙醇液的制备：粗蜂胶经冷冻后粉碎，按 1∶4 比例加入 95％的乙醇，于 85℃下热回流 3～4 小时，过滤滤液回收乙醇浸膏。浸膏再经过滤精制，用 60％的乙醇和乳化剂稀释定容，得 20％（按生药计）的蜂胶乙醇液后备用。把蜂胶乙醇液与芍甘汤按 2∶3 的比例配伍成复合蜂胶制剂。用此液每日涂患处 3～4 次。

【功效】 镇痛抗炎。

方七：

【制配】 蜂胶 50 克，鲜细辛根 50 克，65°纯粮白酒 500 毫升。放入茶色瓶中密封，每天摇动一次，一周即成蜂胶细辛酊。常温避光保存。将绷带放入适量的蜂胶细辛酊液中浸泡 20 分钟。

【功效】 用于各类手术后刀口敷料，能在伤口迅速产生一层胶膜，有效防止病菌对伤口的感染，加速刀口愈合，镇痛效果好，可减轻患者疼痛，瘢痕小，愈后刀口不发痒。

下肢溃疡

下肢溃疡系生于小腿下部内外侧的慢性溃疡，中医称“臁疮”，俗称“老烂脚”。本病多见于经常站立工作或担负重物者。大多由于下肢静脉曲张或外伤感染引起，好发于小腿下端内外侧。

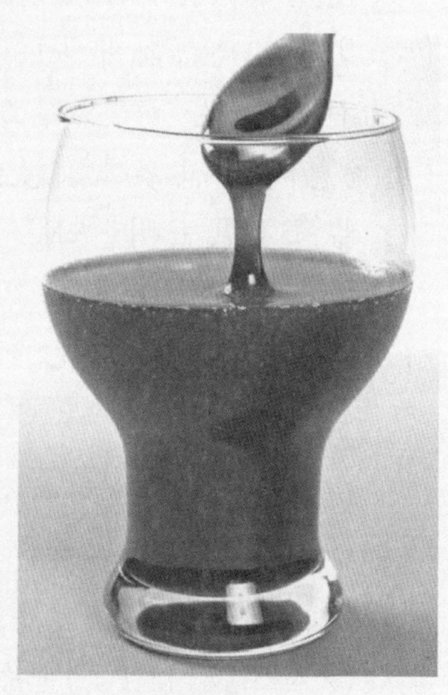

溃疡日久不愈，创口凹陷，边缘起硬口，创面呈灰绿色或暗红色，脓水腥臭。周围皮肤色素沉着，可伴发湿疹。病程较长，可达数十年，甚至烂至骨部。少数病例有癌变可能。因此，应及时治疗。实践证实，蜂胶治下肢溃疡有特效。

【制配】 用5％蜂胶乙醇溶液通过气雾法喷淋溃疡小腿，每日3～4次，1个月为一个疗程。

【功效】 对下肢溃疡有独到的疗效。

关节疾病和损伤

【制配】 用含10％蜂胶的蜂蜡热敷患处，每日2～3次，一个月为一疗程。

【功效】 治疗脊柱炎、肩周炎和肘、膝、踝关节疼及损伤。

便　秘

【制配】 蜂胶2克，当归5克，生地5克，桃仁4克，麻仁10克，枳壳4克，酚酞（果导）1片，研磨成末，睡前服用1次。

【功效】 主治便秘。

痔 疮

痔疮是由痔静脉扩大曲张而形成的静脉团，通常有内痔（发生在齿线以上的痔静脉曲张团）、外痔（发生在齿线以下的静脉曲张团，常见的有血栓性外痔、结缔组织性外痔）、混合痔（内外痔）、息肉痔（直肠息肉）。患者常有便血、脱出、血栓、炎症等，痛苦难忍。

临床实践表明，蜂胶的镇痛、消炎、杀菌、促进组织再生等功效，对痔疮的治疗十分有效，与传统的保守疗法和手术疗法相比，较好地解决了传统治疗中常见的水肿、出血、疼痛和复发等问题。

方一：

【制配】 取中药白芷 150 克，加入 95%的乙醇 1000 毫升共煎 15 分钟，过滤取得白芷酊；每 100 毫升白芷酊加纯蜂胶粉 30 克，浸泡 1 周，每日定时摇荡，过滤后即成白芷蜂胶酊。然后将 11 或 12 号手术用丝线浸入蜂胶酊中 1 周后便成蜂胶药线，瓶装，密封保存。采用蜂胶药线结扎疗法是以药线结扎痔部，使痔核逐渐产生缺血性坏死和脱落。一般 2～7 日痔核脱落，治疗期 6～14 日，无感染，止血、止痛效果明显。

【功效】 主治痔疮。

方二：

【制配】 患者涂药前先用盐水坐浴 15 分钟，然后将复方蜂胶酊药膏（有市售）均匀涂在肛周肿胀处，每日 2～3 次，经 1 周治愈。

【功效】 对痔疮有很好的治疗效果。

方三：

【制配】 用棉球蘸 20%蜂胶酊，涂抹肛门包块处，一两天后便血可停止。7 天后，肛门处的包块消失，接着治内痔，用棉球蘸蜂胶酊，塞进肛门里，如此坚持数月即愈。

【制配】 对混合痔疮有很好的疗效。

方四：

【制配】 用复方蜂胶酊药膏外涂，每日2～3次，7天后复查，肛裂创面已愈合。用药后第2天便时疼痛明显减轻，便时少量带血，4天后疼痛消失，便时无出血。

【功效】 对肛裂有很好的疗效。

方五：

【制配】 每天大便后用浸透蜂胶液的棉球塞于患处。

【功效】 主治痔疮。

红眼病

【制配】 取一只瓶口直径为3厘米的空瓶，装入质量浓度为0.3克/毫升的蜂胶酊300毫升，一只眼睛紧贴瓶口，睁开眼睛，使蜂胶酊挥发物直接作用于眼睛4～5分钟，使眼睛感到有刺激感；再换另一只眼睛，如此重复，1～2小时一次，多次更好。每次治疗后闭上双眼，用手指去按摩双眼的丝竹空穴、睛明穴数分钟，睁开眼睛感到眼睛明亮并有舒适感。

【注意事项】 治疗期间不可看电视，戴上墨镜。

【功效】 消炎化淤，对红眼病有很好的疗效。

腮腺炎

【制配】 把蜂胶摊平在一块纱布上，加温后裹于患处。第二天早上炎症即消。

【功效】 对流行性腮腺炎有很好的疗效。

肾囊肿

【制配】 用500毫升的白酒浸泡100克蜂胶，共浸泡20天，每隔

2～3 天搅拌一次。每日 3 次，每次 20～30 毫升，饭前服。

【功效】 对肾囊肿有确切疗效。

脑卒中（中风）

【制配】 用适量蜂蜜，与蜂胶混合。用温开水冲服，或放在奶粉中喝下去。每次 2～3 克，一日 2～3 次。

【功效】 有效改善脑卒中症状。

糖尿病

【制配】 蜂胶 2 克，蜂王浆 7 克，花粉 15 克，用温水饮服。早晚各服 1 次。

【功效】 主治糖尿病。

前列腺炎

【制配】 每次服用蜂胶 1.5 克，配合前列康服用。

【功效】 主治前列腺炎。

妇女更年期综合征

【制配】 每次服蜂胶 2 克，蜂乳 5 克，花粉 10 克，并加服六味地黄蜜丸 1 丸（水丸 6 克）。早晚各 1 次。

【功效】 主治妇女更年期综合征。

减　肥

【制配】 每次服蜂胶 2 克，蜂王浆 1.5 克，早晚各 1 次。坚持服 1 年半。

【功效】 可减肥。

美　容

【制配】 每次服蜂胶 0.3 克，蜂王浆 5 克，蜂花粉 15 克，蜂蜜 20 克，每日 1 次。

【功效】 美容养颜，延缓衰老。

脱发症

方一：

【制配】 每日涂用 30％蜂胶浸提液软膏和蜂胶酊，并坚持按摩头皮并做湿擦澡。

【功效】 对脱发症有很好的疗效。

方二：

【制配】 把蜂胶用蜂蜜与洋葱配制成“头发再生剂”，配法是把洋葱剁碎加入蜂胶浸出液和蜂蜜中，配比为 3∶4∶1，在头发脱落的皮肤上，每天揉擦 2 次，每次 30 分钟。

【功效】 促进头发再生，对治疗脱发有良好效果。

甲沟炎

指（趾）甲两侧壁的感染称甲沟炎，多因刺伤、逆剥、修剪、活动损伤引起。有炎症的指（趾）端有红、肿、热、痛感，化脓后在指甲周围出现黄白色脓点，治疗不及时或不当，可形成慢性甲沟炎，局部可有肉芽组织生长，并有稀薄脓性分泌物。用蜂胶酊进行治疗，有很好的疗效。

【制配】 常规清创，剪去患侧部分趾（指）甲，将浸透 10％蜂胶酊的纱布条敷于创面或塞入甲沟皱襞内，再用敷料包扎，每天换药 1

次，3 次为 1 个疗程。

【功效】 主治甲沟炎。

妇科病

方一：

【制配】 先用 2％重碳酸钠液清除宫颈管黏液，并用棉球拭干后放进浸蜂胶软膏的塞子紧压糜烂表面，隔 10～12 小时取出塞子，每日 1 次，治疗 10～12 天。

【功效】 有效治疗宫颈阴道炎症和糜烂。

方二：

【制配】 用 3％蜂胶酊涂抹阴部周围。每天 1 次，连续 7～10 天。

【功效】 主治阴部瘙痒。

肾囊肿

【制配】 用 500 毫升的白酒浸泡 100 克蜂胶，浸泡 20 天，每隔 2～3天搅拌一次。每日 3 次，每次 20～30 毫升，饭前服。

【功效】 对肾囊肿疗效十分显著。

蛲虫病

蛲虫病是由寄生在人体肠腔内的蛲虫所引起，以儿童为主，肛门瘙痒为主要症状。蛲虫是一种长为 5～15 毫米的白色线状小虫，寄生在人体的肠道内，雌雄交配后，雄虫死亡，随粪便排出，雌虫在夜间爬到肛门口产卵。因在产卵时排出的分泌物刺激引起肛周的皮肤瘙痒，而搔抓使局部皮肤剥脱，结痂，有时潮红渗出，形成湿疹。

【制配】 用 50％蜂胶酊涂抹患处，一般 1～2 次即可收到很好的效果，或用 45％蜂胶液灌肠效果更佳。

【功效】 对治疗蛲虫病有很好的疗效。

脚气病

【制配】 取75%的乙醇或60°以上白酒500毫升，天然蜂胶100克。先将蜂胶冷冻数小时，待成硬块后取出打碎，直接放入酒精或白酒内，每天摇动1～2次，3～5天后用纱布过滤，取滤液备用。

先把双足平放盆底，然后将蜂胶酊倒在足背上，让蜂胶酊从上往下流到盆底，这样整个双足均沾满蜂胶液（也可配制加倍的蜂胶酊，直接浴足），浸泡3～5分钟后，抬起双足晾干（不要用毛巾擦干）即可。每天或隔天一次，连续7次。用过的蜂胶液随时倒入广口瓶密封保存以备下次使用。

【功效】 治疗脚气病效果显著。

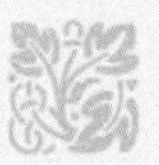

四、蜂蜜治病方例

胃及十二指肠溃疡

方一：

【制配】 取蜂蜜140克，先将蜂蜜放入碗内，隔水用文火蒸20分钟。每日1剂，分3次空腹服下。对治疗胃及十二指肠溃疡有一定的作用。或每次疼痛时，食用一匙蜂蜜。

【功效】 一般可使胃痛及胃烧灼感消失，并能使胃液酸度正常化。

方二：

【制配】 把小白菜洗净榨出菜汁，加入等量蜂蜜，每日喝一小杯。

【功效】 能清热解毒，对胃溃疡及十二指肠溃疡有治疗作用。

方三：

【制配】 陈皮 15 克，乌贼骨 50 克，草决明 25 克，共为细末，每服 10 克，每日 2～3 次，调蜜服。

【功效】 可治胃溃疡兼便秘。

方四：

【制配】 甘草 15 克，瓦楞子 25 克，先将瓦楞子煅透，与甘草共研细末，每日 3 次，每次服 10 克，蜂蜜调服。

【功效】 可治胃及十二指肠溃疡。

方五：

【制配】 蜂蜜 50 克，生甘草 9 克，陈皮 6 克，水适量，先煎甘草及陈皮，去渣冲入蜂蜜。每日 1 剂，适量分服。

【功效】 可治胃及十二指肠溃疡。

痢疾、肠炎、腹泻

方一：

【制配】 芥菜根烧炭研细末，以蜜调服，每次 10 克，每日 2 次。

【功效】 可治痢疾。

方二：

【制配】 鸦胆子去油，乌梅、诃子各等份，炼蜜为丸，丸重 5 克，每日 3 次，每次 1 丸。

【功效】 可治阿米巴痢疾，包括久痢。

方三：

【制配】 取蜂蜜适量，鲜藕 800 克，红糖 200 克。先把鲜藕洗净捣碎，绞汁。把藕汁与红糖一起放入锅内加热，慢熬成膏状，再加入等量的蜂蜜，继续加热至沸，凉后装瓶备用。每次取 10 克，开水冲服，每日 2 次。

【功效】 适用于小儿细菌性痢疾，一般 2～5 天可愈。

方四：

【制配】 将青麻子炒熟后碾成碎末，以1∶3的比例与蜂蜜搅拌均匀即可服用，适用于肠炎、腹泻。服后1小时可明显止痛，坚持服用一段时间。

【功效】 可消除体虚乏力的症状。

方五：

【制配】 先将油放入锅中烧热，加入适量蜂蜡，待蜂蜡化净后，将鸡蛋磕入锅中煎烤，待鸡蛋煎熟后，倒入适量水，将煎鸡蛋煮上2～3分钟。取汤喂婴儿，汤量以婴儿一次喝完为宜。

【功效】 适用于婴儿腹泻。

方六：

【制配】 蜂蜜150克，每日4次分服，小儿酌减。

【功效】 可治急性细菌性痢疾。据科学实验证明，蜂蜜含有蚁酸，在12小时内杀死痢疾杆菌，24小时内杀死伤寒杆菌和肠炎杆菌。

方七：

【制配】 蜂蜜60克，食醋60毫升。加温开水320毫升，搅匀即可，第一次服200毫升，以后每隔3小时分服掉。

【功效】 主治腹泻。

胃炎

方一：

【制配】 蜂蜜20克，温开水冲服，每日3次。

【功效】 坚持服用可治慢性胃炎、胆囊炎。

方二：

【制配】 取芝麻适量，洗净、炒熟；蜂蜜适量，煮沸后保存备用。食用时，取芝麻两汤匙，蜂蜜一汤匙（或以一次能吃完为度），拌匀后，细嚼慢咽，香甜可口。每天数次。若芝麻放得过久回潮，可重炒一次。

【功效】 坚持服用，慢性胃炎可逐渐好转，腹胀、厌食等症状逐渐消失。

方三：

【制配】 取鲜白萝卜洗净，切丁，放入沸水中煮沸，捞出，控干水分，晾晒半日，然后放锅中加蜂蜜 150 克，用小火煮沸调匀，晾冷后服食。

【功效】 适用于消化不良、反胃、呕吐、干咳痰少等。

失 眠

方一：

【制配】 睡眠前口服 1 汤匙蜂蜜（加到一杯温开水内），可以改善睡眠。

【功效】 适用于神经衰弱者。

方二：

【制配】 取鲜百合 50 克，蜂蜜 1～2 匙。百合放碗中，加蜂蜜拌和，上屉蒸熟，睡前服。

【功效】 常食可改善失眠症状。

方三：

【制配】 熟枣仁 100 克，茯苓 50 克，共为细末，每次 10 克，睡前用蜜水调服，每日 1 次。

【功效】 主治健忘、失眠、心慌。

方四：

【制配】 取刺五加 25 克，加 250 毫升水煎煮，滤出刺五加水，加 25 克蜂蜜调匀口服。喝完蜂蜜刺五加水后躺在床上做 10 分钟中等深呼吸，同时默念数字，呼吸一次念一个数，从 1 到 10 连续数 5～6 遍，会很快入睡。失眠严重者加大刺五加用量。

【功效】 主治失眠。

牙龈肿痛

【制配】 用蜂蜜滴在患处，一日数次。

【功效】 痛止肿消。高血压、高血脂、冠心病、动脉粥样硬化。

方一：

【制配】 蜂蜜300克，猕猴桃1000克，冰糖30克。将猕猴桃切成片，浸渍于蜂蜜中，拌入冰糖，一同盛于盆中，盆加盖置于笼内蒸熟，使猕猴桃肉蒸烂，离火置凉备用。早晚空腹服10～50克。

【功效】 可降血脂，软化血管，预防动脉硬化。

方二：

【制配】 蜂蜜30克，红薯250克。将红薯洗净切成2厘米见方的块蒸熟，蘸蜂蜜食用，每日2次，每次100～150克。

【功效】 有抗癌及软化血管的作用，预防高血脂及动脉硬化。

方三：

【制配】 蜂蜜100克，冬青子500克。将冬青子加水煎熬两次，滤去药渣后将两次药汁合在一起，用文火浓缩成膏状，加入蜂蜜调匀备用。每日餐前空腹服用，每次15～20克，30天为一个疗程。

【功效】 有降胆固醇的作用，适用于高脂血症及动脉粥样硬化患者。

方四：

【制配】 蜂蜜30克，丹参15克。将丹参饮片洗净，加水500毫升，文火煎至300毫升，去渣，将蜂蜜加入药汁中，再煮沸片刻即可。每日一剂，早晚皆宜。

【功效】 有防衰抗老之功，适用于高血压、冠心病、动脉粥样硬化等症。

方五：

【制配】 蜂蜜 30 克，鲜李子 50 克。将鲜李子洗净，水煎 20 分钟，去渣取汁，兑入蜂蜜后煮沸，离火。此为一日量，分 2 次服下。

【功效】 主治冠心病、动脉粥样硬化等症。

方六：

【制配】 蜂蜜 2000 克，七成熟青柿子 1000 克，将去子、蒂、柄的青柿子切碎、捣烂，榨汁，倒入砂锅，先以大火煎一阵子，改用文火收稠液体，加入蜂蜜后熬至浓稠，冷却后装瓶备用。每次 1 汤匙，日服 3 次，用开水冲服。

【功效】 主治冠心病。

方七：

【制配】 将蜂蜜 20 克和米醋 20 毫升混合，用温开水冲服，每天早晚各 1 次。

【功效】 可软化血管、降低血脂，防止心肌梗死。主治动脉粥样硬化。

方八：

【制配】 制首乌、丹参各 15 克，蜂蜜 20 克。制首乌、丹参水煎去渣取汁，调入蜂蜜，每日 1 剂。

【功效】 适用于动脉硬化、高血压。

方九：

【制配】 新鲜芹菜取茎洗净，榨出菜汁，加入等量蜂蜜，搅匀加热，每日早、中、晚各服 40 毫升。

【功效】 可降低胆固醇，适用于高血压。

方十：

【制配】 每天服用 25～50 克蜂蜜，连续服用 30～60 天。

【功效】 主治冠心病。

方十一：

【制配】 蜂蜜 100 克，银杏粉或银杏叶粉 50 克。将银杏粉调入蜂蜜中，每次服用10克，每日3次，15天为一个疗程。

【功效】 对冠心病有很好的疗效。

方十二：

【制配】 蜂蜜、首乌、丹参各25克。先将首乌、丹参用水煎，去渣取汁，加入蜂蜜并搅拌均匀，分3次服用，每日一剂。

【功效】 对冠心病有很好的疗效。

方十三：

【制配】 每天早晚用蜂蜜60克，温开水冲服，连服15～20天，可增强血管壁的弹性，调节血压，防止动脉粥样硬化及心血管疾病的发生，如与三七粉同用，效果更佳。

【功效】 对冠心病有很好的疗效。

方十四：

【制配】 蜂蜜30克，生姜汁1汤匙。将蜂蜜、生姜汁用温开水调匀，顿服。

【功效】 对冠心病、心绞痛有很好的疗效。

方十五：

【制配】 夏枯草30克，野菊花30克，钩藤30克，决明子24克，枸杞子24克，党参24克，南沙参24克，益母草18克，山楂30克，浓煎取汁，兑入1000克蜂蜜中，加热去除多余的水分，每次服30～50克，每日2次。

【功效】 对肝热、肝阳上亢型高血压有很好的疗效。

感冒

方一：

【制配】 将100克生姜洗净，切成薄片，加入1000毫升水，文火加热，熬至剩100毫升水，滤去姜片，加入100克蜂蜜，趁热服下。

【功效】 可止咳嗽、退烧。

方二：

【制配】 将牛奶250毫升煮沸，稍温，加入30克蜂蜜。每日3次。

【功效】 可强身壮体，抗病毒，防感冒。

方三：

【制配】 僵蚕10克，研细末，加白蜜炖热频服。

【功效】 可治小儿感冒。

方四：

【制配】 在油锅里放入适量蜂蜡，待蜂蜡全部融化后，磕入鸡蛋，鸡蛋煎熟后，趁热吃下，上床睡觉，当晚就能止咳，连吃几次咳嗽便可痊愈。

【功效】 适用于感冒咳嗽。

方五：

【制配】 蜂蜜100克，加入1个柠檬榨汁，混合服用。

【功效】 对流行性及普通感冒均有效。

咳　嗽

方一：

【制配】 白萝卜5片，生姜3片，大枣3枚，蜂蜜30克。将萝卜、生姜、大枣加水煮沸约30分钟，去渣，加蜂蜜，再煮沸即可。温热服下，每日1～2次；或大白萝卜1个，蜂蜜30克，白胡椒5粒，麻黄少许。将白萝卜洗净，切片，放入碗内，倒入蜂蜜及白胡椒、麻黄共蒸半个小时，趁热顿服。

【功效】 治疗风寒感冒咳嗽。体弱容易感冒咳嗽、久治不愈或反复迁延的婴儿可以服用。

【注意事项】 发热痰黄的风热咳嗽者不宜使用。

方二：

【制配】 取蜂蜜250克，陈皮60克，生姜30克。先将陈皮、生姜加水煎煮后去渣取汁。如此重复煎煮3次后，将每次留取的药液合并，然后用文火将该药液煎至黏稠为度。将蜂蜜兑入该药液中，再将其煮沸，待晾凉后将其装瓶备用。每次服此药液3汤匙，每日服3次。

【功效】 对风寒型咳嗽有很好的治疗作用。

方三：

【制配】 北杏仁15克，蜂蜜30克。北杏仁煎汁、调蜜服，每日3次。

【功效】 润肺化痰止咳。用于感冒后咳嗽。

方四：

【制配】 大梨一个，挖去核，或用白萝卜一个挖孔，蜂蜜50克放入梨内或白萝卜内，蒸熟食之，每日2个，连食数日；或雪梨一个，切薄片拌蜂蜜吃，每日数次；或酥梨压榨取汁，用等量蜂蜜调兑，每次服30克，每日3次。

【功效】 可治疗阴虚肺燥干咳，咽干舌燥，手足心热。

方五：

【制配】 核桃仁15克捣烂，调入蜂蜜15克，每日1剂，分2次服。

【功效】 治疗肺肾阴虚之咳喘，动则咳喘甚，痰少及腰酸等症，也可加松子仁8克。

方六：

【制配】 花生米、大枣、蜂蜜各30克，煎服。每日服2次。

【功效】 止咳化痰。适用于咳嗽，痰多等症。

方七：

【制配】 新鲜百合2000克，蜂蜜适量，用蜂蜜拌百合蒸熟，时时含1片。

【功效】 用于治疗肺热咳嗽。

方八：

【制配】 鲜柚肉500克，蜂蜜250克，柚肉去核放在瓶中，加酒适量，封严浸闷一夜，再倒入锅中，煎煮至干时，加入蜂蜜，拌匀即可，每日3～4次。

【功效】 用于痰湿咳嗽。

方九：

【制配】 洁净丝瓜花10克，蜂蜜适量，将丝瓜花放入瓷杯内，以沸水冲泡，加盖温浸10分钟，再调入适量蜂蜜即可。趁热顿服，每日3次。

【功效】 用于治疗风热咳嗽。

方十：

【制配】 熟木瓜1个，蜂蜜适量，将木瓜去皮切块，加蜂蜜炖熟吃，每日服2～3次。

【功效】 用于治疗寒咳、痰多等症。

方十一：

【制配】 鲜姜30克，蜂蜜30克。鲜生姜30克水煎取汁，用30克蜂蜜调兑，开水冲服，每日3次。

【功效】 温肺止咳，温中止呕。用于肺寒咳嗽及胃寒干呕等症，脓痰、痰色黄者不宜使用。

方十二：

【制配】 五倍子8克，蜂蜜30克。五倍子研末，蜜水冲服，每日3次。

【功效】 补肾纳气平喘，用于肾不纳气之咳喘、气短等症。

方十三：

【制配】 五味子300克，蜂蜜300克。用600毫升水煎五味子，浓煎取汁300毫升，过滤去渣，兑入蜂蜜300克，加山梨酸钠适量防腐，灭菌后装瓶。每次服10～30毫升，每日3次。

【功效】 敛肺气、止咳嗽，用于慢性支气管炎。

方十四：

【制配】 冬瓜子150克，蜂蜜适量。冬瓜子水煎取浓汁，兑入蜂蜜搅拌，加热去水分，每日2次，15日为一个疗程。

【功效】 适用于气管炎咳嗽、百日咳。

方十五：

【制配】 枇杷叶20克，白及20克，甘草10克，蜂蜜50克。枇杷叶去毛洗净，白芨打碎。诸药同煎取汁，加入蜂蜜50克，分2次服。

【功效】 止咳化痰，用于久咳。

方十六：

【制配】 泽泻20克，炒白术15克，怀牛膝10克，生姜6克，蜂蜜30克，水煎服。

【功效】 适用于体虚感冒患者。

方十七：

【制配】 款冬花10克，天冬15克，麦冬15克。诸药煎汁，蜂蜜50克调兑，分2次服。

【功效】 适用于阴虚咳嗽患者。

方十八：

【制配】 白及粉20克，阿胶6克，蜂蜜30克。阿胶加水适量烊化后加蜂蜜，冲白芨粉服。每日2次。

【功效】 用于体虚咳嗽，痨咳痰中带血丝者。

方十九：

【制配】 党参、麦冬、桔梗、桑白皮、黄精、枸杞子各24克，罂粟壳、五味子、甘草各12克。上方加水720毫升煎取药液360毫升，去渣过滤，再将过滤后的药液复煎至180毫升，兑入蜂蜜250克，然后浓缩成180毫升的蜜露。每服20～30毫升，每日2次，早晚各一次，连续服用7日为一个疗程。

【功效】 适用于小儿体虚咳嗽或久咳体虚，支气管炎或感冒后咳嗽经久不愈、汗出者。

方二十：

【制配】 蜂蜜适量，酥油 30 克，粳米 50 克。将粳米加水煮粥，入酥油及蜂蜜稍煮。

【功效】 适用于阳虚劳热、肺痨咳嗽、消渴、肌肤枯槁、口疮者。

方二十一：

【制配】 蜂蜜 300 克，加入川贝末 20 克拌匀，每次 1 小匙含服，每日 3～4 次。

【功效】 对感冒咳嗽、小儿百日咳、慢性支气管炎等久咳不愈，属肺燥、肺虚者有很好的疗效。

哮 喘

方一：

【制配】 功劳子果和叶各 250 克，冬花、百合花、蜂蜜各 200 克，先将上药浓煎去渣，加入蜂蜜，再煎片刻，加冰糖适量收膏，每日早晚用温开水冲服 1～2 汤匙。

【功效】 可治疗哮喘。

方二：

【制配】 取蜂蜜 500 克，芝麻 500 克，阿胶 250 克，冰糖 250 克，杏仁 150 克。先把芝麻、杏仁分别用热水浸烫，去外皮，杏仁捣碎，然后一同入锅，加水 1500 毫升，用文火煎 30 分钟，加入阿胶、蜂蜜、冰糖，继续煎熬，同时用锅铲不停地上下搅动，避免糊底，煎熬至黏稠如膏状，即可。凉后贮存于干净的有色瓶中，每次取 15～20 克，温开水送服，每天 3 次。

【功效】 有补肾润肺，止咳定喘之效。适用于小儿久喘体弱，支气管感染性哮喘，咳嗽咳痰者。

方三：

【制配】 雪梨汁 1 杯，生姜汁 1/4 杯，蜂蜜 1/2 杯，薄荷细末 37

克，和匀煮1小时左右，不拘量服食。

【功效】　可治痰壅喘咳。

方四：

【制配】　鸡蛋1～2个，蜂蜜1～2匙。油煎鸡蛋，趁热加入蜂蜜，立即进食，连食2～3个月。

【功效】　适用于小儿支气管哮喘患者。

气管炎、支气管炎

方一：

【制配】　蜂蜜、麦芽糖、葱汁各适量，共熬后装瓶内，每次服一汤匙，每日3次。

【功效】　适用于老年性气管炎患者。

方二：

【制配】　百部100克，甜杏仁200克，共为细末，炼蜜丸，丸重15克，每服1丸，每日3次。

【功效】　可治温性支气管炎患者。

方三：

【制配】　梨1个，蜂蜜20克，贝母3克。将梨洗净去核块，与贝母放入碗中清蒸1小时，加蜂蜜调和，趁热服用。

【功效】　适用于慢性支气管炎患者。

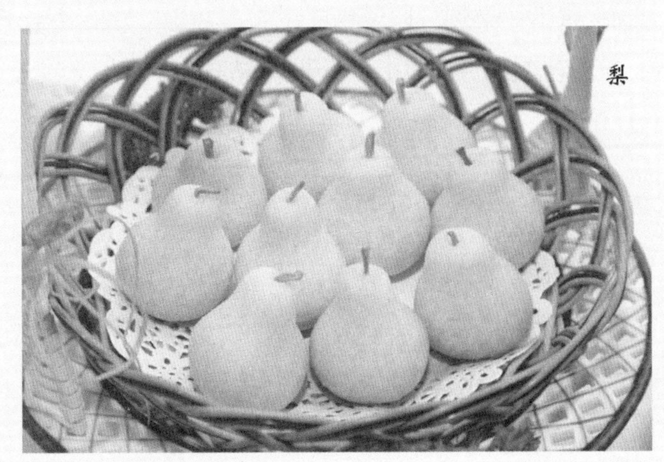
梨

方四：

【制配】　用蜂蜜100克，生姜250克捣汁，枇杷叶5克煎汁，配成膏状，每次服 30～40 克，每日 3 次。

【功效】 适用于慢支气管炎、咳喘难以成眠者，数日后见良效。

肺结核

方一：

【制配】 新鲜瓜蒌 500 克，白及 100 克研细，蜂蜜 200 克，将瓜蒌切一小口，遂将白及末放入搅匀，蒸熟后加蜂蜜，共 4 次量，每晚睡前服 1 次，温开水送服。

【功效】 可治肺结核。

方二：

【制配】 紫河车（胎盘）4 份，百部 2 份，白及 2 份，共为末，以蜜为丸，丸重 15 克，每服 1 丸，每日 2 次，温开水送服。3 个月为一个疗程。

【功效】 治疗浸润型肺结核。

方三：

【制配】 取蜂蜜 100 克，萝卜 1 个（约 250 克），先把萝卜洗净，从一端切下一厚片，作盖用。再用小刀轻轻挖去萝卜肉，但不得穿透萝卜皮，倒入蜂蜜，加上萝卜盖，放于大碗中隔水蒸熟即可。每晚睡前吃萝卜，饮蜜汁，每日 1 个，30 天为一个疗程。

【功效】 适用于小儿肺结核，干咳或咳嗽、痰中带有血丝者。

便　秘

方一：

【制配】 将西红柿放入开水中泡 5 分钟后去皮，加蜂蜜 25 克，泡 30 分钟后服用。

【功效】 可治便秘、贫血。

方二：

【制配】　将葱白100克洗净，捣烂取汁，取牛奶250毫升，蜂蜜100克，搅匀加热，每日清晨空腹饮用。

【功效】　可治老年人习惯性便秘。

方三：

【制配】　黑芝麻秆200克，切碎水煎取汁，调蜂蜜适量，连服3次。

【功效】　可治老年便秘症。

方四：

【制配】　取蜂蜜30克，牛奶250毫升，粳米10克。先把粳米洗净，加水适量，煮成粥时，加入牛奶煮沸，调入蜂蜜，每天早上空腹温服。每日1剂。

【功效】　适用于小孩身体虚弱之便秘者，或先干后稀，面色萎黄，腹胀下气，倦怠乏力，脉缓，舌苔白等患者。

方五：

【制配】　当归12克，桃仁6克。当归、桃仁煎汁，兑入蜂蜜适量，每日2次。

【功效】　有补血、润肠之功。适用于小儿肠燥便秘患者。

方六：

【制配】　蜂蜜70克，牛奶50毫升，黑芝麻25克。黑芝麻捣烂，同蜂蜜、牛奶调和，早晨空腹温开水冲服。

【功效】　适用于产后血虚、肠燥便秘、面色姜黄、皮肤不润者。

方七：

【制配】　白术30克，水煎至1小碗，加蜂蜜调服。

【功效】　适用于慢性便秘患者，可解多年便秘之苦。

方八：

【制配】　将黑芝麻200克，核桃仁200克捣细，拌入蜂蜜1000克，每次3小匙内服，每日早晚各1次。

【功效】　治疗津亏肠燥的便秘。

风湿、腰腿疼痛

方一：

【制配】　在患处抹上一层蜂蜜，用纱布包好，再轻轻按摩 10 分钟后，用温水洗净，擦干。每日 1～2 次。

【功效】　可治风湿症。

方二：

【制配】　杜仲、补骨脂、胡桃肉各等份，共为细末，炼蜜为丸，丸重 15 克，每服 1 丸，日服 2 次，开水送服。

【功效】　可治腰腿疼症，风湿症。

膀胱炎

【制配】　每日晚饭前服用 1 匙蜂蜜，能起到辅助治疗的作用，病愈后还可继续服用，加以巩固。

【功效】　可治疗膀胱炎。

缺　钙

方一：

【制配】　将黄瓜子炒熟后研成粉，装入瓶中待用。用时取黄瓜子粉 25 克，用开水冲后，水凉至 60℃左右时，取 20 克左右的蜂蜜放入其中搅匀。日服 2 次，饭前服用，连服 7 天见效。

【功效】　补钙效果良好。

方二：

【制配】　每日早晨喝 1 匙量的蜂蜜。

【功效】　可防止骨骼内的钙流失。

中暑口渴

【制配】 取鲜藕适量，洗净、切片，压取汁液，按 1 杯鲜藕汁加蜂蜜 1 汤匙比例调匀服食，每日 2～3 次。

【功效】 解暑、消渴。

酒后头疼

【制配】 蜂蜜 30 克，柠檬 1 个。将榨出的柠檬汁与蜂蜜混合，用凉开水或矿泉水冲服。

【功效】 治疗饮酒过量引起的头晕头疼。

肝脏病

方一：

【制配】 鲜芹菜 100～150 克，蜂蜜适量。芹菜洗净，捣烂绞汁，与蜂蜜同炖温服。每日 1 次。

【功效】 主治肝炎。

方二：

【制配】 蜂蜜 50 克，每日早晚以温开水冲服。

【功效】 具有保护肝脏细胞、增加肝糖原的贮备、改善肝脏功能的作用，对因肝脏病引起的食欲不佳、肝区疼痛、黄疸等病情可有明显改善。

瘙　痒

【制配】 用蜂蜜少许放于手掌心，再以 3～4 倍清水稀释后涂抹。

【功效】 可解除身上遭蚊虫叮咬或长痱子时的奇痒。

烧伤、外伤

方一：

【制配】 把两个大土豆捣成泥状，加入2匙蜂蜜，敷于烧伤处。10分钟后，用冷水将土豆泥冲洗干净，再轻轻擦干，每日敷3次。

【功效】 适用于烧伤患者。

方二：

【制配】 大力黄（又叫假油茶）叶片洗净，晒干或烘干，碾成细末与蜂蜜拌匀，浓度以调匀后成半液体状，涂抹在患处不流淌、不起堆为宜。把药膏均匀地涂在整个创面，每两天换一次药，用于水火烫伤，1次即可止痛消肿，2次结痂生肌，用3次后逐步痊愈。

【功效】 适用于烧伤、烫伤患者。

老年斑

【制配】 取适量鲜姜片放入杯中，用200～300毫升开水浸泡5～10分钟后，加入少许蜂蜜搅匀当茶饮，长年坚持服用。

【功效】 对老年斑有一定的治疗效果。

皮　炎

方一：

【制配】 40克鼠尾草叶子加1000毫升水煎煮，放置10分钟后滤净，然后加入10汤匙量的蜂蜜，在发炎处涂抹，20分钟后用水（加入几滴柠檬汁）洗净，轻轻擦干。每日早晚各1次，直至炎症消失。

方二：

【制配】 把200～250克蜂蜜加到浴盆内给小孩洗浴。

【功效】 可治疗小孩尿布性皮炎。

疝　气

【制配】　蜂蜜 50 克，铁篱寨果 50 克（每次用量）。将铁篱寨果洗净，捣碎放进 1000 毫升清水中，用砂锅煎剩 500 毫升左右时，倒出药液，再把蜂蜜 50 克放进药液中，搅匀。每日早晚空腹趁热服用，每次服 500 毫升左右（儿童减半），每天 2 次，晚上服药后，最好盖被发汗，一般患者 7 天即愈，重者 10～15 日有较大改善。

【功效】　主治疝气。

足　癣

【制配】　将蜂蜜与蜂王浆按 1∶1 的比例配制，备用。在水盆中加入适量的温水，然后加入少许食用醋。将患脚放入水中洗净，用干毛巾擦干（忌用肥皂）。用棉花球将配制好的浆蜜涂抹患处，晾干后穿好袜子，以免被褥或鞋被沾染。每晚一次，每 10 天为一个疗程。

【功效】　主治足癣。

颈部淋巴结核

【制配】　生南星、生半夏、昆布各等份，共为细末，以蜜调敷。

【功效】　治颈部淋巴结核。

外　痔

【制配】　取田螺 3 个，石菖蒲 5 克，蚯蚓 5 条，猪胆 1 个，蜂蜜适量，把前 4 味药焙干研粉，加入蜂蜜调匀，使之成为糊状备用。使用时，把药膏敷于患处。

【功效】　有清热解毒、凉血止血、消肿之效。

冻 疮

【制配】 用蜂蜜和凡士林等量调成软膏，涂在无菌纱布上，敷盖住创面。

【功效】 适用于有炎症的冻疮，包药3～4次疼痛及症状逐渐消失。

小儿疳积

【制配】 先把山楂洗净，去核，切成薄片，入锅，加水适量，煮烂，用锅铲再捣碎山楂，使其成山楂糊，加入蜂蜜300克，继续加热成膏，稍凉后贮存于干净的有色瓶中，塞紧瓶盖备用。每次取8～10克，开水冲化饮服，每天3次。

【功效】 有补中润燥、健脾开胃之功。适用于小儿疳积，不思饮食，消瘦者。

百日咳

【制配】 蜂蜜15克，大蒜20克。先把大蒜去皮捣烂，放入杯中，开水冲泡，加盖闷30分钟，加入蜂蜜调味即可，代茶热饮。

【功效】 本方有宣肺、止咳、化痰之效。适用于小儿百日咳初期，症见咳嗽初起，犹如外感，逐渐加剧，日轻夜重，舌苔薄白，痰白而稀，常鼻塞流涕。

小儿夏季热

【制配】 鲜金钱草25克，蜂蜜25克（1次量）。金钱草洗净捣烂，调蜜为膏，每日4次。

【功效】 本方有开胃消胀、清热解毒、生津除烦之效。适用于小儿夏季热、口渴、食欲缺乏、汗出、心悸心烦、尿少短赤涩痛、津亏血燥、大便秘结者。一般4～7日可愈。

小儿遗尿

【制配】 取蜂蜜适量，山药250克，粳米100克，山茱萸肉20克。先把粳米、山茱萸肉分别研末，山药剥皮后洗净，捣烂成泥状，把山药泥、米粉、山茱萸粉、蜂蜜混合，搅拌均匀，放入有盖碗内，加盖，隔水蒸熟即可。温热时吃糕，量随意，可经常食用。

【功效】 本方有健脾补肾、止遗尿之效。适用于小儿遗尿者。

小儿丹毒

【制配】 取蜂蜜、干姜各适量。先把干姜研为细末，然后加入蜂蜜调匀，备用。使用时用消毒棉花蘸药涂患处，每日1～2次。

【功效】 本方有解毒作用。适用于小儿丹毒患者。

小儿鹅口疮

方一：

【制配】 取蜂蜜30克，生姜汁（生姜洗净，捣烂挤汁）10克，共置于碗中，调匀备用，用脱脂棉蘸药液涂于患处，每日3～4次。

【功效】 本方有消炎解毒之效。适用于小儿鹅口疮患者。

方二：

【制配】 蜂蜜10克，炉甘石10克，鸡蛋清10克。三药搅拌均匀，外涂患处。

【功效】 主治小儿鹅口疮，口角炎患者。

小儿蛔虫、绦虫

【制配】 取新鲜南瓜子180～200克，蜂蜜30克。先把鲜南瓜子剥皮，放入缸体内，加入冷开水适量，研烂成糊状，调入蜂蜜，一同拌匀即成。每日 1 剂，分 2 次服用。

【功效】 有杀虫之效。小儿蛔虫、绦虫一般 3 天可愈。

婴儿湿疹

【制配】 取蜂蜜适量，黄连 15 克，先把黄连洗净，放入锅中，加水适量，煎汤去渣取汁，加入蜂蜜调匀即成。分 3 次服用，另取适量药液，外涂患处。

【功效】 有清热解毒之效。婴儿湿疹一般 2～5 天可愈。

小儿厌食

【制配】 山楂 30 克，麦芽 30 克，鸡内金 12 克，白术 9 克。诸药煎汁，蜂蜜调服。

【功效】 主治小儿厌食症。

小儿自汗

【制配】 糯稻根须 30 克，浮小麦 30 克，党参 30 克，麦冬 30 克，黄精 30 克，枸杞子 30 克，五味子 18 克，大枣 30 克。上方加水 900 毫升，煎取药液至 450 毫升，去渣过滤后的药液复加热煎至 228 毫升，兑入蜂蜜等量，然后浓缩成 200 毫升的糖浆。每服 20～30 毫升，日服 2 次，早晚各一次，连续服用 7 日为一个疗程。

【功效】 适用于小儿禀赋不足的自汗、盗汗等症患者。

小儿惊风

【制配】 全蝎 3 个，黄连 10 克，朱砂 1 克，共研细末，蜂蜜调匀，每次 1～1.5 克，每日 3 次。

【功效】 可治小儿惊风症。

青光眼

【制配】 每次服蜂蜜 110 克，每日 3 次；慢性青光眼，眼压持续偏高者，服用蜂蜜 70 克，每天 3 次，几天后可使症状缓解。

【功效】 主治青光眼。

眼睛发炎

【制配】 煮沸 100 毫升的水，冷却后加入 1 匙蜂蜜，用以清洗发炎的眼睛，每日清洗 3～4 次。

【功效】 可治眼发炎。

红眼病

【制配】 将蜂蜜搽在眼角，眼睛的眨动使蜂蜜敷在眼球表面。每日 3 次。2～3 天后症状缓解。

【功效】 对红眼病有很好的疗效。

麦粒肿

【制配】 取蜂蜜少许，滴于麦粒肿上，滴 1～2 次即愈。

【功效】 主治麦粒肿。

口舌疮、咽痛

方一：

【制配】 1 匙蜂蜜，加入几滴柠檬精油，慢慢融化于口腔内，每日 2～3 次，直至炎症消失为止。

【功效】 主治口舌疮、咽痛。

方二：

【制配】 25克优质成熟蜂蜜，加几滴芝麻油搅匀，放口中含化。每日2～3次。

【功效】 治疗舌边生疮、咽部干痛效果良好。

方三：

【制配】 取蜂蜜50克（最好是杂花蜜），小口吞服。在吞服时尽可能长时间地让蜂蜜停留在咽喉和扁桃体发炎的部位，每日吞服2次，当天见效，3天即可痊愈。

【功效】 主治口舌疮、咽痛。

方四：

【制配】 将玫瑰花瓣放在1000毫升水里煮沸成制剂，冷却过滤后，加入5匙量的蜂蜜用于漱口，每日数次，直至炎症消失。

【功效】 主治口舌疮、咽痛。

方五：

【制配】 取适量茶叶（比平时饮量稍浓些），放入茶杯中，用80℃开水冲泡，待茶水凉温后再加入适量蜂蜜拌匀，每隔半小时用蜂蜜茶水漱咽喉后再咽下。一般当日可见效，3～5日后，即可痊愈。

【功效】 主治口舌疮、咽痛。

方六：

【制配】 红梨1500克，生姜200克，麻油200克，蜂蜜200克，核桃仁100克。红梨、生姜切碎，分别用纱布包好榨汁，核桃仁捣成膏，和香油、蜂蜜一起倒入砂锅内，用文火煎至糊状，温开水送服。

【功效】 解毒消炎，生津止咳，适用于慢性咽炎患者。

方七：

【制配】 取蜂蜜、云南白药各适量，调成糊状，备用。使用时，用消毒棉签蘸药涂于患处，每日涂3～5次，一般2～3天可使溃疡愈合，且不易复发。

【功效】　有清热解毒、活血生肌止痛之效，适用于复发性口疮患者。

喉哑失声

【制配】　在饭后 2～3 小时用温开水调服蜂蜜一汤匙，每天 3 次，连服数天。

【功效】　可治过度疲劳而突然引起的喉哑失声。

口角炎、口腔溃疡

方一：

【制配】　维生素 B_1 注射液 2 毫升，蜂蜜 14 克，两者混合，外涂患处。

【功效】　适用于口角炎患者。

方二：

【制配】　取蜂蜜 30 克，硼砂 3 克。先将硼砂用蜂蜜调匀，再用棉签蘸取调好的硼纱膏，涂于口腔溃疡处。待药膏留置 10～20 分钟后，可用清水将口腔漱净，每日涂 3 次。一般连续用药 3～5 天，可使口腔溃疡得到缓解或治愈。

方三：

【制配】　大青叶 50 克煮水，加蜂蜜含服，或以蜜浸大青叶含服。

【功效】　治疗口疮。

萎缩性鼻炎

【制配】　杭菊花 100 克，蜂蜜 200 克，金银花 50 克。菊花、金银花捣膏，加入蜂蜜，置容器内蒸约 10 分钟，涂在鼻腔黏膜上，每日 3～4次。

【功效】 适用于萎缩性鼻炎患者。

神经衰弱、滑精、早泄

【制配】 生硫黄、朱砂、赤石脂、阳起石各45克，共研细末，炼蜜为丸，丸重1克，初次服3丸，以后加至6丸为度，每日2次，凉开水送下。

【功效】 可治神经衰弱、滑精、早泄。

贫 血

【制配】 每日早晚用鸡蛋1个，加开水冲成蛋花后，加入蜂蜜30克服用，如用深色蜜置瓷盅内，隔水蒸8～10分钟，效果更佳。

【功效】 适用于低血色素性贫血、头晕失眠者。

急性乳腺炎、乳头破裂

方一：

【制配】 何首乌15克，凤尾草25克，同蜜一起捣烂外敷。

【功效】 治妇女急性乳腺炎症。

方二：

【制配】 黄花20克，蜂蜜、双花、当归各15克，甘草5克，水煎服，每日3次。

【功效】 治乳部溃烂，日久不愈。

方三：

【制配】 取蜂蜜30克，硼砂末30克，先把硼砂研细，过筛，加入蜂蜜调匀成糊状，备用。使用时，先清洗患处，再用消毒棉签蘸药液涂敷于患处，每天换药3～4次，一般用药3～5天可愈。

【功效】 有燥湿解毒、消炎生肌、止痛之效。

月经不调

方一：

【制配】 制香附 50 克，醋炒丹参 100 克，益母草 150 克，共为细末，炼蜜为丸，每丸重 15 克，早晚各 1 次。

【功效】 治妇女月经不调。

方二：

【制配】 韭菜子 50 克，覆盆子 25 克，菟丝子 35 克，共为细末，炼蜜为丸，每丸重 15 克，每次 1 丸，每日 3 次。

【功效】 治妇女带下症。

产后阴虚

【制配】 蜂蜜 30 克，牛奶 200 毫升，芝麻 15～20 克。芝麻研末，加入蜜奶，温开水冲服。

【功效】 适用于产后阴虚患者。

前列腺炎

【制配】 南瓜子 30 克，蜂蜜 30 克。南瓜子捣膏，加入蜂蜜内服，每日 2 次，15 日为一个疗程。

【功效】 适用于前列腺炎患者。

阳　痿

【制配】 小茴香 5 克，炮姜 5 克，食盐少许，蜂蜜适量。把小茴香、炮姜、食盐共研为末，用蜂蜜调成糊状，敷于肚脐，外加胶布贴紧，5 天换药一次，一般 10 天左右显效，20 天可愈。

【功效】　有温肾祛寒、温经回阳、补中缓急之效。

阴茎龟头溃疡

【制配】　取蜂蜜120克，甘草10克。先把甘草粉碎，水煎20分钟，滤去渣，浓缩成15毫升，加入蜂蜜煎沸，装入深色瓶内，用生理盐水清洗患处，棉签蘸药液涂于患处，每日涂10余次，一般1天显效，4天溃疡面愈合。

【功效】　有清热解毒、止痛之功，促使溃疡面愈合。

流行性腮腺炎

【制配】　取赤小豆、蜂蜜各适量，先把赤小豆捣烂，加入蜂蜜调成糊状，备用。使用时，冷敷于患处，并可同时取赤小豆30克煎汤，加入蜂蜜30克，调服。一般2天见效，3～5天可愈。

【功效】　有清热解毒，软坚散节，消肿之效。

关节疼痛

【制配】　取生南星15克，生半夏15克，生川乌15克，生草乌15克，黄酒、蜂蜜各适量。先把前4味药研成细末，用黄酒、蜂蜜调匀成糊状，备用。使用时，棉签蘸少许药液，涂于关节疼痛之处，每日1次。

【功效】　通常一次便可止痛，有祛风燥湿、通利关节之效。

湿　疹

【制配】　黄连15克，蜂蜜适量，先把黄连洗净放入锅中，加水适量，煎汤去渣取药汁，加入蜂蜜调匀，涂于患处，日涂3～5次，一般3～5日后显效，10天左右可愈；也可单用蜂蜜，放入杯中，加适量凉开水调匀备用，使用时，外涂于患处。日涂3～5次，一般3～5天后显效，15天左右可愈。

【功效】 有清热解毒之效。

美容养颜

方一：

【制配】 常用蜂蜜外擦皮肤，具有滋润防皱，使皮肤保持细嫩光滑的效果。还可用鸡蛋1个，加入蜂蜜、米粉、面粉及果汁适量，调成糊状敷面，20分钟后以清水洗净，每周2次。

【功效】 长期使用具有防皱、保持皮肤光洁白嫩的美容养颜作用。

方二：

【制配】 维生素E 5滴，蛋清1个，蜂蜜100克，混合后涂面，20分钟后洗去。

【功效】 可防皮肤皱纹。

方三：

【制配】 蛋黄1个，蜂蜜25克。拌匀后涂面，10～15分钟后，用温水洗净。

【功效】 可防皮肤皱纹。

方四：

【制配】 每天洁面后不要立即用毛巾擦干脸上的水分，让其自然干，然后在眼部周围、嘴角等易生皱纹处涂上蜂蜜，按摩数分钟，待其自然干后，涂上面霜即可。每天早晚各1次。

【功效】 可去除黑眼圈。坚持使用，不仅皮肤富有弹性和光泽，而且眼角的鱼尾纹和黑眼圈也会慢慢消失。

方五：

【制配】 将1匙蜂蜜，1个捣成泥的洋葱，1个蛋黄和洗净搅碎的百合花茎混合，加热；再加入适量融化的蜂蜡。待冷却后敷于脸部和颈部，30 分钟后用清水漂洗。

【功效】 可抗皱纹。

方六：

【制配】 取 1 份蜂蜜，0.5 份甘油，3 份水，加适量面粉调和制成敷面膏，敷在脸上约 20 分钟后，用清水洗净。

【功效】 经常使用此法，可使皮肤滑嫩细腻。

方七：

【制配】 将 1 匙葡萄汁放入容器中，再加入 1 匙蜂蜜，边搅拌边加入面粉，调匀后敷面，10 分钟后用清水洗去。

【功效】 油性皮肤者使用此法，能使皮肤滑润、柔嫩。

方八：

【制配】 将苦瓜捣烂搅汁，加入适量鸡蛋清和蜂蜜，搅拌均匀后涂颜面。

【功效】 可使肌肤洁白、细嫩，富有弹性。适用于痤疮性皮肤患者。

方九：

【制配】 珍珠 2 克，白蜜 30 克。先将珍珠研成细粉末，与蜂蜜一起置茶杯中，用沸水冲泡，加盖，待水变凉后饮用。当茶水慢慢饮服，并将珍珠粉一同饮下。每日 1 剂，每 15 剂为一个疗程。

【功效】 具有益智养神、润肤悦颜功效。适用于颜面多皱、有色素斑的老年人；皮肤干燥多斑、颜面无华的中年人及日照所致皮肤黑斑者。

方十：

【制配】 人参 3 克，蜂蜜 50 克，生姜汁 5 毫升，韭菜汁 5 毫升，粳米 100 克。将人参切片，置清水中浸泡 1 夜，连同泡参水与洗净的粳米一起放砂锅中，用火煨粥，粥将熟时放入蜂蜜、姜汁、韭菜汁调匀，再煮片刻即成。每日 1 剂，分次食用。

【功效】 具有调中补气、丰肌泽肤功效。适用于因气虚而致的面色苍白无华者。

五、蜂王浆治病方例

胃炎、胃痛

方一：

【制配】 鲜蜂王浆。每天2次，每次5～10克，早、晚空腹舌下含服。30天为一个疗程。

【功效】 适用于预防和辅助治疗各种类型胃炎，如慢性浅表性胃炎、萎缩性胃炎、肥厚性胃炎，以及由胃炎引起的周期性胃痉挛、疼痛等症。

方二：

【制配】 蜂王浆20克，蜂蜜80克，75%食用乙醇25毫升。先将蜂王浆放入乙醇中混合均匀，然后加入蜂蜜再混合均匀即可。每天2～3次，每次1～2克滴于舌下含服。吸收较快，不受胃酸破坏。

【功效】 适用于胃病。

方三：

【制配】 将鲜蜂王浆和蜂蜜按1∶3的比例混合搅拌均匀，每天早晚各服1次，每次10克左右，连续服1个月。

【功效】 适用于慢性胃炎患者，长期服用能够消除腹胀感觉，食欲增强。

肝　炎

方一：

【制配】 鲜蜂王浆，口服，每天2次，每次10克。

【功效】 适用于各种类型肝炎患者。

方二：

【制配】 蜂王浆 3 克，蜂蜜 250 克。将蜂王浆加少许凉开水搅拌，与蜂蜜混合均匀，冰箱保鲜层贮藏备用。4 岁以下儿童每次服 5 克，5～10岁儿童每次服 10 克，10 岁以上儿童每次服 20 克，早晚空腹温开水冲服。

【功效】 适用于小儿病毒性肝炎、肝肿大、肝功能异常患者。

方三：

【制配】 蜂王浆 500 克，蜂胶酊 500 毫升，蜂巢膏 500 克，每天早饭前和睡觉前 30 分钟各服 1 次，每次服蜂胶酊 3 毫升，蜂王浆 3 克，蜂巢膏 3 克，连续服用 2 个月为一个疗程。

【功效】 适用于乙型肝炎患者。

方四：

【制配】 蜂王浆 1000 克，蜂花粉 1000 克，蜂蜜 3000 克。每次服蜂王浆 3 克、蜂花粉 3 克、蜂蜜 10 克，早饭前 30 分钟和晚饭后 30 分钟各服 1 次，连续服用 3 个月以上。

【功效】 适用于多年不愈的乙型肝炎患者。可使面色黄暗、四肢无力、体质衰弱转变为面色红润、精神饱满、体质增强。

脂肪肝

【制配】 蜂王浆 600 克，蜂花粉 2000 克。早上含服蜂王浆 8 克，晚上用温开水冲服蜂花粉 5 克。

【功效】 适用于脂肪肝患者。

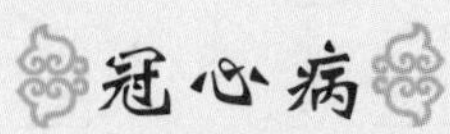

冠心病

方一：

【制配】 蜂王浆。每天早饭前和晚饭后各服 1 次，每次 6 克。

【功效】 适用于预防和辅助治疗冠心病、高血压等老年性常见病和突发病。

方二：

【制配】 鲜蜂王浆 500 克，维生素 E 10 克。将上述 2 味混合拌匀，早晚空腹服用，每次 15 克，30 天为一个疗程。

【功效】 适用于冠心病患者。

方三：

【制配】 鲜蜂王浆 100 克，蜂蜜 500 克，白酒 100 毫升。将蜂蜜用文火加热，不超过 50℃，略凉后加入白酒搅拌均匀，待完全冷却后再加入蜂王浆混合，密闭 15 天。每天服 2 次，每次 10～20 克，早晚空腹舌下含服。

【功效】 适用于心绞痛患者。

方四：

【制配】 蜂王浆 500 克，蜂花粉 500 克，蜂蜜 500 克。每天早饭前和晚饭后 30 分钟各服用 1 次，每次各 3 克，3 个月为一个疗程。

【功效】 适用于冠心病患者。一般服用一个疗程病情减轻，2 个疗程后病情大有好转。

动脉粥样硬化

方一：

【制配】 鲜蜂王浆，口服，每天 1 次，早饭前或晚上睡觉前服用，每次 5～6 克。

【功效】 适于动脉粥样硬化的预防和辅助治疗。

方二：

【制配】 鲜蜂王浆 100 克，蜂蜜 1000 克。将上述两味混合拌匀，每天服 2 次，每次 30 克，温开水送服。

【功效】 适用于脑血管硬化患者，若配合以少量蜂针螯刺疗效尤佳。

方三：

【制配】 鲜蜂王浆200克，维生素E 10克。将上述两味混合均匀，每天服3次，每次10克。

【功效】 适于动脉粥样硬化症的预防。

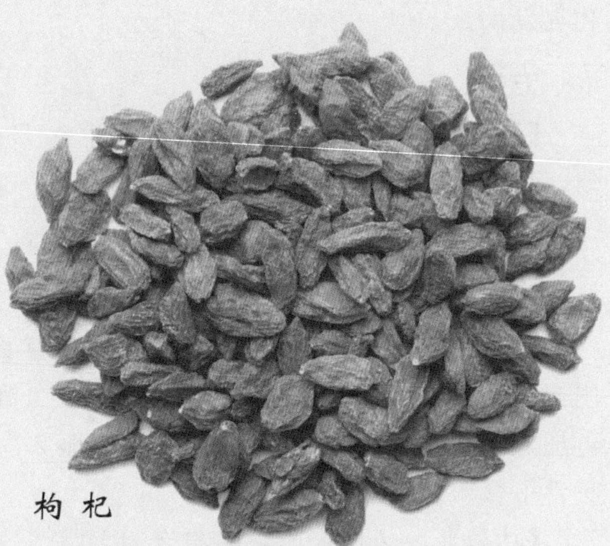

枸杞

方四：

【制配】 蜂王浆10克，蜂蜜100克，银杏叶提取物，枸杞子各适量。将枸杞子加水煎煮提液，与蜂王浆、银杏叶提取物一同加入蜂蜜中，搅拌均匀即可。每天早晚空腹服用，每日服5～10克。

【功效】 适用于中老年动脉粥样硬化等心脑血管疾病患者。

高脂血症

【制配】 鲜蜂王浆，每次5克，每天服2次，早、晚空腹服用，温蜂蜜水送服。

【功效】 适用于高脂血症等心血管疾病患者。

高血压

方一：

【制配】 鲜蜂王浆，早晚空腹含服，每天服用量15克。

【功效】 适用于高血压患者。

方二：

【制配】 鲜蜂王浆300克，蜂蜜200克。将上述两味混合拌匀，每天服2次，每次10克，早晚空腹舌下含服。

【功效】 适用于高血压及其引起的头痛、头晕、耳鸣、口干等症。

低血压

【制配】 将冷冻的蜂王浆或鲜的蜂王浆取出80克，装入玻璃广口瓶内，放入冰箱保鲜层内，每天早晚各服1次，每次4克。

【功效】 适用于低血压患者。贫血、再生障碍性贫血。

方一：

【制配】 早晚含服蜂王浆，适用于缺铁性贫血、再生障碍性贫血或其他外伤失血过多引起的贫血等。一般坚持服用2个月后即见效。

【功效】 可使苍白的脸色慢慢转为红润，身体恢复健康，增加活力。

方二：

【制配】 蜂王浆80克，蜂蜜1000～2000克，人参40克。蜂王浆、蜂蜜混合研磨，人参切片水煎，过滤去渣，制成30克浓缩液，冷却后加入蜂王浆和蜂蜜中，搅拌均匀，装瓶。每天1～2次，每次3～5克。

【功效】 适用于贫血、体弱等症患者。

白血病

【制配】 蜂王浆，开始服用第1星期，每天早、中、晚各1次，每次8～10克，以后每天早、晚各服5克，温开水送服。

【功效】 适用于急性淋巴细胞白血病患者。

神经衰弱、失眠健忘

方一：

【制配】 口服鲜蜂王浆，早晨空腹服 1 次，重症者晚上睡觉前可加服 1 次，每次 5～10 克。

【功效】 适用于神经衰弱、失眠等症患者。

方二：

【制配】 鲜蜂王浆 500 克，成熟蜂蜜 1000 克。将上述两味混合拌匀，每天服 2 次，每次 30 克，以温开水调服。

【功效】 适用于失眠、健忘、多梦者。

糖尿病

方一：

【制配】 空腹口服鲜蜂王浆，每日 2 次，每次 5～10 克，连服 30 天为一个疗程。

【功效】 适用于糖尿病患者。

方二：

【制配】 早晚服用蜂王浆冻干粉各 1 次，空腹服用，每次 2 克。

【功效】 适用于糖尿病患者。

方三：

【制配】 鲜蜂王浆 500 克，蜂蜜 500 克。将上述两味混合拌匀，每天早晚空腹各服 1 次，每次 5～10 克。

【功效】 适用于糖尿病患者。

方四：

【制配】 蜂王浆 1200 克，35％蜂胶酊 1500 毫升，蜂花粉 500 克。将蜂胶酊与蜂花粉混合，浸泡 3 天后服用，每日 3 次，每次 3～5 克，每天另服蜂王浆10克。

【功效】 适用于糖尿病患者。

肿　瘤

方一：

【制配】 鲜蜂王浆，每天服2次，每次0.5～1克，早晚空腹舌下含服。

【功效】 适于预防和辅助治疗各种肿瘤。

方二：

【制配】 鲜蜂王浆或冻干粉。直接含服或配蜂蜜等服用，早晚各1次，每次10克以上，长期坚持连续服用。

【功效】 适用于肺癌、肝癌等各种癌症患者的辅助治疗和预防。

方三：

【制配】 鲜蜂王浆1500克，蜂蜜1500克。每天早饭前和晚饭后30分钟各服1次，每次4克。连服3个月为一个疗程。

【功效】 适用于肺癌手术后化疗者。

营养不良、水肿

【制配】 鲜蜂王浆，每日3次，每次5克，温开水送服。

【功效】 适用于营养不良及营养不良性水肿患者。一般服用此方一周后，可使乏力、四肢麻胀感、食欲缺乏及水肿等症状减轻或消除。

烧伤、烫伤

方一：

【制配】 鲜蜂王浆。先用过氧化氢液（双氧水）或生理盐水清洗受伤的皮肤，然后再将蜂王浆涂于患处，每天涂2～3次。

【功效】　适用于烧伤、烫伤患者。

方二：

【制配】　蜂王浆、蜂胶酊各适量。先将伤处用温水洗净、吸干，然后均匀地涂一层蜂王浆，稍干后再涂一层蜂胶酊，如此反复多次涂抹。

【功效】　适用于烧伤、烫伤患者。

更年期综合征

方一：

【制配】　鲜蜂王浆：①口服，早饭前、晚饭后温开水送服，每次3克。②取鲜蜂王浆1～2克，置于手掌中，加少量温水，用双手掌调匀，涂抹在面部、腹部或腿部的皮肤上，然后用手掌轻拍皮肤，直到皮肤干爽为止，每日2次。

【功效】　适用于更年期综合征患者。

方二：

【制配】　蜂王浆100克，蜂花粉50克，蜂蜜适量。将上述蜂王浆和蜂花粉混合均匀，每日3次，每次5～10克，以温蜂蜜水送服。

【功效】　适用于更年期内分泌失调、紊乱等症患者。

方三：

【制配】　鲜蜂王浆1500克、蜂花粉1500克。每天早饭前和晚饭后30分钟各服1次，每次5克，连续服用3个月为一个疗程。

【功效】　适用于更年期综合征，长期处于食欲缺乏，疲劳无力，周身不适，爱发脾气者。

口腔溃疡

方一：

【制配】　鲜蜂王浆，空腹口服，早晚各1次，每次3～5克；或先以清水漱口，取少许蜂王浆涂于患处，30 分钟后洗去重涂。每日涂 3～5 次。

【功效】 适用于口腔溃疡患者。

方二：

【制配】 蜂王浆 100 克、蜂蜜 600 克。将上述两味混合拌匀，每日 2 次，每次 30 克，早晚空腹，温开水调匀后服。

【功效】 适用于口腔溃疡患者。

方三：

【制配】 鲜蜂王浆 1000 克，15％蜂胶酊 1000 毫升。每天饭前各服 1 次，每次服蜂王浆 3 克，蜂胶酊 3 毫升。

【功效】 适用于周期性口腔溃疡者。

美　容

方一：

【制配】 鲜蜂王浆：①洗净面部后，取鲜蜂王浆细细研磨，然后薄薄涂搽面部一层，并以手轻揉至有微热感时停止，半小时后洗去。每日 2 次，每次 5～10 克，长期坚持。②每日口服蜂王浆 2 次，每次 5 克，分早晚空腹以温蜂蜜水送服，长期坚持。

【功效】 适用于祛除面部、眼角皱纹，以及面部色斑、老年斑等患者。

方二：

【制配】 蜂王浆 50 克，浅色蜂蜜 50 克。将蜂王浆细细研磨，加蜂蜜充分混合均匀备用，用时取 1～2 克加水少许稀释（以不粘手为佳），涂敷面部，并轻轻搓揉至有微热感，30 分钟后用温水洗去，每天早晚各 1 次。

【功效】 适用于除皱护肤美容。

方三：

【制配】 蜂王浆 5 克，淀粉 10 克，氧化锌 2 克。将上方 3 味加水适量，搅拌成糊状涂面部，20～30 分钟后洗去，每日 1 次。

【功效】　可润肤除皱，祛斑美容。

白发变黑

方一：

【制配】　蜂王浆，每天早晚各服 1 次，每次 0.5～1 克。

【功效】　长期使用本方，可使大多数患者白发变黑发。

方二：

【制配】　蜂王浆 20 克，黑豆 30 克，生黄芪 15 克。将生黄芪（布包）、黑豆加清水三大碗文火煎至 1 大碗，起锅时去黄芪渣，加入蜂王浆混匀。每天清晨空腹服，饮汤食黑豆。

【功效】　益气补血，悦颜泽肤，乌须黑发。

提高免疫力

方一：

【制配】　鲜蜂王浆，每日 2 次，每次 5～10 克，早晚空腹舌下含服，长期坚持。

【功效】　调节新陈代谢，提高身体免疫力，强身健体。

方二：

【制配】　蜂王浆 10 克，蜂蜜 100 克，三七、党参、枸杞子各 20 克。将三七、党参、枸杞子加水煎煮取汁与蜂王浆、蜂蜜混合均匀，除去泡沫，每日 2 次，每次 1 汤匙。

【功效】　能增加食欲，改善睡眠，不易感冒，对提高 T 淋巴细胞转化率有独特作用。适用于 60 岁以上老人养生保健服用。

健脑益智

【制配】　鲜蜂王浆每日 2 次，每次服 5 克，早晚空腹舌下含服。

【功效】 补脑、健脑，对脑力劳动者效果尤佳。

延缓衰老

方一：

【制配】 蜂王浆，早晚空腹舌下含服10～15克。

【功效】 适用于年老体弱者，坚持长期服用，延缓衰老，增强体力、活力，精神舒畅，感觉轻快。

方二：

【制配】 蜂王浆2克，蜂蜜50克，鲜芹菜汁200毫升。将蜂王浆加少许温开水研磨，加入蜂蜜调匀后，再加入芹菜汁拌匀即成。每日1次，每次服15～30克。

【功效】 适用于健康人群日常养生保健。

抗疲劳

【制配】 蜂王浆1000克，蜂蜜2000克。每天早饭前和睡眠前30分钟各服1次，每次服蜂王浆5克，蜂蜜10克。2个月后疗效显著。长期坚持服用效果更佳。

【功效】 适用于老年多发病引起的极度疲劳。

第二篇 花 粉

花粉是有花植物的雄性生殖细胞，亦称植物的“精子”，是植物生命的精华，为一些很细的粉末。花粉有两种，一种叫风媒花粉；一种叫虫媒花粉。蜜蜂采集回巢的花粉，称为蜂花粉。

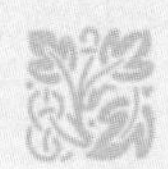

一、基本常识

花粉定义

花粉是有花植物的雄性生殖细胞，亦称植物的“精子”，是植物生命的精华，为一些很细的粉末。花粉有两种，一种叫风媒花粉，一种叫虫媒花粉。

蜜蜂采集回巢的花粉，称为蜂花粉。蜂花粉中除含有一般花粉的成分外，还含有蜜蜂在采集中加进去的少量花粉蜜与分泌物，因此蜂花粉与一般花粉的成分略有差异。其外观形状也不同于粉末状的花粉粒，而是经蜜蜂加工过的多为扁圆形的花粉团。花粉粒直径多在10～50微米，花粉粒表面有各种不规则的沟纹，并有明显的萌发孔。

不同植物的花粉，颜色也有差别。新鲜的花粉就有十余种之多。其成分主要有蛋白质、糖、脂肪、维生素、微量元素和生物活性物质六大类。花粉所含的总的营养成分大致是：糖40%～50%，蛋白质20%～25%，脂肪5%～10%，木质素10%～15%，性质未明物质10%～15%。其中含有19～22种氨基酸，27种常量和微量元素，11种维生素。

花粉的营养成分极为丰富，所含的优质蛋白质相当于蛋、牛肉的5

倍以上，与当代最佳健康食品小麦胚芽相比，蛋白质含量大体相等，维生素类比小麦胚芽多5～10倍，常量与微量元素类也比小麦胚芽高。此外，花粉还含有多种酶、激素、黄酮等生物活性物质，这一类物质对人体的生命活动有重要的调节作用。蜂花粉中含有80多种酶，人体缺少任何一种酶都会影响机体的生理活动和功能。

花粉的颜色与植物种属

由于植物种类或采集季节的不同，各种花粉的颜色也不同，不同品种的粉源植物，产生出五颜六色的花粉。

鲜红色：紫穗槐、七叶树；

橘红色：紫云英、向日葵、金樱子、水稻、野菊、茶树；

金黄色：油菜、芸芥、柳树、棉花；

深黄色：乌桕、盐肤木、蒲公英；

浅黄色：大豆、高粱、板栗、草木樨、黄瓜、桉树、白车轴草、党参、苹果；

米黄色：玉米、枇杷、艾、蒿、松；

粉白色：芝麻、女贞、益母草；

白色：茗子、野桂花；

淡绿色：李、椴树；

灰色：蓝桉、泡桐；

灰绿色：荆条、荞麦；

紫色：蚕豆；

黑色：虞美人。

蜂花粉的理化性质

蜂花粉是蜜蜂从被子植物雄蕊花药或裸子植物小孢子叶上小孢子囊内采集的花粉粒，经过蜜蜂黏合制作成一个个花粉团，其团粒大小基本一致，一般直径为2.5～3.5毫米，每个干重10～17毫克，含水量在8%以下。比较好的蜂花粉团粒齐整，品种纯正，颜色一致，无杂质、无异味、无霉变、无虫迹，比较坚硬。

花粉外壁是层坚硬的壳，具有抗酸、耐碱、抗微生物分解的特性，不经破壁的蜂花粉，只能从其萌发孔中缓慢释放内容物。新鲜蜂花粉具有特殊的辛香气味，但味道也各有不同，有的味道稍甜，有的略呈苦涩。

蜂花粉的形态

常见的鲜花粉呈西米大小，其实是由成千上万的花粉粒组成的花粉果。每一粒花粉是很微小的，要借助电子显微镜才能见其轮廓。

不同的植物，其花粉的大小和形状都不相同，因此，花粉可以用来鉴定植物的种类。多数花粉呈网球状、长圆球状和不规则状等；花粉的大小多在10～50微米。

同一粒花粉在显微镜下，可看到两个形态不同的面，即赤道面和极面。花粉粒的表面是不平滑的，凸起的叫脊，凹陷的叫沟，还分布有一些孔状下陷，叫萌发孔，花粉管就是从萌发孔外突萌发的。

花粉粒的外面是一层坚硬的外壁，叫花粉壁。内部是含有各种营养物质和生殖细胞的内含物。内含物与花粉壁之间由一膜状物隔开。

蜂花粉的种类

蜂花粉的种类，主要依据粉源植物来区分，如茶花粉、油菜花粉等。我国的粉源植物种类繁多，但多数在开花时，蜜蜂所采集的花粉仅够蜜蜂本身繁殖的需要，不能提供为商品性的花粉，只有少数在开花时，蜜蜂能采集到大量的花粉，养蜂者才能收取到蜂花粉。在我国，最常见的蜂花粉有十几种，现介绍如下。

1. 油菜花粉

除西藏外，全国各地都有生产。油菜花粉是我国最大宗的蜂花粉，呈黄色，有特殊的青腥味，香味很浓郁。

2. 玉米花粉

玉米花粉主产地为华中、华东、华北、东北和西北等地。花粉团颗粒较小，呈淡黄色，微带胶质状，味道较淡。

3. 茶花粉

茶花粉主产地为华东和云南等地。橙黄色，气味清香，微甜可口。

此外还有向日葵花粉、荞麦花粉、芝麻花粉、瓜花粉、荷花粉、五倍子花粉和党参花粉等。在众多花粉中，味道较好的有茶花粉、荷花粉和五倍子花粉等。

花粉壁的定义

花粉壁可分为外壁和内壁。外壁的主要成分是孢粉素、纤维素等。内壁以果汁质、纤维素、半纤维素和蛋白质等组成。

花粉所含的营养物质相当丰富，由孢粉素和纤维素为主组成的花粉壁，其理化性质相当稳定，使花粉中的营养物质得到有效的保护。

纤维素能促进动物的肠蠕动，有预防和治疗便秘的作用。

蜂花粉所含的黄酮类物质，有部分存在于花粉壁中。

蜂花粉中的常量元素和微量元素含量

蜂花粉含有丰富的钙，含量在 1960～6360 微克/克，平均含量为 4235 微克/克。

蜂花粉中磷、钾的含量基本相当，平均含量 6151 微克/克，钠含量较低，平均值为 253.3 微克/克。这种高钾、低钠的特点，对高血压、糖尿病、冠心病、肾脏病有极好的预防和治疗作用。

蜂花粉中镁含量为 36.04～1984 微克/克，硫、硅等矿物质和铁含量均为 446 微克/克，碘、铜含量为 12.54 微克/克，锶、锌含量为

36.04 微克/克，还有锰、钴、钼、铬、镍、锡、硼、钒、铝、钡、镓、钛、锆、铍、铅、砷、铀等多种微量元素。

研究发现，枣树花粉中铁含量高达 1534 微克/克，是均值的 3.4 倍，锰含量为 44.26 微克/克，是均值的 2 倍，铬、镍、钴也分别是均值的 4 倍左右。这些元素对维护和保持人体的生命活动发挥着重要作用。

蜂花粉中的蛋白质和氨基酸含量

人体的细胞及组织主要由蛋白质组成，约占人体比重的 45%。促进生长发育，维持组织器官的正常功能和细胞的新陈代谢，主要是蛋白质的作用。氨基酸是蛋白质的分解产物，也就是蛋白质的基本构成单位。人体与自然界中存在的蛋白质由 20 多种氨基酸组成，其中亮氨酸等 8 种人体自身不能合成，必须从食物中摄取，故为必需氨基酸，人体缺乏任何一种，都会带来不良后果。

蜂花粉中几乎含有人类迄今为止发现的所有氨基酸，油菜、芝麻、党参花粉中必需氨基酸总量为 10.49±5.07 毫克/克，且部分以游离形式存在，能直接被人体所吸收。一个活动量较强的成年人，每日食用 20～25 克蜂花粉即可满足全天的氨基酸消耗量。蜂花粉中氨基酸不仅含量高，比富含氨基酸的牛肉、鸡蛋、干酪高出 5～7 倍，而且种类多，很少有其他食物能与其相比。

蜂花粉中的核酸含量

核酸对蛋白的合成、细胞分裂和复制，以及生物遗传起着重要作用。每 100 克蜂花粉中约含核酸 2120 毫克，是人们公认的富含核酸食物如鸡肝、虾米的 5～10 倍。核酸的存在，大大提高了蜂花粉的医疗保健价值，可用于免疫功能低下和肿瘤患者的治疗，并有促进细胞再生和延缓衰老的功效。

蜂花粉中的黄酮类含量

蜂花粉中含有丰富的黄酮类化合物，不同品种的蜂花粉其黄酮类物质含量差别较大，高者含量达9%，低者则只有0.12%。其中黄酮类含量比较高的蜂花粉有板栗、茶花、蚕豆、紫云英、芸芥、核桃等。

黄酮类物质的存在，进一步增强了蜂花粉的应用价值，从而起到抗动脉硬化、降低胆固醇、解毒和抗辐射等作用。

蜂花粉中的激素含量

蜂花粉中的激素主要有雌性激素、促性腺激素等。

从蜂花粉中提取的促性腺激素，经进一步提纯可得到促卵泡激素和黄体生成素。每100克枣椰蜂花粉中可提取粗制促性腺激素3克，从中可提取促卵激素1000国际单位、黄体生成素30～40国际单位。

用高效液相色谱进行分析，发现蜂花粉中有雌二醇存在，每克蜂花粉含1.82毫克，并证实此物能诱发动物的培养细胞雌激素受体活性。因此，用蜂花粉治疗男女不孕症可收到理想的效果。

蜂花粉中的酶类有多少种

蜂花粉中含有氧化还原酶、转化酶、分解酶、裂解酶、异构酶和连接酶等六大类，共有104种之多。其中氧化还原酶类30种，转化酶类22种，分解酶类33种，裂解酶类11种，异构酶类5种，连接酶类3种。

蜂花粉中的碳水化合物含量

碳水化合物也称糖类化合物。蜂花粉中所含碳水化合物，主要是葡萄糖、果糖、蔗糖、淀粉、糊精、半纤维素、纤维素等。这些都是人体的主要能源，是心脏、大脑等器官活动不可缺少的营养物质，所以神经组织和细胞核中都少不了碳水化合物。

来源不同的蜂花粉中碳水化合物的含量也有差别，正常情况下，干蜂花粉中所含碳水化合物平均值为葡萄糖占 79%，果糖占 19%，总糖占 31%，半纤维素占 7.2%，纤维素占 0.52%，其他成分所占比例不尽相同，不同植物品种对其含量有着直接影响。

蜂花粉中的维生素含量

蜂花粉是天然的多种维生素浓缩物，含量高、种类全。科研人员对我国 11 个地区的 14 个品种的 23 个样品蜂花粉（100 克）的维生素 C 含量进行了分析，结果维生素 C 含量在 18.52～92.80 毫克，平均值为 57.41 毫克。

维生素是维持人体正常生理功能所必需的微量有机物，当维生素缺乏或不足时，即可引起代谢紊乱及造成各种疾病。各种维生素对人体起着不同的作用，如维生素 A，其主要功能是促进眼球内视紫质合成或再生，维持正常的视力，防治夜盲症和眼干燥症。同时对维持呼吸道、消化道、泌尿道、性腺和其他腺体上皮细胞的健康产生着重要作用。B 族维生素是一个大家族，其中的每一个成员都有各自的使命，如人体缺乏维生素 B_1 就会出现健忘、易怒、肢体麻木、肌肉萎缩、心力衰竭、下肢水肿等症状；人体缺乏维生素 B_5 即会引起癞皮病、舌疮、皮炎、食欲缺乏、消化不良、眩晕等病症，甚至会出现痴呆。维生素 C 亦称抗坏血酸，能促进胶原蛋白形成，维持结缔组织的完整，防治坏血病等。

蜂花粉中还含有 B 族维生素的另外两个成员，胆碱和肌醇。胆碱是组织中乙酰胆碱、卵磷脂和神经磷脂的组成成分，也就是代谢的中间产物，有防治肝硬化、动脉硬化、冠心病及其帮助胆固醇转运和利用等作用。肌醇是动物和微生物的生长因子，被广泛应用于防治脂肪肝、肝硬化、高脂蛋白血症等疑难病症。蜂花粉中胆碱和肌醇的含量比较高，据报道，每 100 克玉米蜂花粉中含有胆碱 690.73 毫克，含有肌醇 3.0 毫克。有的蜂花粉中每 100 克含肌醇高达 900 毫克，其含量之高在自然界中罕见。

蜂花粉中的脂类含量

蜂花粉中含有丰富的类脂与不饱和脂肪酸。

类脂，主要包括磷脂、糖脂、固醇及固醇脂等，是人体所有细胞膜的重要组成成分，对大脑的发育及整个神经系统的发育具有极为重要的作用。蜂花粉中类脂含量比较高，平均含量为 9.2%。其中皂化类脂含量 0.7%～10.2%，非皂化类脂含量 0.8%～11.9%。蜂花粉还含有烃类 0.06%～0.58%，类固醇 0.36%～3.40%，3－β－羟固醇 0.12%～1.11%，极性化合物 0.15%～0.48%。

蜂花粉中所含脂类中不饱和脂肪酸占 60%～91%，远比其他动植物油脂中的含量高。不饱和脂肪酸也称为必需脂肪酸，有增强毛细血管通透性及促使动物精子形成等特殊作用，是人体不可缺少的营养物质。

花粉具有保护肝脏的功效

花粉可以防止脂肪在肝脏中积累，因此，能防止肝脏演变成脂肪肝，从而有效地保护肝脏。电镜观察发现，党参花粉对小鼠肝损伤具有明显的抑制和改善作用，它不但可以明显减轻一般肝细胞的损伤，同时明显减少肝脂变，对抗肝坏死，抑制 Disse 腔及中央静脉下胶原纤维的形成，阻止肝纤维化。

在家兔的降血脂实验中，也观察到花粉能有效地防止肝脏演变为脂肪肝。

花粉具有保护心血管的功效

芸香苷可提高血管壁抵抗力，降低透过性。在预防因毛细血管变脆引起的各种出血症中，芸香苷是非常重要的物质。花粉中含有芸香苷，因此，花粉有软化毛细血管，增强毛细血管强度的功效。花粉可以防治动脉粥样硬化，还能防止高血压、脑出血、脑卒中后遗症、静脉曲张等老年病。

试验人员曾经进行了家兔与人群的降血脂试验，人群试验的对象是胆固醇（TC）＞200，三酸甘油酯（TG）＞130的人群，服用花粉2个月后，其TC、TG、HDL－C（高密度脂蛋白胆固醇）的数值，与服用前相比，P＜0.01，服用前后LDL－C（低密度脂蛋白胆固醇）则为P＞0.05，说明花粉有显著的降血脂作用。家兔试验表明，实验性高血脂家兔对照组与花粉组的主动脉斑块面积相比，差别非常显著，即花粉能有效地减少主动脉斑块面积。

另有实验证明，在服用花粉初期，HDL－C先随TC的下降而下降，但此时HDL－C在TC中的比例增加，约在服药后3个月时和开始有绝对数值的增加。HDL－C在TC中的比例增加很可能是花粉降血脂的机理之一。停药后4个月复查TC、TG水平，都略有回升，但仍大大低于服药前水平。

花粉具有调整胃肠功能的功效

花粉中含有抗病毒作用的物质，对于沙门氏菌、大肠杆菌、伤寒菌有良好的杀灭作用。

同时花粉又有调整胃肠道的功能，对便秘、胃功能紊乱、溃疡病以及腹泻均有良好的治疗作用。

花粉还可以促进消化，增强食欲。

花粉具有防治贫血的功效

花粉有利于骨髓造血功能的改善，并能提高T淋巴细胞、巨噬细胞的数量和活性，对肿瘤及其转移有抑制作用。如用党参花粉治疗缺铁性贫血，以每日20克服用后，数日后患者食欲增进，乏力、睡眠和出血症状得到改善，血常规恢复好，血红蛋白上升较快，症状改善明显。对于轻型病例1～3个月显效，重症者4～6个月显效，治愈和缓解病例中骨髓复查恢复良好。

花粉中的一种生长素还可促进生长发育，并且可使患贫血的人血红蛋白迅速增长。

花粉具有提高免疫力的功效

花粉对正常及营养不良所致免疫功能低下的动物具有促进和调整作用，如党参花粉能明显增强小鼠腹腔巨噬细胞的吞噬功能和IgM抗体形成细胞的作用，并且花粉的水提取物的体外免疫活性随宽厚浓度的变化而呈有规律的变化，在某一特定浓度下有一最大值。

花粉具有抑制前列腺增生的功效

根据油菜花粉对老年性前列腺增生的影响的观察，效果显著，并且治疗开始时的高剂量有助于迅速抑制前列腺增生。延长疗程则可提高疗效，长期使用，无明显副作用。

此外，花粉对慢性前列腺炎也有着显著的疗效，并能防止前列腺肥大、前列腺功能紊乱。

花粉具有增强体力的功效

花粉含有增进和改善组织细胞氧化还原功能的物质，加快神经与肌肉之间冲动传递速度，能提高人体的反应速度。花粉还能增强人体的体力、耐力和爆发力，并能消除疲劳和保持良好的竞技状态。

花粉具有助糖尿病患者康复的功效

中老年糖尿病患者，在药物治疗糖尿病的同时加服花粉口服液，每日2次，每次20毫升（含花粉0.2克/毫升），连续2～3个疗程。结果各项指标均有不同程度的改善，其血糖、血清中胆固醇、三酰甘油和β脂蛋白水平降低的均值分别是36.68%毫克、45.00%毫克、46.67%毫克、83.63%毫克，患者睡眠症状得到改善，疲劳感减轻，增强了药物的作用。

二、注意事项与宜忌

蜂花粉是否必须破壁？

花粉粒有一层坚硬的外壳，称为花粉壁。在应用前，此外壳是否需要破？至今众说纷纭。

观点一：经动物试验，可以对不破壁花粉营养成分消化吸收。有些试验却得出相反的结论，破壁花粉组比不破壁花粉组动物体重增加一倍。有些学者对其试验数据进行了进一步分析，其破壁的优越性更为充分。

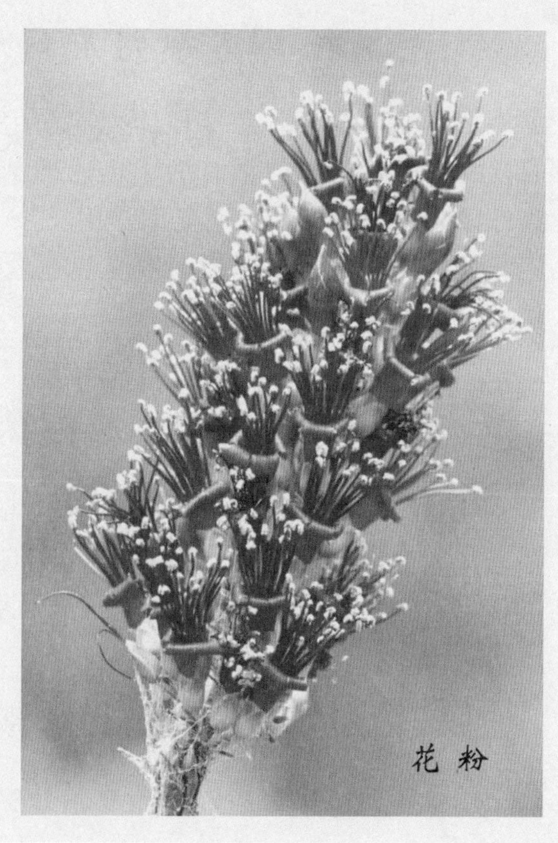
花 粉

观点二：花粉壁上有无数小孔，酶法破壁酶可能进入花粉里边，出现体积膨胀而使花粉壁胀裂。其实，这一说法并不科学，因为，复合酶是酶解花粉壁。

观点三：食物在人体肠胃中停留时间一般为3～4小时，而花粉的萌发孔膜的裂开和内含物流露在人体肠胃内少于5小时是完成不了的，所以需要破壁。

观点四：花粉的外壳有营养成分，保留又何妨。生物体及其种仁，种仁为了自身繁衍的防卫需要，在不同形态、不同结构和不同性能的外壳中生长着一种为护卫而有毒的不能消化或妨碍消化的物质。去掉这样的外壳，就成为各类食物食用前加工的必要手段。花粉的完善酶法处理，就正是分解其过敏物质与异味物质等，使其变成适应人体的有用物质。

综合以上说法可知，花粉在应用前是否要破壁，不能一概而论，要视加工的制品和剂型或包装而定。一般生产不包糖衣的花粉片，粉膏、糕或用吸真空包装的花粉不必破壁。如加工花粉酒、花粉饮料、花粉口服液、花粉晶、花粉糖衣片、花粉胶囊和化妆品，就必须将花粉进行破壁处理，才能保证花粉的营养物质，充分发挥其效用。

破壁花粉和花粉粉末有什么区别？

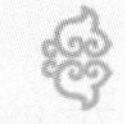

市场上破壁一般有仿生破壁、酶法破壁和高压气流低温物理破壁几种方法。仿生破壁和酶法破壁都有一个发酵的过程。而高压气流破壁主要就是采用高压冷气流对其坚硬的花粉外壁进行物理性的打破，从而达到破壁的目的。

花粉粉末只是对颗粒花粉进行简单的粉碎而已，在显微镜下花粉的细胞是完整的。

花粉经过破壁后，营养物质没有本质上的损失，在外观上比较均匀一致，特别适合于花粉提取、化妆品等的应用。

但如今多项研究表明，蜂花粉作为食品不需破壁，因为花粉壁上存在萌发孔、萌发沟，在胃肠的酸性环境中和酶的作用下，花粉的营养成分能通过萌发孔、萌发沟渗透出来。

花粉破壁后，反而更容易受到污染，不利于保存。

不过花粉作化妆品原料必须破壁，因为皮肤没有消化能力；用作进一步加工的原料时，也必须破壁，方可保证花粉的营养成分均被提取出来。

服用蜂花粉是否会过敏？

过敏反应是种变态反应，是机体在接受某种物质刺激后使机体对该种抗原的敏感性增高，当再次接受同样抗原时，机体所表现出来的一种异常反应。

为观察鲜花粉的过敏性反应，科学家们将一定抗原物质的花粉水溶液（0.25 克/毫升）2 毫升注入小白鼠的腹腔，隔日再注射一次，两个星期后，再给已致敏的小白鼠腹腔注射 3 毫升花粉水溶液；结果，在所有供试的小白鼠中，均未见有过敏现象出现。可见，蜂花粉不会产生过敏现象。

但在现实中，有极个别的人吃了蜂花粉后会出现过敏现象。在一些普通的食物中也会出现类似现象，如牛奶、虾、蟹及某些蔬菜等。

蜂花粉有毒吗？

1. 急性毒性观察

为了观察蜂花粉的急性毒性，科学家们用小白鼠做实验。科学家们把小白鼠分为四组，分别将 5、10、20 和 40（克/千克）的花粉制剂 0.2 毫升进行灌胃，结果 48 小时内无死亡，这表明蜂花粉无急性毒性。

2. 亚急性毒性观察

亚急性毒性观察，每天对供试的大白鼠由胃灌入 0.25 克/毫升浓度的花粉制剂 2 毫升，连续观察 30 天，未见实验大白鼠出现异常现象，这说明蜂花粉无亚急性毒性。

从上可知，实验中的用量，折合成一个成人每天服用的蜂花粉用量为 1250～2000 克，也不会出现急性和亚急性中毒。

花粉有致畸作用吗？

长期服用蜂花粉会不会产生致畸作用，也是衡量蜂花粉安全性的一个方面。科学家们做了这样一个实验，给刚怀孕的小白鼠饲喂鲜花粉，然后对产下的仔鼠的各种器官进行全面检查，与对照组对比，未见显著性差异。

因此，蜂花粉没有致畸作用。

蜂花粉可引起儿童早熟吗？

有些人认为花粉中含有一定量的性激素，儿童不宜食用花粉制品。实验表明这种担忧是多余的。

研究结果表明，在许多天然食品中，如牛奶、母乳、鸡蛋都含有一定量的性激素。花粉中的雄性激素含量在同一个数量级，不会引起儿童早熟。

人生长素是191氨基酸残基组成的一条多肽链，生长素促进生长作用主要是对骨、软骨及结缔组织的影响，对代谢作用是增加肌肉对氨基酸的摄取，促进蛋白质、RNA和DNA的合成，并可以促进脂肪转化，增加血中游离脂肪酸量。

人生长素含量较高的为芸豆花粉，每克花粉中含量为8.35微克。此外，田菁、香薷、紫云英等花粉的含量也比较高。蜂花粉中含有6种重要的植物生长调节激素，主要是生长素、赤霉素、细胞分裂素、油菜内酯、乙烯和生长抑制剂。这些物质对植物的生长、发育发挥着极为重要的作用，直接影响着植物的发芽、生长、开花和结果。

因此，将蜂花粉用于促进儿童健康成长有着积极的作用和显著的疗效。

各种类型的花粉功效有何区别？

各种花粉的功效有许多共同点。但因不同的花粉来自于不同的植物和不同的地域，所以各种花粉会产生不同的保健作用。

1. 油菜花粉

油菜花粉是我国最丰富的花粉之一，含黄酮较高，在治疗前列腺肥大增生上有明确的相关临床依据，并被制作成药品、保健品等。据说，油菜花粉对抗动脉粥样硬化，治疗静脉曲张性溃疡，降低胆固醇也有一定作用。

2. 茶花粉

茶花粉口感较好，是提高蜜蜂繁殖力最好的花粉，从这一点可以说明它营养丰富，生物活性高，对于提高人体素质也是最好的品种之一。

3. 荷花花粉

荷花花粉味道较好，民间认为其具有较好的美容功能。深受女性朋友的喜爱。

4. 玉米花粉

玉米花粉含多糖较高，能提高机体免疫力，但市场上不常用。这是一个值得开发的品种，有着很大的商机。

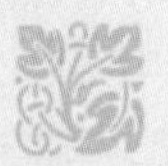

三、花粉的治病方例

早在古代就已有许多有关花粉治病、保健、美容、食用的记载和论述，随着人们生活水平的提高、科学技术的发展、市场生产的需要，国内外许多医学家、花粉学家、营养学家不断深入研究花粉的药理药效。在深入研究花粉药理的基础上，采用现代临床研究方法和手段，观察花粉对人体心血管、前列腺、消化系统、神经系统、内分泌系统疾病的治疗效用，并观察、探讨了花粉的美容效果。临床结果表明，花粉对人体的诸多疾病具有很好的治疗效果。

高脂血症

方一：

【制配】 服用花粉 3 克，连服 1～2 个月。

【功效】 对高脂血症有很好的疗效。

冠心病

【制配】 每日服用花粉 20～30 克，早晚各一次，两个月一个疗程。一般 2～3 个疗程症状有所改善，临床观察结果表明，该方法有效率达 91.6％。

【功效】 对冠心病有确切疗效。

脑动脉硬化、脑梗死

【制配】 每日服用花粉 2 次，每次 8～10 克，连服 2～3 个月。

【功效】 花粉对脑动脉硬化伴有高血脂患者的治疗效果较好。

胃肠功能紊乱

【制配】 每日服用花粉口服液 25 毫升（含纯花粉 5 克），连续服用 3 个月后，习惯性便秘患者一般可恢复正常。

【功效】 食欲缺乏、腹胀、消瘦患者服用花粉后食欲增加、精神好转、体重增加。

功能性便秘

【制配】 每天服用花粉 3 次，每次 4 粒胶囊（0.33 克），30 天为 1 个疗程，服用期间停服其他一切药物，饮食保持原来状况。

【功效】 对功能性便秘有很好的治疗作用。

男性不育症

男性不育症，包括性功能障碍以及精子质量的变化等，其起因和内分泌、精神心理因素以及健康状态有关，花粉治疗男性不育症有很好的效果。

【制配】 服用花粉，每日 3 次，每次 2.5 克，1 个月为 1 个疗程。

【功效】 有效治疗男子不育症。

妇女不育症

不育症是育龄妇女常见病，由于缺乏有效的治疗方法，这种经久难愈的疾病给患者带来莫大的痛苦，寻找一种高疗效而无不良反应的药物就显得极为迫切，花粉就是这样的神奇“药物”。

【制配】 每日服用花粉 3 次，每次 3.8 克，连续服用 30 天，同时采用 γ—干扰素 100 万国际单位肌内注射，每日 1 次，连续 10 次。

【功效】 对妇女不孕症的治疗效果甚佳。

鼻黏膜糜烂

【制配】 口服花粉每日 3 次，每次 15 克，同时用含 20%花粉的滴鼻液治疗。

【功效】 临床结果表明，花粉治疗鼻黏膜糜烂效果良好。

流行性感冒

【制配】 每日口服松花粉 2～3 次，每次 5 克，以温开水送服。

【功效】 本方适用于预防感冒，流行性感冒患者。

咳嗽、哮喘

方一：

【制配】 将桔梗花粉用温开水、纯椴树蜂蜜浸泡后调匀，口服2次，每次5～10克。

【功效】 清喉止咳，润肺祛痰，适用于咳嗽、哮喘等病症患者。

方二：

【制配】 南瓜花粉或向日葵花粉10克，冰糖适量。将花粉、冰糖用温开水冲泡，随时饮服。

【功效】 适用于气喘、咳嗽等症患者。

矽 肺

【制配】 早饭后、睡觉前后各服用荷花粉10克，并加适量蜂蜜，以温开水冲服。

【功效】 适用于从事纺织、木工、矿工等灰尘污染严重的职业引起的硅沉着病（矽肺）患者。一般服用花粉3个月后，呼吸困难的症状即可缓解或消失。

慢性肺气肿

【制配】 早晚饭后口服蜂花粉15克，以温开水冲服。

【功效】 适用于慢性肺气肿患者。

扁桃腺炎

【制配】 鲜玉米花粉，每日2次，每次5～10克，温开水送服。

【功效】 适用于扁桃腺炎患者。

咳嗽、咳血

【制配】 松花粉，每日用10克，开水冲服，每日2～3次。

【功效】 主治咳嗽，咳血。高血压、动脉粥样硬化。

【制配】 每日口服刺槐花粉2次，每次服10克，温开水送服。

【功效】 适用于高血压、动脉粥样硬化、静脉扩张等症患者。

高脂血症

【制配】 每日服玉米花粉2次，每次15克，早晚饭前服用，以温蜂蜜水送服。

【功效】 适用于高脂血症患者。

动脉粥样硬化

方一：

【制配】 玉米花粉80克，荞麦花粉10克，瓜类花粉10克。

【用法】 将玉米花粉、荞麦花粉、瓜类花粉共同研成细末，日服2次，每次服5～10克，连服50日为1个疗程。

【功效】 可用于动脉粥样硬化等症的预防患者。

方二：

【制配】 每日口服花粉2～3次，每次服5～10克。

【功效】 适用于预防动脉粥样硬化等症患者。

心脏病

【制配】 松花粉400克，蜂粮适量。从蜂群中取出花粉脾，用弯头不锈钢镊子挖巢房中的蜂粮，加少许水稀释，再与松花粉拌匀，使松花粉变湿，盛于罐头中密封置于室内湿润处，待几日发酵略变酸即可服用。每日空腹服3次，每次1汤匙（约10克）。

【功效】　适用于心脏病患者。

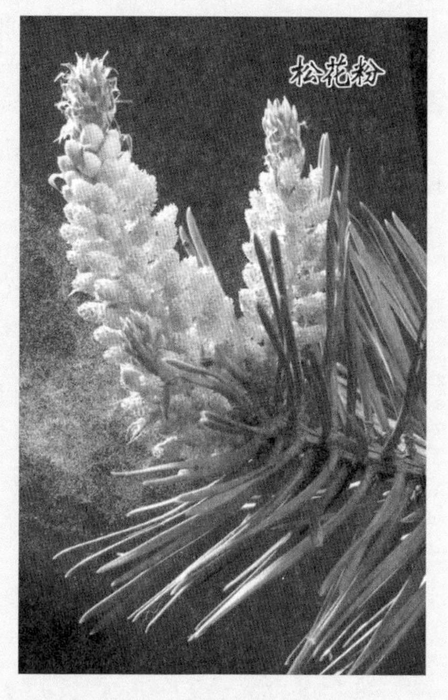

心悸、心脏衰弱

【制配】　每日口服荞麦花粉2次，每次8～10克，温开水送服。

【功效】　适用于心悸、心脏衰弱和毛细血管脆弱等症患者。

低血压

【制配】　早、中、晚饭后各服玉米花粉1次，每次5克，以温开水或蜂蜜水送服。

【功效】　适用于低血压患者。

脑卒中

【制配】　将荞麦花粉或苹果花粉用温开水送服或拌入蜂蜜服用，早、晚各一次，每次10～15克。

【功效】　适用于预防脑卒中或眼底出血患者。

静脉曲张

【制配】　将油菜、山楂花粉用温开水浸泡后服用，每日3次，每次5克。

【功效】 适用于静脉曲张患者。

慢性胃炎

慢性胃炎是一种常见病、多发病，中年以上患者更为多见，多数表现为上腹胀闷感、灼热感、隐痛或剧痛，可伴有嗳气反酸、恶心、呕吐、纳差、消瘦，少数可伴有出血。慢性胃炎一般是指慢性浅表性病变，又有萎缩性病变。慢性浅表性胃炎可发展成慢性萎缩性胃炎，因而有些患者可以既有浅表性病变，又有萎缩性病变。目前认为，慢性浅表性胃炎经过治疗可以完全消失，而当发展为慢性萎缩性胃炎时，治疗效果较差。

方一：

【制配】 每日服用花粉胶囊 3 次，每次 4 粒（每粒含花粉 0.33 克），饭后服用，2 个月为一个疗程。

【功效】 主治慢性胃炎。

方二：

【制配】 口服鲜荞麦花粉 1 次，晚饭后半小时服用，每次 15 克。

【功效】 适用于慢性胃炎等症患者。

方三：

【制配】 先将蒲公英花粉用温开水浸泡开，然后加入蜂蜜适量并搅匀。日服 2 次，每次 5～10 克。

【功效】 适用于慢性胃炎患者，可增强消化功能。

胃炎、肠道功能紊乱

【制配】 松花粉 200 克，蜂蜜 500 克，鲜芦荟汁 75 毫升。将松花粉、蜂蜜、鲜芦荟汁一起混匀，每日口服 3 次，每次 1 茶匙（约 10 克），饭前 30 分钟服用。

【功效】 适用于胃酸不足引起的胃炎及肠道功能紊乱患者。

健脾、驱虫

【制配】 每日口服橙子花粉 1～2 次，每次 5～10 克。

【功效】 可健脾和胃驱虫。

食欲不佳

【制配】 每日口服苹果花粉 2～3 次，每次 5～8 克。

【功效】 适用于食欲不佳，消化吸收功能差以及消瘦的患者。

赤 痢

方一：

【制配】 茶花粉 10 克，白糖 5 克。将茶花粉和白糖用温开水调和冲服，每日服 2 次，每次服 1 剂。

【功效】 适用于赤痢患者。

方二：

【制配】 南瓜花粉 15 克，马齿苋 30 克。先将马齿苋水煎，去渣取液，加入花粉调匀。每日服 2 次，每次 1 剂。

【功效】 适用于痢疾等症。

方三：

【制配】 每日口服油菜花粉 2～3 次，每次 10 克，用温开水送服。

【功效】 适用于慢性便秘、顽固性便秘、气血两虚，以及阴阳两虚等引起的各种类型便秘患者。

肝 炎

【制配】 口服蒲公英花粉，分早晚 2 次，每次 15 克，温开水送服。也可以将蒲公英花粉研碎成细粉后，加入蜂蜜调匀制成花粉蜜服用；还可以将蜂王浆，花粉，蜂蜜制成王浆花粉蜜服用。每日早饭前30分钟和晚饭后30分钟各服1次，每次10～15克。

【功效】 适用于各种类型肝炎。

肝硬化、腹部积水

【制配】 松花粉500克，蜂王浆500克，蜂蜜2500克。花粉研碎成花粉末与蜂蜜、王浆混匀。每日服3次，每次服10～15克。

【功效】 适用于肝硬化、腹部积水等症患者。

胃及十二指肠溃疡

方一：

【制配】 荷花粉200克，蜂蜜500克，蜂王浆500克。

【用法】 将荷花粉、蜂蜜、蜂王浆混合拌匀，使花粉充分润湿软化。每日服3次，每次10～15克。

【功效】 适用于胃及十二指肠溃疡，慢性胃炎等胃肠道疾病患者。

方二：

【制配】 松花粉100克。每次6克，空腹开水送服，每日2～3次。

【功效】 适用于胃及十二指肠溃疡患者。

慢性顽固性便秘

【制配】 松花粉15克，蜂蜜20克。将花粉、蜂蜜调匀，每日早晚空腹各服1次。

【功效】 可治疗慢性顽固性便秘。

慢性胆囊炎

【制配】 蒲公英花粉1000克，蜂蜜2000克。将蒲公英花粉、蜂蜜混匀，每日早晚空腹各服20克。

【功效】 可治疗慢性胆囊炎。

神经衰弱

方一：

【制配】 南瓜花粉50克，蜂王浆20克，蜂蜜100克。将南瓜花粉、蜂王浆、蜂蜜拌匀，装入棕色玻璃器皿中严密封盖，储存在凉爽的地方。日服3次，每次1汤匙（约10克），饭前服用。

【功效】 适用于神经衰弱症患者。

方二：

【制配】 玉米花粉100克，南瓜花粉20克，荞麦花粉10克。将上述3味充分拌匀，每日服3次，每次10克，温开水送服。

【功效】 适用于神经衰弱症患者。

失眠、健忘症

【制配】 每日口服南瓜花粉2～3次，每次5～10克，以温开水拌入蜂蜜送服。

【功效】 适用于因工作压力重等引起的失眠、神经衰弱症、健忘症患者。

癫　痫

【制配】 取老巢脾50克，洗净后加水500毫升，以文火煎，过滤去渣将滤液平均分成3份。每日三餐前各服1份，每次服用时加松花粉10～15克。

【功效】 适用于癫痫病患者。

老年性痴呆

【制配】 南瓜花粉80克，玉米花粉50克，荞麦花粉70克。将3味充分拌匀，日服3次，每次10克，长期服用，用温蜂蜜水送服。

【功效】 适用于预防老年性痴呆患者。

神经官能症

【制配】 每日早、晚饭前各服南瓜花粉10～15克。

【功效】 适用于神经官能症。此症主要发生在工作及生活紧张的人，表现为疲劳、激动、呼吸困难、胸内痛、急躁等。

肾结石

【制配】 口服野玫瑰花粉，每日早、晚各1次，每次口服10～15克，温开水冲服。

【功效】 适用于肾结石患者。

慢性前列腺炎、前列腺肥大

【制配】 每日服油菜花粉2次，每次口服5～10克，早饭前、晚饭后温开水送服。

【功效】 适用于慢性前列腺炎、前列腺肥大等症患者。

前列腺炎

【制配】 荞麦花粉1000克，花粉脾半张，白砂糖1000克。将荞麦花粉与白砂糖拌匀，每日取1汤匙（约10克），早晨空腹温开水冲服，并于每日早晨切1小块花粉脾（用无毒塑料袋密封，放入冰箱冷藏室中保存）嚼服。

【功效】 适用于前列腺炎患者。

阳　痿

【制配】 每日早餐后口服茶花粉10克，以温开水或蜂蜜水送服。

【功效】 适用于阳痿患者，一般服用1个月便有明显效果。

精血不足

【制配】 茶花粉100克，蜂蜜200克，白糖50克。将茶花粉研碎，与白糖拌和均匀，然后再加蜂蜜搅拌均匀，放入锅内隔水快速加热到95℃，半分钟取出装瓶即成，日服2次，每次口服20克，可直接食用或用于点心。

【功效】 适用于精血不足患者。

男性不育症

方一：

【制配】 每日服松花粉2次，每次口服15～20克，以温蜂蜜水冲服。连服60日为1个疗程。

【功效】 适用于男性不育症患者。

方二：

【制配】 每日口服拉拉秧花粉2～3次，每次3～5克。

【功效】 适用于男性不育症患者。

前列腺癌

【制配】 早、晚饭后服用蒲公英花粉10～15克，以温蜂蜜水送服。

【功效】 适用于前列腺癌等病症。

糖尿病口渴、尿浊症

【制配】 玉米花粉12克，南瓜皮、冬瓜皮各15克。将南瓜皮、冬瓜皮加水煎好略凉，加玉米花粉搅拌均匀口服，每日2次，每次半杯。

【功效】 清热、祛湿、利水，适用于糖尿病口渴以及尿浊症患者。

糖尿病

【制配】 南瓜花粉6克，每日2次。

【功效】 配合药物治疗对老年性糖尿病有很好的辅助作用。

经 痛

【制配】 荷花粉20克，蜂蜜适量。荷花粉以蜂蜜调为糊状，每日1剂，早、晚各服1次或于月经期前1周至经期结束时，每日早、晚各调服1次。

【功效】 适用于经痛患者。

不孕症

【制配】 口服拉拉秧花粉2次，每次15克，早、晚用温开水送服。

【功效】 适用于不孕症患者。

妇女更年期综合征

【制配】 将刺玫瑰花粉用温开水送服或拌入蜂蜜服用。口服 2～3 次，每次 5～10 克。

【功效】 适用于妇女更年期综合征患者。

乳腺炎、乳房肿胀

【制配】 每日饭后取苹果花粉 1 汤匙（约 10 克），放入口中，温开水吞服。

【功效】 适用于乳腺炎、乳房肿胀患者。

淋 病

【制配】 每日口服蒲公英花粉 3 次，每次 10～15 克，以温蜂蜜水冲服。

【功效】 适用于淋病患者。

变应性皮炎

【制配】 蒲公英花粉 5 克，牛奶 1 杯。将蒲公英花粉加到牛奶中拌匀饮用。

【功效】 适用于变应性皮炎患者。

皮肤过敏、剥脱性皮炎

【制配】 早、晚饭后各服 1 次荷花花粉，每次 15～20 克温开水送服。

【功效】 适用于面部皮肤过敏，剥脱性皮炎等症患者。

天疱疮

【制配】 口服玉米花粉，分早、晚 2 次服，每次 5 克，温开水送服。

【功效】 适用于久治不愈的天疱疮患者。

麻　疹

【制配】 每日早饭后服用板栗花粉 10～15 克。

【功效】 适用于麻疹患者。

秃　发

【制配】 五味子花粉 500 克，麦胚 250 克，蜂蜜 1000 克。将五味子花粉、麦胚加到蜂蜜中，充分搅拌均匀，使之湿、软化。每日服 2 次，每次 10～15 克。

【功效】 防治秃发。

湿　疹

【制配】 松花粉适量。外用，干撒患处，无水液外溢者，用植物油调敷。

【功效】 可治疗湿疹、婴儿红臀。

尿布皮炎

【制配】 松花粉适量。将松花粉撒于患处。

【功效】 可治疗于婴儿尿布皮炎。

婴儿湿疹

【制配】 松花粉5克，炉甘石粉5克，鸡卵黄3个。将鸡卵黄放金属小锅煎熬，即有卵黄油析出，取油去渣，用此油调松花粉、炉甘石粉涂于患处，每日3次。

【功效】 可治疗婴儿湿疹。

皮肤溃疡

【制配】 将油菜花粉研为细末，每日涂于患处3～4次。

【功效】 适用于皮肤溃疡患者。

烧伤、烫伤、皮肤干裂

【制配】 山茶花粉5克，香油适量。先将山茶花粉研成细末，然后加入适量香油调匀，随时涂于患处。

【功效】 适用于烧伤、烫伤、皮肤干裂等症患者。

角膜炎

【制配】 五味子花粉1份，杂花蜜3份。取五味子花粉1份，加蜂蜜3份搅拌均匀，口服1～2次，每次1汤匙（约10克）以温开水冲服。

【功效】 适用于角膜炎患者。

鼻黏膜糜烂

【制配】 葵花粉1000克，人乳（或羊乳）100毫升。取20克葵花粉与乳汁混合，制成花粉滴鼻液，每日在鼻内滴3～4次，每次1～2

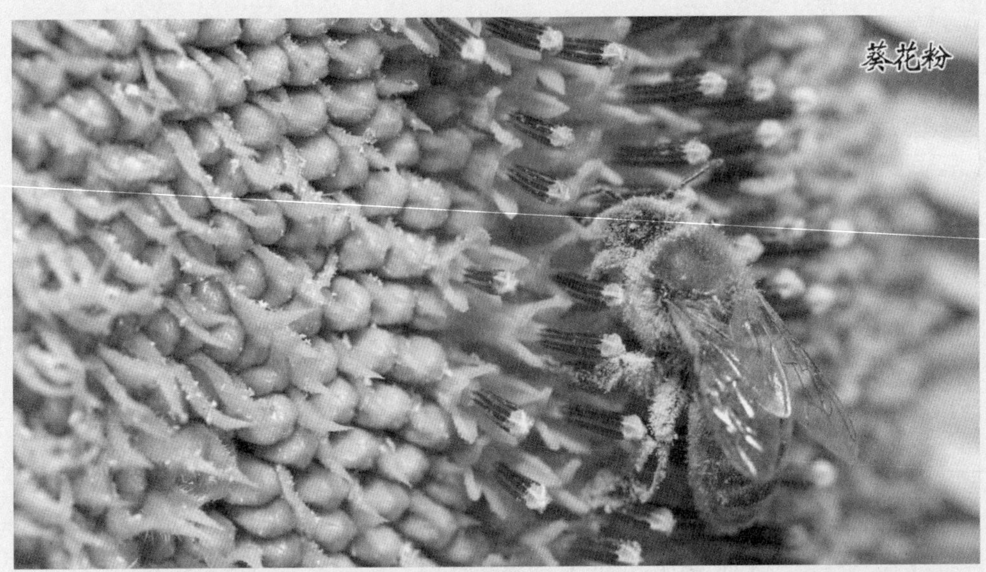

滴。其余花粉口服，每日 3 次，每次 15 克。

【功效】 用于治疗萎缩性鼻炎、慢性干燥鼻炎引起的鼻黏膜糜烂等症。

咽　炎

【制配】 每次取蒲公英花粉 10 克，加少许蜂蜜，以温开水送服。每日服 3 次。

【功效】 适用于咽炎患者。

咽喉炎、百日咳

【制配】 每日服虞美人花粉 2 次，每次 10 克温开水送服。

【功效】 适用于咽喉炎，百日咳等症患者。

鼻窦炎

【制配】 虞美人花粉、牛奶各适量。虞美人花粉口服每日 3 次，每次15克，同时用牛奶加上花粉配成20%的花粉滴鼻液，每日2次，每次4～5滴。

【功效】 适用于鼻窦炎患者。

肩周炎

【制配】 每日饭后服用板栗花粉，每次5克。

【功效】 可用于治疗肩周炎引起的肩膀僵硬。

酒精中毒

【制配】 每日分2～3次服松花粉15克，饭后以温开水送服。

【功效】 适用于酒精中毒和预防慢性苯中毒患者。服用后可使中毒症状消失或减轻。

风湿病

【制配】 每日服柳树花粉2次，每次8克，温开水或蜂蜜水冲服。

【功效】 适用于风湿病患者。

贫　血

方一：

【制配】 每日口服玉米花粉2次，每次5～10克。

【功效】 可用于治疗缺铁性贫血、低血色素性贫血、再生障碍性贫血以及皮炎引起的继发性贫血等。

方二：

【制配】 五味子花粉20克，蜂蜜100克，新鲜牛奶200毫升。将五味子花粉、蜂蜜、鲜牛奶拌匀，装入暗色玻璃瓶内，密封储存在凉爽处。每日服 3 次，每次 1 汤匙（约 10 克），饭前服用。服用 30～45 日后，停用 2～3 周，必要时再服用。

【功效】 适用于贫血等症患者。

头晕、健忘

【制配】 用温开水浸泡花粉后冲服，也可加蜂蜜调服。每日 2～3 次。

【功效】 适用于头晕、健忘等症患者。

肝肾功能不全

【制配】 玉米花粉 500 克，黑芝麻 100 克，白砂糖 500 克。将黑芝麻洗净，放入锅内炒熟后冷却，再放入白糖搅拌均匀，粉碎后再与玉米花粉拌匀密封储藏，每日服 2 次，每次 5～10 克，温开水送服。

【功效】 适用于体质虚弱、从事脑力劳动、白发增多、失眠、心脏与肝肾功能不全者。

体质虚弱

【制配】 每日口服蒲公英花粉 2 次，每次 5~8 克，以温开水送服。

【功效】 适用于体质虚弱者。

营养不良

方一：

【制配】 每日口服垂柳花粉 2～3 次，每次 4～5 克，以温开水送服。

【功效】 适用于营养不良者。

方二：

【制配】 紫云英花粉 150 克，蜂蜜 150 克，植物卵磷脂、白砂糖各适量。将紫云英花粉、蜂蜜、卵磷脂、白砂糖搅拌均匀，早晨空腹温开水冲服，每次 20 克，少年及儿童每日 10 克，幼儿每日 5 克。

【功效】 对青少年和幼儿有助生长促发育、增强智力的功效。适用于青少年和幼儿营养不良。

方三：

【制配】 党参花粉 100 克，炒米粉 100 克，蜂蜜适量。将蜂花粉和炒米粉加入蜂蜜调匀制成糕状。每日口服 2 次，每次 10 克。

【功效】 适用于营养不良、浑身无力、身体瘦弱等症患者。

失眠健忘、眩晕

【制配】 西瓜花粉 50 克，蜂蜜 50 克，鲜橘汁 500 毫升。将西瓜花粉置于冰柜内冷冻 24 小时以上，取出后迅速放入 200 毫升 100℃的热水中搅拌，放置 24 小时后过滤取汁。然后加入蜂蜜，与鲜橙汁混合均匀。每日代茶饮用 2 次，每次取 20 毫升，用温开水送服。

【功效】 适用于气血亏虚、失眠健忘、心悸、乏力、面色无华、眩晕等症患者。

体弱多病、浑身乏力

【制配】 玉米花粉 200 克，白酒 500 毫升。将玉米花粉放入酒中浸泡 3 日，服用时将酒摇匀，每日 2 次，每次 20～30 毫升。

【功效】 适用于体弱多病、浑身乏力者，能够增强免疫力。

过度劳累

【制配】 每日口服板栗花粉 2 次，早饭前、晚饭后各 1 次，每次 5～8 克。

【功效】 适用于过度劳累患者。

暑热、烦渴

【制配】 菊花花粉 5 克，茶叶 5 克。先用开水将茶叶冲沏，再将菊花花粉加入水中调匀，多次饮用。

【功效】 适用于暑热、烦渴等症患者。

衰　老

【制配】 （松黄饼）松花粉 6 克，面粉 100 克，蜂蜜适量。将松花粉和蜂蜜做成馅，和面粉擀皮，放入松花粉蜂蜜馅，包成饼状，上笼蒸熟，早、晚食之。

【功效】 保健增寿，延缓衰老。

头疼目眩、咽喉闭闷

【制配】 松花粉 30 克，陈皮 15 克，川连 15 克，甘草 6 克。炒研为末，早晚各服 6 克，以温开水送服。

【功效】 主治酒毒发作，头疼目眩或咽喉闭闷。

胃痛、久痢

【制配】 将松花粉煎汤 3～6 克内服；外用干搽，调敷。

【功效】 祛风益气，收湿，止血，治疗头目眩晕、中虚胃痛、久痢、痔疮烂湿、创伤出血。

增强心肺功能

【制配】 蜂蜜 10 克，芝麻花粉 2～3 克。将蜂蜜、芝麻花粉调匀，早晚空腹各服 1 次，也可直接将芝麻花粉拌在食品中食用或用牛奶等调服。需要长期连续服用。

【功效】 能增强心肺功能，协调身体各系统功能。

保健花粉方

方一：

【制配】 羊肉一大块，去骨洗净，切成小块，苹果5个，茴香豆半升，捣碎去皮。将羊肉、苹果、茴香豆一起放入锅内，加水熬成汁，再把汁过滤干净备用。把熟羊肉汁与松花粉2匙，生姜汁半匙一起放入砂锅内烧沸，用葱花、食盐及醋调味，食用撒些香菜末即可。

【功效】 强身滋补。

方二：

【制配】 第一种是将松花粉和蒸米饭混合拌匀，加水密封发酵而得，称郫筒酒。

第二种是取松花粉1000克，用绢扎好放入容器内，倒入5升白酒，密封浸泡5日即可。

【功效】 促进血液循环。

方三：

【制配】 将松花粉，加入米粉，用水调后，密封几天，再做成饼状蒸熟。

【功效】 清香养颜。

方四：

【制配】 将松花粉用水溶化（水量不能过多），然后在面粉中掺入5%左右的花粉液和鸡蛋，压薄，切成面条，鲜用或晒干备用。

【功效】 滋补佳品。

方五：

【制配】 取松花粉500克，备用；黑芝麻1000克洗净，放入锅内炒熟后盛起冷却，放入 500 克白砂糖拌匀，而后研碎，再放入蜂花粉拌匀，密闭储藏。

【功效】 滋补强身。

方六：

【制配】 把松花粉、白砂糖和面粉拌匀，做成饼蒸熟即可食用。

【功效】 养血息风，多食健体助热。

方七：

【制配】 （花粉蛋糕）花粉 50 克，白糖 300 克，鸡蛋或鸭蛋 500 克，面粉 400 克。将花粉用开水化开；把白糖和鸡蛋放入盆中，用筷子按顺时针方向连续搅打 20 分钟，然后加入花粉和面粉拌匀，倒入烘盘中入炉烘烤至熟。

【功效】 适用体质虚弱者。

美容养颜花粉方

方一：

【制配】 鲜荷花粉 50 克，蜂幼虫 20 克，黄酒 200 毫升。

【用法】 将蜂幼虫研碎，与花粉一起浸入酒中，3 日后用于洗脸，每日 1 次。

【功效】 可护肤、美容。

方二：

【制配】 鲜荷花粉 60 克，成熟蜜 30 克，白酒 10 毫升。

【用法】 将花粉、成熟蜜与白酒搅拌均匀，每日早、晚涂于面部。

【功效】 经常使用可使面部光泽，皱纹减少，皮肤细嫩，可用于润肌润肤，除皱美容。

方三：

【制配】 蜂花粉 5 克，鸡蛋 1 个，黄瓜半根。

【用法】　先将黄瓜取汁，然后用黄瓜汁均匀涂脸，稍停一会，再涂鸡蛋清与花粉搅成的糊，涂 2～3 层，保持 30 分钟，然后用清水洗去。

【功效】　能够增白面部皮肤，祛皱，可用于养颜除皱美容。

方四：

【制配】　蜂花粉 50 克，石榴 2～3 个，醋适量。

【用法】　将花粉和石榴放入醋中浸泡，制成膏状，每日早晚洗脸后涂于面部。

【功效】　可用于养颜除皱，可使皮肤细嫩，增强弹性。

方五：

【制配】　蜂花粉若干。

【用法】　每日口服蜂花粉 3 次，每次 10 克，用温开水或奶送服。

【功效】　长期坚持使用，能够明显减少面部皱纹，消除雀斑、黄褐斑、蝴蝶斑和老年斑，适用于润肌嫩肤，除皱消斑，养颜美容。

方六：

【制配】　蜂花粉 5 克，鸡蛋 1 个。

【用法】　将蜂花粉放入鸡蛋清中搅拌均匀，每日早、晚先用温水洗脸后再将混合液涂于面部。

【功效】　滋润皮肤，增白祛皱，减斑，可用于润肌嫩肤，祛斑美容。

方七：

【制配】　杏花粉 10 克，桃花粉 10 克，梨花粉 10 克，蜂蜜 20 克。将杏花粉、桃花粉、梨花粉放入蜂蜜中调和，随时涂抹面部。

【功效】　可用于去除面部黄褐斑、黑斑。

方八：

【制配】　每日口服茶花粉 3 次，每次 10 克，饭后以温开水或蜂蜜水送服。

【功效】　适用于面部痤疮患者。

方九：

【制配】　先取甘油200克、丙二醇200克与蒸馏水5000毫升混合搅拌溶解，然后加入花粉细末150克，搅拌15～20分钟，再加入适量的香精即成。

【功效】　可使皮肤柔嫩滋润，可祛斑、消斑。

方十：

【制配】　滑石粉50%，白陶土20%，氧化钛15%，氧化锌15%，硬脂酸6%，花粉3%，色素、香料各适量。先将色素和香料加入部分滑石粉中，粉碎混合，然后将全部香粉基质加入混合，最后加入花粉搅拌均匀即成。

【功效】　润肤，去皱，消痣，祛斑。

方十一：

【制配】　取少许花粉和食盐，溶于温水中。每日早晚2次洗脸，边洗边按摩，能滋润皮肤。

【功效】　护肤，美容。

方十二：

【制配】　鲜花粉70克，榨取胡萝卜汁20毫升，5%蜂胶酊10毫升。把花粉和胡萝卜汁混合，研细成膏，加入蜂胶酊调匀。用时揉抹脸面薄薄一层，揉搓均匀，每日1次。

【功效】　对青春痘有消退作用，经常使用可使皮肤健美，富有弹性和光泽。

方十三：

【制配】　鲜花粉60克，人参20克，白酒100毫升，蜂蜜50克。先将人参捣碎与花粉一起放入白酒中浸泡4～5日，进一步研磨后沉淀一日，过滤除渣，以其滤液与蜂蜜混合、调匀，每日早晚擦面部。

【功效】　能营养滋润皮肤，可使皮肤细腻润白，皱纹减少，富有光泽。

方十四：

【制配】 鲜花粉10克，姜汁5毫升，1%蜂胶酊2毫升。

【用法】 把鲜花粉、姜汁、蜂胶酊混合调匀，用时涂抹脸面薄薄一层，揉搓均匀，每日1次。

【功效】 适用于痤疮、雀斑患者，常用可使面色光泽、红润。

方十五：

【制配】 破壁花粉30克，鲜牛奶50毫升，2%蜂胶酊10毫升。将花粉、牛奶、蜂胶酊混合调匀，用时先洗净头发，将发乳洒在头发上，用手轻轻揉搓片刻，使之在头皮和头发上分布均匀，保持10分钟以上，洗净，每2～3日1次。

【功效】 经常使用可防治断发，长出新发，并使头发乌黑光亮、有柔性。

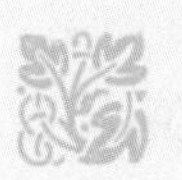

四、蜂花粉治病方例

脱发、秃发

【制配】 将蜂花粉500克，麦胚250克，加到蜂蜜1000克中，充分搅拌均匀，使之润湿、软化。每日2次，每次服10～15克。

【功效】 可防治秃发。

面部美容

方一：

【制配】 将白色蜂花粉30克研成粉末状，放入少量低度白酒中和成糊状放置3～5天，然后再混入100克白蜂蜜搅拌均匀，装入容器，密封贮存。当化妆品擦脸。

【功效】 具有增白、润肤、祛斑、养颜的功能。

方二：

【制配】 将60克鸡肉切丝，加适量水，用文火炖烂，再将60克玉米面用凉水泡开，倒入锅中一同炖熟，离火后将研成末的30克猕猴桃花粉兑入，搅匀即可食用，每日1次。

【功效】 适用于面色无华、灰暗，常食可使面容光彩、健美。

方三：

【制配】 鲜蜂王浆100克，花粉250克，蜂蜜500克，将花粉研碎后兑入蜂蜜中，拌匀使其充分软化，15日后加入蜂王浆搅匀，装入深色瓶中备用。每日早晚空腹各2汤匙，长期坚持服用。

【功效】 养颜美容。

方四：

【制配】 蜂花粉2大汤匙，蜂蜜2大汤匙，苹果汁2大汤匙，鸡蛋黄1个。将花粉研碎，加苹果汁置于玻璃瓶内，盖上盖，使其充分混合，放置1小时后滤取汁液，再将滤液与蜂蜜、蛋黄混合制成面膜。每日1次用棉球涂于面部，等面膜干后用温水洗掉。

【功效】 可用于干性皮肤美容。

方五：

【制配】 花粉50克，蜜蜂幼虫20克，黄酒200毫升。将蜜蜂幼虫研碎，与花粉一起浸入酒中，3天后用于洗脸，每日1次。

【功效】 护肤、美容。

除皱美容

方一：

【制配】 蜂花粉、黄酒适量。将花粉用黄酒浸泡3～5天，调匀后用于洗脸、洗手和洗澡，可使皮肤细嫩柔软。

【功效】 祛皱美容。

方二：

【制配】　鲜蜂花粉 60 克，成熟蜜 30 克，白酒 10 毫升。将鲜花粉、成熟蜜与白酒混合均匀，每天早晚涂于面部，经常使用可使面部光泽、皱纹减少，皮肤细嫩。

【功效】　润肌嫩肤、除皱美容。

方三：

【制配】　蜂花粉 5 克，淀粉 10 克，氧化锌 1.5 克，将以上 3 味加水适量，调成黏稠的糊状，然后均匀涂于面部，保留 20～30 分钟后洗去，每天 1～2 次。

【功效】　可增强表皮细胞活力，祛除老化细胞，消除皱纹及色斑等。

方四：

【制配】　鲜蜂花粉 5 克，鸡蛋 1 个，黄瓜半根，先将黄瓜取汁，然后用黄瓜汁均匀涂脸，稍停一会儿再涂鸡蛋清与花粉搅成的糊，涂 2～3 层，保持 30 分钟，然后用清水洗去即可，能够增白面部皮肤、去皱纹。

【功效】　养颜除皱美容。

方五：

【制配】　蜂花粉 50 克，石榴 2～3 个，醋适量，将花粉和石榴放入醋中浸泡，制成膏状，每天早晚洗脸后涂于面部。

黄瓜

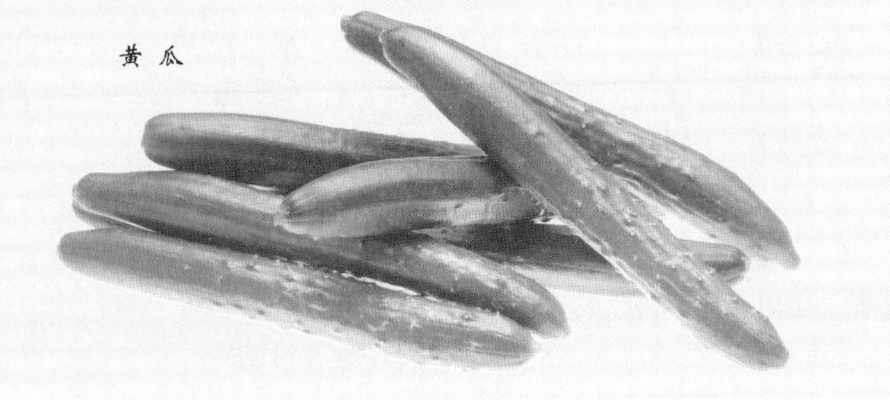

【功效】 养颜祛皱，可使皮肤细嫩，弹性增强。

方六：

【制配】 蜂花粉 50 克，人参 20 克，白酒 100 毫升，成熟蜂蜜 50 克，先将人参切碎，同花粉一起浸泡在酒中 3～5 天，然后将花粉人参液兑入蜂蜜中，每天早晚涂于面部。

【功效】 润肤养颜、除皱美容。可使皮肤细嫩、皱纹减少、增加光泽。

祛　斑

方一：

【制配】 口服蜂花粉，每日 3 次，每次服 10～15 克，用温蜂蜜水或奶送服。

【功效】 长期坚持服用，能够明显减少面部皱纹，消除雀斑、黄褐斑、蝴蝶斑、老年斑等。

方二：

【制配】 鲜蜂花粉 20 克，鸡蛋 1 个，将鲜花粉放入鸡蛋清中搅匀，每日早晚先用温水洗脸后，再将此混合液涂于面部。可滋润皮肤、增白祛斑、减少皱纹。

【用法】 祛除润肌嫩肤、祛斑美容。

方三：

【制配】 蜂花粉 10 克，桃花粉 10 克，梨花粉 10 克，蜂蜜 20 克，将 3 种花粉放入蜂蜜中调和，随时涂抹面部。

【功效】 祛除面部黄褐斑、黑斑等。

方四：

【制配】 蜂花粉、莲花粉、梅花粉、黄酒各适量，将以上花粉用黄酒混合均匀，早晚洗脸后涂于面部。

【功效】 祛除老年斑、雀斑、蝴蝶斑、粉刺等。

痤疮

方一：

【制配】 蜂花粉 10 克，蜂王浆 5 克，胆固醇 30 克。先将花粉研成细末，并加入少量蒸馏水调成糊状，然后再与蜂王浆、胆固醇调匀即成，涂抹面部患处。

【功效】 消除面部粉刺。

方二：

【制配】 蜂花粉，每日 3 次，每次服 15～20 克，饭后服用，用温开水或蜂蜜水送服。

【功效】 消除面部痤疮。

方三：

【制配】 蜂花粉、食醋、芦荟叶，每日在洗脸水中加入少量食醋洗脸，然后用芦荟叶汁涂抹面部粉刺处，同时每天口服花粉 5～10 克。

【功效】 消除面部粉刺。

皲裂、皮肤干燥

方一：

【制配】 蜂花粉 20 克，杏仁油 100 克，植物油 15 克，液体羊毛脂 15 克，蜂蜡片 15 克，将以上前 4 味一起放入锅中，用文火加热煨 10 分钟，过滤除去花粉渣，加蜂蜡融化，搅拌至凉成膏，外涂皮肤。

【功效】 适用于皮肤干燥症患者。能润肤，防干燥。

方二：

【制配】 鲜蜂花粉 50 克，95％的乙醇 100 毫升，蒸馏水适量，先将鲜花粉放入乙醇溶液中浸泡 5～7 日，取上清液加入等量蒸馏水，然后将花粉液滴入化妆品中或蜂蜜中擦脸。

【功效】 适用于皮肤干燥和黄褐斑等症患者。

外 伤

方一：

【制配】 取蜂花粉 2～3 克用水和成糊状，敷于烫伤处，每隔 2 天换 1 次。

【功效】 适用于烫伤患者。

方二：

【制配】 蜂花粉 5 克，香油适量。将山茶花粉研成细末，加入适量香油混匀，随时涂于患处。

【功效】 适用于烫伤患者。

方三：

【制配】 每天服三七花粉 2～3 次，每次服 6～8 克。

【功效】 适用于跌打损伤患者。

流行性感冒

【制配】 每天口服蜂花粉 2～3 次，每次服 5 克，用温开水送服。

【功效】 可预防感冒、流行性感冒等。

呼吸系统疾病

方一：

【制配】 蜂花粉 400 克，蜂王浆 500 克，蜂蜜 1500 克。每天早饭前和睡觉前 30 分钟，取花粉 4 克，蜂王浆 5 克，蜂蜜 15 克服用，连续服用 10 天。

【功效】 适用于支气管炎患者的辅助治疗。

方二：

【制配】 蜂花粉，每天口服3次，每次服3～5克，饭前用温开水送服。

【功效】 适用于老年慢性支气管炎患者。

方三：

【制配】 蜂花粉250克，蜂蜜500克。将花粉浸入蜂蜜中搅拌均匀，使花粉充分润湿，放冰箱或阴凉处贮存服用，每天3次，每次服1汤匙，用温开水送服。

【功效】 适用于支气管哮喘患者。

方四：

【制配】 蜂花粉或向日葵花粉10克，冰糖适量。将花粉、冰糖用温开水冲泡，随时饮服。

【功效】 适用于气喘、咳嗽等症患者。

方五：

【制配】 蜂花粉，早晚饭后口服15克，用温开水送服。

【功效】 适用于慢性肺气肿患者。

方六：

【制配】 蜂花粉15克，并加蜂蜜适量，早饭后、睡觉前用温开水冲服。适用于从事纺织、木工、矿工等灰尘污染严重的职业引起的硅沉着病（矽肺）。

【功效】 一般服用花粉3个月后，呼吸困难的症状即可缓解或消失。

胃肠道病变

方一：

【制配】 每天晚饭后半小时服用蜂花粉20克。

【功效】 适于慢性胃炎的治疗。

方二：

【制配】　蜂花粉、蜂蜜，先将花粉用温开水浸泡开，然后加入蜂蜜适量搅匀，每天 2 次，每次服 5～10 克。

【功效】　适用于慢性胃炎患者，有增强消化的功能。

方三：

【制配】　蜂花粉 20 克，蜂蜜 500 克，鲜芦荟汁 75 克。将 3 味混匀，每天口服 3 次，每次服 1 茶匙，饭前 30 分钟服。

【功效】　适用于胃酸不足引起的胃炎和胃肠道功能不足者。

方四：

【制配】　每天服蜂花粉 2 次，早饭前用 1 茶匙，临睡前用 2 茶匙。

【功效】　适用于胃、十二指肠溃疡以及胃肠道功能紊乱者。一般服用 1 个月后即可减轻症状，且无任何不良反应。

方五：

【制配】　蜂花粉 200 克，蜂蜜 500 克，蜂王浆 500 克。将以上 3 味混合均匀，使花粉充分润湿软化，每天 3 次，每次服 10～20 克。

【功效】　适用于胃及十二指肠溃疡，慢性胃炎等疾病。

方六：

【制配】　蜂花粉，每天口服 3 次，每次服 15 克，用温蜂蜜水送服。

【功效】　适用于脾胃虚弱者。

方七：

【制配】　蜂花粉，每天口服 1～2 次，每次服 5～10 克。

【功效】　有健脾、胃，驱虫的作用。

方八：

【制配】　鲜蜂王浆 50 克，蜂花粉 100 克，蜂蜜 50 克。先将蜂王浆研磨，再加入到蜂蜜中搅拌均匀，然后混入花粉，使之充分润湿软化，密封 15 日。每日 2 次，每次服 10 克，30 天为一个疗程。

【功效】　适用于慢性功能性腹泻患者。

方九：

【制配】 口服蜂花粉，每日 2～3 次，每次服 5～10 克。

【功效】 适用于腹泻患者。

方十：

【制配】 蜂花粉 15 克，马齿苋 30 克。先将马齿苋水煎，去渣后，加入花粉调匀，每日 1 剂，分 2 次饮服。

【功效】 适于痢疾等症治疗。

方十一：

【制配】 蜂花粉 20 克，蜂蜜 10 克，将蒲公英花粉和蜂蜜加水适量调和，每日 1 剂，分 2 次饮服。

【功效】 适用于便秘等症患者。

肝脏疾病

方一：

【制配】 蜂花粉直接口服，分早晚 2 次，每次服 15 克，用温开水冲服。也可以将花粉研碎成细粉后，加入蜂蜜调匀，制成花粉蜜服用；还可以将蜂王浆、花粉、蜂蜜制成王浆花粉蜜服用，每日早饭前 30 分钟和晚饭后 30 分钟各服 1 次，每次服 10～20 克。

【功效】 适用于各种类型的肝炎患者。

方二：

【制配】 蜂花粉 8 克，蒲公英花粉 8 克。将花粉用温开水浸泡后服用，也可加蜂蜜调服，每天早晚各服一次。

【功效】 具有消炎、利尿、镇静等作用，对肝病身体虚弱者有良好的

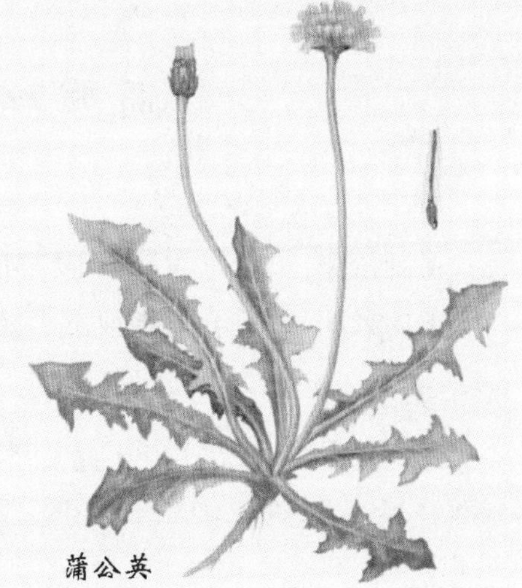
蒲公英

作用，也适于肝炎患者的辅助治疗。

高血压

方一：

【制配】 蜂花粉500克，蜂王浆200克，白酒50毫升，蜂蜜2000克，将蜂王浆放入小盆内，倒入白酒，用筷子将蜂王浆朵块打开，再加入蜂蜜调匀。每日早晚空腹服用2次，每次服25克，同时用温开水送服花粉5克。

【功效】 适用于高血压患者。

方二：

【制配】 蜂王浆1000克，蜂花粉1000克。取冷冻的蜂王浆60克，装入广口瓶中，放入冰箱的保鲜层中待用。每日早饭前服蜂王浆5克，花粉5克，连服数日。

【功效】 适用于高血压患者。

方三：

【制配】 蜂花粉，每日口服2次，每次服10克，用温开水送服。

【功效】 适用于高血压、动脉硬化、静脉扩张等症患者。

高脂血症和冠心病

方一：

【制配】 蜂花粉，日服3次，每次服10克，30天为一个疗程。

【功效】 适于高脂血症、动脉硬化及由此引起的其他疾病的治疗。

方二：

【制配】 蜂花粉80克，荞麦花粉10克，瓜类花粉10克。将上述3类花粉共同研成细末，日服2次，每次服5～10克，连服30日为一个疗程。

【功效】　适用于动脉硬化等症患者的预防。

方三：

【制配】　蜂花粉或油菜花粉，每日 2～3 次，每次服 5～ 10 克。

【功效】　适于预防动脉粥样硬化等症。

方四：

【制配】　蜂花粉 500 克，蜂王浆 500 克，蜂蜜 500 克。每日早饭前和晚饭后 30 分钟各服用一次，每次各服 3 克，3 个月为一个疗程。

【功效】　适用于冠心病患者。一般服用一个疗程病情可减轻，2 个疗程后病情可大有好转。

方五：

【制配】　蜂花粉 400 克，蜂粮适量。从蜂群中取出花粉脾，用弯头不锈钢镊子挖出巢房中的蜂粮，加少许水稀释，再与花粉拌匀，使花粉变湿盛于罐头瓶中，密封至于室内温暖处，待几日发酵略变酸即可服用，每日空腹服 3 次，每次服 1 匙。

【功效】　可用于冠心病的辅助治疗。

方六：

【制配】　蜂花粉 45 克，五灵脂 45 克，将菖蒲花粉与五灵脂共研成细末，用热黄酒送服。每日早晚各服 1 次，每次服 6～10 克。

【功效】　适用于冠心病。

方七：

【制配】　蜂花粉，每日 2 次，每次服 8～10 克，用温开水送服。

【功效】　适用于心悸、心功能不全，毛细血管脆性增加等症患者。

脑血管病

方一：

【制配】　蜂花粉 20 克，蜂蜜 20 克混匀，分 2 次服用，早晚各服 1 次。

【功效】 适用于脑血管供血不足引起的头痛、失眠等患者。

方二：

【制配】 蜂花粉 9 克，奶粉 15 克，白糖 10 克。将上述 3 味用温开水冲匀，每日早晚 2 次服用。

【功效】 适用于预防脑供血不足、脑血栓等症状患者。

方三：

【制配】 将蜂花粉或苹果花粉用温开水送服，或拌入蜂蜜中食用，早晚各服 1 次，每次服 10～15 克。

【功效】 适用于预防脑卒中（中风）或眼底出血等症患者。

血液系统疾病

方一：

【制配】 口服蜂花粉，每日 2 次，每次服 5～10 克。

【功效】 适用于缺铁性贫血，再生障碍性贫血等症患者。

方二：

【制配】 将蜂花粉 20 克，蜂蜜 100 克，鲜牛奶 200 毫升混匀，装入暗色玻璃瓶内，密封贮存在阴凉处。每天三餐前各服 1 次，每次服 1 茶匙，服用 30～45 天后停用 2～3 周，必要时继续服用。

【功效】 适用于贫血患者。

方三：

【制配】 可花粉，每日 3 次，每次服 5～15 克，空腹用温开水送服。

【功效】 可用于血小板减少性紫癜的治疗。

神经及精神系统疾病

方一：

【制配】 将蜂花粉 100 克、南瓜花粉 20 克、荞麦花粉 10 克充分混匀，每日 3 次，每次服 15 克，用温开水送服。

【功效】 适用于神经衰弱者。

方二：

【制配】 蜂花粉，每日 2～3 次，每次服 10～15 克，用温开水或蜂蜜水送服。

【功效】 适用于因工作压力大而引起的失眠、神经衰弱、健忘等症患者，也可用于精神抑郁综合征和老年性精神病等患者。

方三：

【制配】 蜂蜜 30 克，蜂花粉 30 克，鲜橙汁 500 毫升。将花粉放冰箱中冷冻 24 小时以上，取出后迅速放入 150 毫升 80℃的热水中，立即搅拌，再静置 24 小时，中间搅拌数次。用洁净细布过滤，制成花粉乳，再与蜂蜜、橙汁混匀，装瓶备用。每日 2 次，每次服 20 克，用温开水 100 毫升冲服。

【功效】 适用于失眠、健忘、心悸、眩晕等症患者。

方四：

【制配】 蜂花粉 20 克，用温开水浸泡后冲服，也可加蜂蜜调服，每日服 2～3 次。

【功效】 适用于头晕、健忘等症患者。

方五：

【制配】 蜂花粉 20 克，蜜蜂成虫体 10 克，蜂胶 10 克。先将蜜蜂成虫体研碎，制成浸液 40 毫升，蜂胶粉碎后制成蜂胶酊，再将 2 味混合后加入花粉摇匀。每日服 1～2 次，15 天为一个疗程。

【功效】 适用于癫痫病患者。

方六：

【制配】 取老巢脾 50 克，洗净后加水 500 毫升，用文火煎，过滤去渣将滤液平分为 3 份。每日 3 餐前各服 1 份，每次服用时加花粉 20～30 克。

【功效】 适用于癫痫病患者。

方七：

【制配】 蜂花粉，每日 2 次，每次服 10～15 克，用温开水送服。

【功效】 适用于头痛、头晕、心慌等症患者。

方八：

【制配】 蜂花粉 100 克，蜂蜜 100 克，将纯净花粉研细，再将蜂蜜水浴加热至 50～60℃，将花粉与蜂蜜混匀，装瓶置阴凉处或冰箱中贮存备用。每日 2 次，每次服 20 克，10 天为一个疗程。

【功效】 适用于脑供血不足引起的头痛及其他原因引起的各种头痛、眩晕等症患者。

方九：

【制配】 将蜂花粉 50 克，南瓜花粉 80 克，荞麦花粉 70 克，充分混匀，每日 3 次，每次服 10 克，用温蜂蜜水送服。

【功效】 可预防老年性痴呆。

方十：

【制配】 每天早晚各服花粉（如南瓜花粉等）10～15 克。

【功效】 适用于神经官能症患者，一般服用 1 年症状可消失。

泌尿系统疾病

方一：

【制配】 蜂花粉用温开水或蜂蜜水送服，每日 2 次，每次服 5～8 克。

【功效】 适用于肾炎、膀胱炎、尿道炎等患者。

方二：

【制配】 蜂花粉，早晚各服 1 次，每次服 10～15 克，用温开水冲服。

【功效】 适用于肾结石患者。

方三：

【制配】 老巢脾 50 克，洗净后加水 500 毫升，用文火煎汤，除蜡渣，滤液分成3份。每天餐前各服1份，每次服用时加蜂花粉30克，连服5天为一个疗程。

【功效】 适用于尿频患者。

方四：

【制配】 口服蜂花粉，早饭前、晚饭后用温开水送服，每次服5～10克。

【功效】 适用于慢性前列腺炎、前列腺增生等症患者。

方五：

【制配】 蜂花粉1000克，花粉脾半张，白砂糖1000克。将蜂花粉与白砂糖混匀，每日1汤匙，早晨空腹温开水送服，同时加1小块花粉脾嚼服（花粉脾用无毒塑料袋密封，放冰箱中冷藏保存）。

【功效】 适用于前列腺炎患者。

方六：

【制配】 老巢脾1张，蜂花粉适量。取2年以上老巢脾1张，切成小碎块，加水1000毫升煮沸30分钟，每次服50毫升，同时服花粉5克，连服15日为一个疗程。

【功效】 适用于前列腺炎、前列腺增生等症患者。

男性不育症

方一：

【制配】 蜂花粉，每日3次，每次服15～20克，用温蜜水冲服，60天为一个疗程。

【功效】 适用于男性不育症患者。

方二：

【制配】 蜂花粉，每日口服2～3次，男性每次服3～5克，女性服15克。

【功效】 适用于男女不育、不孕者。

方三：

【制配】　蜂花粉，每日 2 次，每次服 10～15 克，早晚用温开水冲服。

【功效】　适用于不孕症患者。

糖尿病

方一：

【制配】　蜂花粉 35 克，早晚空腹服用，用温蜂蜜水冲服。

【功效】　适用于糖尿病患者。

方二：

【制配】　将蜂花粉 12 克，西瓜皮、冬瓜皮各 15 克加水煎服，每日 2 次，每次饮半杯。

【功效】　有清热、祛湿、利水的作用。适用于糖尿病口渴、尿浊症患者。

方三：

【制配】　蜂花粉 500 克，35％的蜂胶酊 1500 克，鲜蜂王浆 1200 克，将花粉与蜂胶酊混合，浸泡 3 日后服用，每日 3 次，每次服 3～5 克，同时另服蜂王浆 10 克。

【功效】　适用于糖尿病患者。

肿　瘤

方一：

【制配】　早饭后服用蜂花粉 10～15 克，用温蜂蜜水送服。

【功效】　适用于前列腺癌的治疗。一般连服 2 周就会有效，坚持服用，健康状况会更好，无不良反应。

方二：

【制配】　蜂花粉 100 克，蜂王浆 300 克，蜂胶粉 20 克，每次取蜂王浆15克，花粉5克，蜂胶粉1克，混合后用温开水送服，每日2次。

【功效】 对各种早期癌有一定的抑制作用。

过敏性疾病

方一：

【制配】 每天早饭后服用蜂花粉15克。

【功效】 适用于荨麻疹、过敏性鼻炎等症患者。

方二：

【制配】 每天早晚服用蜂花粉15～20克，用温开水送服。

【功效】 适用于面部皮肤过敏、剥脱性皮炎等症患者。

妇科疾病

方一：

【制配】 蜂花粉，每日2次，每次服5～6克。

【功效】 适用于痛经、月经不调等妇科疾病患者。

方二：

【制配】 将蜂花粉直接用温开水送服或拌入蜂蜜中服用，每日2～3次，每次服5～10克。

【功效】 适用于妇女月经不调，妊娠期恶心、呕吐及更年期综合征等症患者。

方三：

【制配】 将蜂花粉研细消毒，用25%的苯扎溴铵（新洁尔灭）消毒液冲洗阴道后，将野菊花粉适量涂于宫颈糜烂处，每日1次，3～5日为一个疗程。

【功效】 可用于宫颈糜烂的治疗。

方四：

【制配】 每日饭后取蜂花粉1汤匙，用温开水冲服。

【功效】 适用于乳腺炎、乳腺增生等症患者。

方五：

【制配】 将鲜蜂王浆100克，蜂花粉50克，蜂蜜适量混匀，每日3次，每次服5～10克，用温蜂蜜水送服。

【功效】 适用于更年期内分泌失调、紊乱等症患者。

小儿疾病

方一：

【制配】 蜂花粉10克，生石膏10克，沙参6克，板蓝根、麻黄、杏仁各3克。水煎服。3岁2日服1剂，3～7岁1日服1剂，7岁以上1日服1剂半；均可少量多次服用。

【功效】 适用于小儿血瘀型气管炎。

方二：

【制配】 口服蜂花粉，每日1～2次，每次服1～2克，用温开水送服。

【功效】 适用于小儿发育不良患者。

方三：

【制配】 蜂花粉15克，蜂蜜15克，植物卵磷脂、白砂糖各适量。将上述4味混匀，早晨空腹用温开水冲服，每次服20克。少儿每天10克，幼儿每天5克。

【功效】 适用于青少年和婴幼儿营养不良。对青少年和

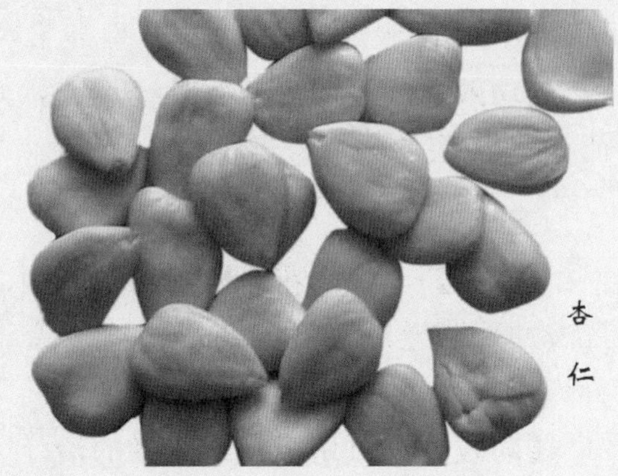

杏仁

幼儿有助长促发育，增强智力的功效。

养生保健

方一：

【制配】　将蜂花粉用温开水浸泡后服用。每日 2 次，每次服 5～10 克。

【功效】　经常服用可解毒、消除疲劳，能够增强体质。

方二：

【制配】　蜂花粉，每日 2 次，每次服 2～5 克，用温开水送服。

【功效】　适用于身体虚弱者。

方三：

【制配】　蜂花粉，每日 2～3 次，每次服 4～5 克。

【功效】　适用于营养不良者。

方四：

【制配】　鲜蜂花粉 100 克，炒米粉 100 克，蜂蜜适量，将花粉与炒米粉兑入蜂蜜调匀制成糕状，每日 2 次，每次服 10 克左右。

【功效】　适用于营养不良、浑身无力、身体瘦弱等症患者。

方五：

【制配】　蜂花粉 100 克，蜂蜜 200 克，白糖 50 克。将花粉磨碎与白糖拌匀，然后再加蜂蜜调和均匀，放入锅中隔水快速加热至 95℃，半分钟左右取出装瓶即成。每日服 2 次，每次 20 克，可直接食用或涂在点心上食用。

【功效】　适用于体弱多病，久病不愈及健康者防病养生。

方六：

【制配】　蜂花粉用温蜂蜜水送服，每日 2 次，每次服 15 克。

【功效】　适用于气虚患者。

方七：

【制配】　蜂花粉 200 克，白酒 500 毫升。将花粉放入酒中浸泡 3 日，服用时摇匀，每日 2 次，每次饮 20～50 毫升。

【功效】　适用于体弱多病、浑身无力者，能增强免疫力。

方八：

【制配】　蜂花粉 60 克，山楂花粉 40 克混合均匀，日服 3 次，每次服 10～15 克。

【功效】　长期坚持具有抗疲劳功效。

其他疾病

方一：

【制配】　蜂花粉用温开水或蜂蜜水冲服，每日 2 次，每次服 8 克。

【功效】　适用于风湿痛患者。

方二：

【制配】　将蜂花粉 150 克，蜂蜜 500 克充分混匀，每日 2 次，每次服 10 克。

【功效】　适用于风湿性关节炎患者。

方三：

【制配】　蜂花粉，每日饭后服用，每次服 5 克。

【功效】　适于肩周炎引起的肩膀僵硬患者服用。

方四：

【制配】　将蜂花粉用温开水浸泡后服用，每日 2～3 次，每次服 5 克。

【功效】　适用于静脉曲张患者。

方五：

【制配】　将蜂花粉用温开水或蜂蜜水泡后服用，每日 3 次，每次服 5～10 克，有强筋骨、祛风湿之功效。

【功效】 适用于腰痛、腿痛等症患者。

方六：

【制配】 蜂花粉5克，每日2次用温开水送服。

【功效】 适于久治不愈的天疱疮患者服用。

方七：

【制配】 蜂花粉1000克，人乳（或羊乳）100毫升，取20克花粉与乳汁混合，制成花粉滴鼻液，每日滴鼻3～4次，每次1～2滴。其余花粉口服，每日3次，每次服15克。

【功效】 适用于萎缩性鼻炎、慢性干燥性鼻炎引起的鼻黏膜糜烂等症患者。

方八：

【制配】 鲜蜂花粉用温开水送服，每周服1～2天，每日2次，每次服5～10克，用温开水送服。

【功效】 适用于扁桃体炎患者。

方九：

【制配】 蜂花粉用温蜂蜜水冲服，每日2次，每次服10克。

【功效】 适用于毛细血管脆性增加、牙龈出血等症患者。

第三篇　冬虫夏草

“冬天是虫，夏天是草，冬虫夏草是个宝。”冬虫夏草简称虫草，是冬季真菌寄生于虫草蛾幼虫体内，到了夏季发育而成的。冬虫夏草因此得名。

一、基本常识

冬虫夏草定义

“冬天是虫，夏天是草，冬虫夏草是个宝。”冬虫夏草简称虫草，是冬季真菌寄生于虫草蛾幼虫体内，到了夏季发育而成的。冬虫夏草因此得名。

从外形上看，冬虫夏草虫体呈金黄色、淡黄色或黄棕色，又因价格昂贵而有“黄金草”之称。其药用价值高，功效好，被视为珍品，市场需求量大，但其天然资源量却很稀少。

冬虫夏草究竟是虫还是草？从它的形成过程来看，怎么长出来的呢？夏季，虫子将卵产于草丛的花叶上，随叶片落到地面。经过一个月左右孵化变成幼虫，便钻入潮湿松软的土层。土层里有一种虫草真菌的子囊孢子，它只侵袭那些肥壮、发育良好的幼虫。幼虫受到孢子侵袭后钻向地面浅层，孢子在幼虫体内生长，幼虫的内脏就慢慢消失了，体内变成充满菌丝的一个躯壳，埋藏在土层里。经过一个冬天，到第二年春天来临，菌丝开始生长，到夏天时长出地面，长成一根小草，这样，幼虫的躯壳与小草共同组成了一个完整的“冬虫夏草”。通俗地讲，就是蝙蝠科许多种别的蝙蝠蛾为繁衍后代，产卵于土壤中，卵之后转变为幼虫，在此前后，冬虫夏草菌侵入幼虫体内，吸收幼虫体内的物质作为生存的营养条件，并在幼虫体内不断地繁殖，致使幼虫体内充满菌丝，在来年的5～7月份天气转暖时，自幼虫头部长出黄或浅褐色的菌座，生长后冒出地面呈草梗状，就形成我们平时见到的冬虫夏草。因此，冬虫夏草虽然兼有虫和草的外形，却非虫非草，属于菌藻类生物。

冬虫夏草主要分布在我国青海、西藏、四川、云南、贵州、甘肃等海拔4000米左右的高海拔地区。专业人士根据产地的不同又分为青海草、藏草、川草、滇草等。也有把产自青海、西藏的统称为藏冬虫夏草。一般来讲，青海、西藏两地出产的冬虫夏草内在品质要比其他地方的好，很受市场欢迎，售价也较高。

冬虫夏草的中药属性

虫草为麦角菌科植物，干燥的虫草体与菌座相连而成，全长9～12厘米，虫体如三眠老蚕，长3～6厘米，粗0.4～0.7厘米。表面棕黄色，粗糙，背部有许多横皱纹，腹部有8对足，中间4对足较明显，其特征如蚕体，质轻而脆，易折断，断面类白色，周边显深黄色，断面心内充实。虫体头部生出菌座呈棒状，弯曲，上部略膨大，表面灰褐色或黑褐色，长达4～8厘米，味微臭，以虫体色泽黄亮，丰满肥大，断面黄白色，菌座短小者为佳。

性味归经：性温、味甘。归肾、肺经。

功能主治：具有养肺阴，补肾阳，止咳化痰，抗癌防老的功效，为平补阴阳之品，诸无所忌（男女老少都能吃，是适合人群最广的补品，而且不需要忌嘴，对身体大有补益，补精髓益肺肾，而且药性温和，不似人参会使人产生燥热，有人参之益而无人参之害）。可用于肺痨咳血，阳痿遗精等症。此外，病后体虚不复，自汗畏寒等，可以用冬虫夏草同鸭、鸡、猪肉等炖服，有补虚扶弱之效。现代研究表明，虫草有平喘作用。

真虫草用开水浸泡，虫体变膨大而软，菌座色加重成为黑褐色，虫体和菌座紧相连，不脱落。浸液微有臭味。

据临床研究报道，冬虫夏草具有十大功能：

①抗菌；

②免疫调节；

③抗癌；

④抗炎；

⑤滋肾；

⑥提高肾上腺皮质醇含量；

⑦抗心律失常；

⑧抗疲劳；

⑨祛痰平喘；

⑩镇静催眠。

怎样正确挑选冬虫夏草

冬虫夏草均为野生，生长在海拔3000～5000米的高山草地灌木带上面的雪线附近的草坡上。每年五月份中下旬，当冰山上的冬雪开始融化，气候转暖的时候，草蝙蝠蛾的幼虫破土而出，开始活动，在山上的腐殖质中爬行，待头向上爬至虫体直立时，寄生在虫头顶的菌孢开始生长，菌孢开始长时虫体即死，菌孢把虫体作为养料，生长迅速，虫体一般为4～5厘米，菌孢一天之内即可长至虫体的长度，这时的虫草称为“头草”，质量最好；第二天菌孢长至虫体的两倍左右，称为“二草”，质量次之；三天以上的菌孢疯长，采之无用。

购买时首先要注意外观色泽。冬虫夏草虫体似蚕，长3～5厘米，表面深黄色至黄棕色，有环纹20～30个，足8对（中部4对比较明显）。子座细长圆柱形，长4～7厘米，直径约0.3厘米，表面深红棕色至棕褐色，有细纵皱纹，上部稍膨大。断面为白色，气微腥，味微苦。选择时以虫体完整、丰满肥大，外色黄亮、内色白，子座短者为佳。要注意有些空壳冬虫夏草，是在提取有效成分后再出售，这种虫草内容物少，外观不饱满。也可以掰开细看，若有在虫草中插入铁丝等异物的即是伪劣商品。建议购买正规商店或有信誉厂商的产品。

冬虫夏草的贮存方法

保存方法：一般家庭每次购买的虫草量都会比一次服用量稍多一点，这就需要注意虫草的储藏了。虫草的储藏要点是防潮、防蛀和防虫。如果量很少，而且储藏时间也很短的话只需要放在阴凉干燥的地方就行了。或将其与花椒或丹皮放在密闭的玻璃瓶中，置冰箱中冷藏，随用随取。如果量大或者需要放置较长时间，则最好在放虫草的地方放一些硅胶之类的干燥剂，因为，刚买来的虫草都有些潮而且久置容易发霉、生虫。

虫草受潮后要化苗，即虫体成空过壳，捏后变扁，虫草质量降低。若用白酒喷洒虫草（每千克用 250 毫升酒），喷后再喷水，用硫黄熏，可保几个月不化苗。发现虫草受潮后，应立即曝晒。若生虫，可用硫黄熏之，或用炭火微微烘焙，事后筛去害虫虫体与蛀屑。虫草保存不宜过久，过久则药效降低。

西藏野生冬虫夏草分级方法

1. 人工分级

方法为取水分含量不低于 4％至不高于 8％之间的散装藏野生冬虫夏草后摊撒开（太干易折断，太湿虫体已不同程度膨胀变大），依据虫体外形大小分级。虫体外形大小相差 5％以内为一个级别，不区分虫体颜色（藏野生冬虫夏草的原始虫体颜色和所生长的土壤颜色有较大关系，土壤颜色和地质岩层有关，在同一地区，地表岩层不一定相同，因此，藏野生冬虫夏草颜色对内在品质并无直接关系）。

2. 散装野生藏冬虫夏草分级方法

散装野生藏冬虫夏草目前无统一分级标准，不同地区分级方法有所不同。大体可分为10～32个级别。

同样是野生藏冬虫夏草，其最高等级售价一般来说高于最底等级售价1.4倍左右。最高等级售价虽然很高，但目前全球性产地同一品质的虫草仅在西藏自治区和青海省两地发现有分布，所以价高而难多得。同一级别的野生藏冬虫夏草比野生川冬虫夏草的市场价高出很多。而同一级别的野生川冬虫夏草比野生滇冬虫夏草的市场价又高出许多。散装野生藏冬虫夏草可分：

①统装野生藏冬虫夏草：统装野生冬虫夏草大体可分为6～13个级别；

②选装野生藏冬虫夏草：选装野生冬虫夏草大体可分为8～19个级别。

3. 散装无包装野生藏冬虫夏草分级方法

散装无包装野生藏冬虫夏草分为两大类：

第一大类为依据虫体外形大小分级的藏冬虫夏草，简称“选草”；

第二大类为依据无分级的藏冬虫夏草，简称“统草”。

4. 无包装散货选装藏冬虫夏草分级方法

无包装散货选装藏冬虫夏草等级参考为依据虫体外形大小，人工挑选分类分级的野生藏冬虫夏草，又名：选草、选装草、选装虫草、选装冬虫草、选装藏虫草。

(1) 一级品

每千克藏虫草条数在1899条内，水分含量为3%～5%，已折断藏虫草条数不高于3%。

(2) 二级品

每千克藏虫草条数在1900～1999条内，水分含量为3%～5%，已折断藏虫草条数不高于3%。

(3) 三级品

每千克藏虫草条数在2000～2099条内，水分含量为3%～5%，已

折断藏虫草条数不高于3%。

(4) 四级品

每千克藏虫草条数在2100～2199条内，水分含量为3%～5%，已折断藏虫草条数不高于3%。

(5) 五级品

每千克藏虫草条数在2200～2299条内，水分含量为3%～5%，已折断藏虫草条数不高于3%。

(6) 六级品

每千克藏虫草条数在2300～2399条内，水分为3%～5%，已折断藏虫草条数不高于3%。

(7) 七级品

每千克藏虫草条数在2400～2499条内，水分含量为3%～5%，已折断藏虫草条数不高于3%。

(8) 八级品

每千克藏虫草条数在2500～2599条内，水分含量为3%～5%，已折断藏虫草条数不高于3%

(9) 九级品

每千克藏虫草条数在2600～2699条内，水分含量为3%～5%，已折断藏虫草条数不高于3%

(10) 十级品

每千克藏虫草条数在2700～2799条内，水分含量为3%～5%，已折断藏虫草条数不高于3%。

(11) 十一级品

每千克藏虫草条数在2800～2899条内，水分含量为3%～5%，已折断藏虫草条数不高于3%。

(12) 十二级品

每千克藏虫草条数在2900～2999条内，水分含量为3%～5%，已

折断藏虫草条数不高于3%。

(13) 十三级品

100%已折断，水分含量为3%～5%。

5. 无包装散货统装藏冬虫夏草分级方法

无包装散货统装藏冬虫夏草等级参考为不经任何挑选分级的原始野生藏冬虫夏草，又名：统草、统装草、统装虫草、统装冬虫草、统装藏冬虫夏草。

(1) 一级品

每千克藏虫草条数在2499条内，水分含量为3%～5%，已折断藏虫草条数不高于3%。

(2) 二级品

每千克藏虫草条数在2500～2599条内，水分含量为3%～5%，已折断藏虫草条数不高于3%。

(3) 三级品

每千克藏虫草条数在2600～2699条内，水分含量为3%～5%，已折断藏虫草条数不高于3%。

(4) 四级品

每千克藏虫草条数在2700～2799条内，水分含量为3%～5%，已折断藏虫草条数不高于3%。

(5) 五级品

每千克藏虫草条数在2800～2899条内，水分含量为3%～5%，已折断藏虫草条数不高于3%。

(6) 六级品

每千克藏虫草条数在2900～2999条内，水分含量为3%～5%，已折断藏虫草条数不高于5%。

(7) 七级品

每千克藏虫草条数在3000～3099条内，水分含量为3%～5%，已

折断藏虫草条数不高于5%。

(8) 八级品

每千克藏虫草条数在3100～3199条内，水分含量为3%～5%，已折断藏虫草条数不高于5%。

(9) 九级品

每千克藏虫草条数在3200～3299条内，水分含量为3%～5%，已折断藏虫草条数不高于5%。

(10) 十级品

每千克藏虫草条数在3300～3399条内，水分含量为3%～5%，已折断藏虫草条数不高于5%。

(11) 十一级品

每千克藏虫草条数在3400～3499条内，水分含量为3%～5%，已折断藏虫草条数不高于5%。

(12) 十二级品

每千克藏虫草条数在3500～3599条内，水分含量为3%～5%，已折断藏虫草条数不高于5%。

(13) 十三级品

每千克藏虫草条数在3600～3699条内，水分含量为3%～5%，已折断藏虫草条数不高于5%。

(14) 十四级品

每千克藏虫草条数在3700～3799条内，水分含量为3%～5%，已折断藏虫草条数不高于5%。

(15) 十五级品

每千克藏虫草条数在3800～3899条内，水分含量为3%～5%，已折断藏虫草条数不高于5%。

(16) 十六级品

每千克藏虫草条数在3900～3999条内，水分含量为3%～5%，已

折断藏虫草条数不高于5%。

(17) 十七级品

每千克藏虫草条数在4000～4099条内，水分含量为3%～5%，已折断藏虫草条数不高于5%。

(18) 十八级品

每千克藏虫草条数在4100～4199条内，水分含量为3%～5%，已折断藏虫草条数不高于5%。

(19) 十九级品

每千克藏虫草条数在4200～4299条内，水分含量为3%～5%，已折断藏虫草条数不高于5%。

冬虫夏草的抗疲劳作用

冬虫夏草的抗疲劳作用是有着它独特的一面的，不管是疾病性疲劳还是非疾病性疲劳，冬虫夏草都可以很好地给予比较彻底的治疗，而且存在的毒副作用也要大大小于其他药物。因此，在条件许可的情况下，是可以适当食用冬虫夏草来抵抗疲劳和消除疲劳的。研究分析也表明：冬虫夏草对增强人体的免疫功能功效显著，对体弱病患者，劳心劳力者，增强体质，延年益寿都会有意想不到的效果。

冬虫夏草有影响机体代谢功能、人体内分泌系统功能和抑制平滑肌的作用。人体过度运动就会导致体内的自由基大量增加，由此而产生的丙二醛就会对细胞有毒性作用，这是造成人体疲劳的主要原因。而冬虫夏草能明显地抑制脂质过氧化，减少自由基的产生，使丙二醛显著下降，达到保持细胞膜的正常功能，从而有效地保持人体机能的活动能力。

如果只是针对能量代谢所引起的疲劳来说，冬虫夏草及虫草菌的水提物质就能促进红细胞糖酵解生成ATP，增大肝细胞能荷值，激活肌肉胞浆磷酸肌酸激酶活性，使ADP接受磷酸肌酸的能量生成ATP，从而达到抵抗疲劳的作用。而如果是针对糖代谢和脂代谢所引起的疲劳来说，冬虫夏草和冬虫夏草液则不但可以使空腹血糖浓度显著提高；而且冬虫夏草和冬虫夏草醇提液及发酵虫草菌还可以显著降低血清胆固醇含量、缓解高脂血症和降低血浆脂蛋白，从而从某种程度上达到减少和预防疲劳的产生。

冬虫夏草还可以调节恢复内分泌系统的功能紊乱。通过调整内分泌系统去治疗由内分泌系统失调所引起的疾病性疲劳。另外，冬虫夏草还有抑制平滑肌的作用，对离体回肠、离体肠管、离体子宫都起到抑制作用，能明显地扩张离体气管平滑肌，从而达到提高人体血红蛋白的水平、提高有氧负荷测试的能力、抵抗疲劳的作用。

此外，冬虫夏草除了可以促进运动后的体力恢复、改善运动过后不适应期产生的血清免疫球的蛋白水平，消除疾病性疲劳和非疾病性疲劳以外，还可以在某种程度上达到预防疲劳过度而诱发的各种疾病。

冬虫夏草的抗菌抗癌作用

现代药理研究表明：冬虫夏草能激活巨噬细胞内酸性磷酸酶的活性，促进脾脏和肝脏内细胞的吞噬功能。能明显地提高肌体网状内皮系统吞噬能力，又能促进体内 T 淋巴细胞的转化，促进抗体的形成，提高机体的体液免疫功能。既是一味理想的佐餐佳肴，又是一副扶正抗癌的滋补良药。不但可以补虚损、益精气、抗病原微生物菌，还可以治疗各种癌症、肿瘤。十分适宜需要补虚益气或患有肺癌、乳腺癌、食道癌、喉癌、子宫癌和前列腺癌等各种癌症的患者食用。

据《现代中药学大辞典》中记载：“冬虫夏草具有抗病原微生物作用，特别对葡萄球菌、链球菌、鼻疽杆菌、炭疽杆菌、猪出血性败血症杆菌等有抑制作用。冬虫夏草煎剂对絮状表皮癣菌、须疮癣菌、石膏样小芽孢癣菌、羊毛状小芽孢癣菌等真菌有抑制作用。”而其中对结核杆菌的作用却有不同的说法，但多数都认为冬虫夏草醇浸剂对于结核杆菌有一定抑制作用，抑菌浓度为 1∶4000～1∶100000，而煎剂浓度在 1∶100～1∶10000 无抑菌作用。蛹虫草菌的代谢产物“冬虫夏草菌素”在浓度为0.1毫克/毫升时对鸟型结核杆菌有抑制作用；而浓度为1毫克/毫升时枯草杆菌亦有抑制作用。对感染鼻疽杆菌的兔，经静注虫草素（虫草酸）治疗后，可使给药组兔生存时间比对照组延长53小时。而通过试管实验得知，体外试验其酒精浸出液1∶4000～1∶100000浓度时对结核杆菌H37Rv有明显抑菌作用，加入血清后则抑菌作用减弱，需1∶500才能抑制结核菌的生长，水煎剂对人型、牛型结核杆菌及耻垢杆菌均无抑制作用。对肺炎球菌及某些致病性真菌经初步试验有一定抑制作用。

另外，在《医用中药药理学》一书中对冬虫夏草的抗菌抗癌作用也有相关的记载：“冬虫夏草制剂在试管内能抑制链球菌、鼻疽杆菌、炭疽杆菌、猪出血性败血症杆菌及葡萄球菌的生长。冬虫夏草对He-La细胞有显著抑制的作用，能使生命曲线、分裂指数、软琼脂生长能力、集落生成率的对比率相对比较低。同时，对淋巴瘤和肺癌的原发灶和自发性肺转移也都有显著抑制作用。连续注射从冬虫夏草提纯出来的拟青素，能增强ESC的NK细胞活性，在一定的范围内，拟青素浓度依赖性的抑制3H－TdR，3H－UR，3H－Leu掺入到EAC细胞DNA，RNA和蛋白质分子中，这说明拟青素干扰EAC细胞核酸合成代谢。”我们可以采用程序外DNA合成（UDS）检测法来检测癌诱变剂MMS与蛹虫草同时作用脾淋巴细胞时，UDS反应性明显低于MMS单独使用时UDS反应性，这表示蛹虫草具有拮抗MMS所致BALB/C脾淋巴细胞DNA损伤的作用。此外，冬虫夏草还可以抑制喉癌细胞的生长曲线和克隆形成。虫草多糖能抑制S180肿瘤生长，增加外周血淋巴细胞酸性非特异酯酶阳性（ANAE＋）细胞百分数，增强迟发性变态反应（DTH）及巨噬细胞吞噬活性。冬虫夏草可以增强转换生长因子基因表达，促进肾小管细胞生长，调节细胞凋亡。

而虫草的水提物或醚提物可以明显抑制肉瘤、肺癌、乳腺癌等肿瘤的生长，增强一硫基嘌呤的抗癌作用，并且口服或腹腔给药均有效。虫草醇提物对前胃鳞状上皮增生无治疗作用，但是可以减少其癌变的发生率，抑制Lewis肺癌克隆的形成。冬虫夏草及人工虫草菌丝醇水提物对皮下移植性 Lewis 肺癌的原发灶生长和自发肺部转移均有明显的抑制作用，不但可以抑制 S180 肿瘤生长，而且还可以增加环磷酰胺的抗癌作用。

总的来说，各方面有关联的、有权威性的资料显示，针对补虚益气或治疗肺癌、乳腺癌、食道癌、喉癌、子宫癌和前列腺癌等各种癌症、肿瘤，冬虫夏草的确是一副上佳良药。不管是治标还是治本，它都能在某种程度上起到一定的治疗或辅佐的作用。

冬虫夏草的免疫调节作用

免疫调节对机体的作用主要是通过激活网状内皮系统和补体；激活巨噬细胞和 T 淋巴细胞、B 淋巴细胞；诱生多种细胞因子等多种途径来实现的。许多实验研究也表明，免疫调节剂在体内的作用不仅仅只与免疫系统的作用有关，而且与神经内分泌系统的作用也密切相关，即多糖对机体作用不是单独作用于免疫系统，而是作用于神经→内分泌→免疫调节网络的。而冬虫夏草活性多糖对机体特异性免疫与非特异性免疫、细胞免疫与体液免疫都有广泛的影响。早在清朝的《本草备要》、《本草纲目拾遗》、《本草从新》、《文房肆考》、《四川通志》、《本草图说》等数百部古医药书中对冬虫夏草的免疫调节作用就有了详细明了的记载。

冬虫夏草可以明显地提高机体单核－巨噬细胞系统的吞噬功能，并且吞噬指数及吞噬百分率都有明显提高，而且巨噬细胞内酸性磷酸酶的活性也跟着增高，并使细胞处于激活状态。

同时，冬虫夏草制剂还可以增加单核细胞、巨噬细胞表面 Fc 受体数目，从而增加其对抗原信息的识别、处理、传递的能力和通过 Fc 受体实现的对靶细胞的 ADCC 效应；此外，冬虫夏草对体液免疫具有双重调节的功能，可对抗由氢化可的松及环磷酰胺所致的体液免疫功能低下，提高血清溶血素水平及脾细胞的免疫溶血活性；另外，冬虫夏草还对细胞有免疫作用，对迟发型过敏反应有双向作用，并有保护或提升 T 细胞的作用，对受刺激的淋巴细胞转化率提高，具有一定的促进作用。

冬虫夏草菌浸剂具有增强非特异性免疫、调节体液免疫、调节细胞免疫、增强免疫器官的功能、增强单核一巨噬细胞系统的吞噬功能和增强自然杀伤细胞的活性等免疫功效：采用冬虫夏草制剂在皮下及腹腔注射可以明显地增加脾脏重量及加速脾脏核酸和蛋白质更新的速度。

并且，免疫器官脾脏的RNA，DNA及蛋白质等成分明显增加，而且明显地提高了脾淋巴细胞E花环形成的百分率；冬虫夏草中所含的虫草多糖对网状内皮系统及腹腔巨噬细胞的吞噬功能有明显的激活作用，可以促进淋巴细胞的转化，可以使血清IgG及血浆皮质酮升高，可以使脾脏明显增重及脾中浆细胞明显增生，并可以对抗可的松及环磷酰胺所致的脾脏重量及白细胞下降，特别对抗可的松所致腹腔巨噬细胞吞噬功能的下降和血浆皮质酮的抑制，而且不会降低可的松的抗炎作用；虫草醇提取物和水提取物均能增加NK细胞的杀伤活性，醇提取物明显地增强小鼠体内外NK细胞对Yac－1细胞的杀伤活性且有保护免疫抑制状态NK细胞活性。水提取物显著增强活动期白血患者NK细胞杀伤K526肿瘤的能力，而对LAK细胞活性有抑制作用。

冬虫夏草具有补肾强肾的作用

一直以来，冬虫夏草就有止血化淤、补肺益肾的作用。它含有维生素B_1、维生素B_{12}、维生素C和有机酸及15种微量元素，以及氨基酸、糖、醇类、核苷类及钾、钙等19种化学成分。针对各种肾病可以迅速消除蛋白尿、水肿、血尿、贫血、高血压；软化血管，降低血脂、尿素氮、血肌酐；升高血清蛋白，改善贫血、全身瘙痒、恶心、呕吐、精神不振等症状；甚至还有激活残存的肾组织，调节机体免疫系统，创清血浊、排肾毒；改善肾微环境、修肾膜等作用。

冬虫夏草可以降低慢性肾功能不全的死亡率，改善贫血状况，降低血尿素氨及肌酐水平。增强脾淋巴细胞转化率，促进淋巴细胞产生白细胞介素 2 。增加淋巴细胞对白细胞介素 2 的吸收率，延缓肾功能不全的发展。临床对 28 例慢性肾衰竭患者口服冬虫夏草和限制尿毒症患者在蛋白类方面的饮食后再辅以 EAA 治疗。观察结果得知患者的 BUN 水平下降，肾功能各项指标都有着明显的改善。这说明了冬虫夏草可以改善肾功能状态和提高细胞免疫功能。冬虫夏草可以明显减轻急性肾小管损伤程度，促进肾功能提早恢复，补充人体必需氨基酸。冬虫夏草及其制剂中所含有的十余种氨基酸中就有 6 种属 EAA，冬虫夏草可能是通过补充 CRF 患者所缺乏的 EAA，促使蛋白质的合成，减轻氮质潴留，从而达到治疗作用。并且还通过升高血钙、降低血磷来调节钙磷代谢，使钙磷代谢恢复正常。从而有效地控制了高磷血症，延缓了肾功能疾病的恶化。

氨基糖苷类药物对肾脏急性毒性损害人人皆知，冬虫夏草可以对抗肾毒性作用：大量的实验证明，冬虫夏草可以延缓尿蛋白的出现。降低尿素氮、血清肌酐。增加肌酐清除率，提高尿渗量，降低 NAG 酶的释放，稳定肾小管上皮细胞溶酶体膜，防止溶酶破裂。补充微量元素和影响蛋白代谢。通常 CRF 患者体内的微量元素，如锌、铬、锰等要明显低于常人。而在冬虫夏草和虫草菌剂所含有的 15 种微量元素里面，上述微量元素含量都比较高，特别是锌含量最高。锌是多种金属的活化剂，是 RNA、DNA 聚合酶的主要成分，参与机体蛋白质的合成，在改善 CRF 临床症状中起重要作用。因此，冬虫夏草治疗 CRF 可能与其补充微量元素有关。

在众多的实验研究证明中，可以清楚地看到：冬虫夏草对机体的免疫和代谢有特殊的调节作用，通过增加免疫器官（胸腺、脾脏）的重量；增强单核－巨噬细胞系统功能的作用；增强体液免疫功能的作用；调节细胞免疫功能的作用和增强自然杀伤细胞活性的作用来促进肾小管上皮细胞 DNA，RNA 的合成，减轻急性肾小管损伤程度，并且还可以促进肾衰竭时肾功能损伤的提前恢复。因此，用冬虫夏草来治疗各种肾疾病和护理肾功能是可行的。

冬虫夏草具有抗衰延年的功效

自古以来冬虫夏草就是滋补身体、强壮身体的上等佳品，更是强身健体、延年益寿、抗衰老的常用药物。

冬虫夏草有十分明显的抗脂质过氧化作用，能够显著降低肝匀脂质过氧化物水平，通过实验观察心肾、脑组织匀浆的脂质过氧化水平结果表明，不同组织产生的肝匀脂质过氧化物水平不同；而同一浓度的冬虫夏草在上述匀浆中所表现的抑制率有显著差异，以心肌中抑制率最高。这说明了冬虫夏草具有拮抗氧自由基的作用。

用天然冬虫夏草菌丝分离出来的新菌丝——拟青霉连续两星期天给小白鼠口服 3 克/千克就能够提高肝组织匀浆的含量；同样离体实验也表明能够提高肝匀浆的含量和抑制抗脂质过氧化的生成，并且还能提高谷胱甘肽过氧化物酶的含量。采用放射性同位素法观察得知，脑组织内的单胺氧化酶 B 型随着年龄变化可以引起脑内儿茶酚胺含量紊乱，促进生理活动的失调，从而导致衰老的发生。而冬虫夏草菌丝体对小鼠脑内单胺氧化酶 B 型活性有显著抑制作用。由此可以看出冬虫夏草对延缓衰老和老年保健是具有一定意义的。就连《本草纲目拾遗》中也说过：“治诸虚有损，宜老人，与荤蔬作肴炖食或鸭肉同煮则大补。”

二、注意事项与宜忌

冬虫夏草的三种吃法及简便鉴别法

古人云：“宁要虫草一把，不要金玉满车。”冬虫夏草，与野生人参、鹿茸合称“中药三宝”，由此可知它的珍贵程度了。中医认为其具有补肺益肾、止血化痰、增强免疫等功效。适合久咳虚喘、劳嗽咯血、阳痿遗精、腰膝酸痛等患者，肿瘤患者放化疗后，医生也经常建议吃些冬虫夏草。

冬虫夏草价格不菲，如吃法不当，就等于往水里扔钱。专家指出：冬虫夏草的确是好东西，但并非人人能吃，且吃法也很讲究。

冬虫夏草很名贵，如服用方法不当，一则不补，二则费钱。下面为大家介绍三种科学吃法：

①用老鸭或乌骨鸡炖汤喝；

②以 50 度以上的高粱酒或荞麦烧酒浸泡后，喝药酒；

③直接焙干后研粉，装入胶囊，每天服用。

有人以为，用冬虫夏草炖汤放得越多，功效越好。其实不然。人体一次性吸收冬虫夏草有效成分极其有限，“每次最多吸收 3～4 克就足够了”。不仅如此，喝完冬虫夏草炖的汤，还要把“渣”也吃掉，“冬虫夏草炖汤后，还有一部分有效成分残留在体内，吃下去才能完全利用其药用价值”。冬虫夏草炖汤，最好持续吃一段时间。

冬虫夏草的适应人群

冬虫夏草是我国传统的名贵药膳滋补品，它性平味甘，具有补肺肾、止咳嗽、益虚损、养精气的功能。

冬虫夏草适用于肺肾两虚、精气不足、咳嗽气短、自汗盗汗、腰膝酸软、阳痿遗精、劳嗽痰血等病症患者食用。由于它性平力缓，能平补阴阳，所以也是年老体弱、病后体衰、产后体虚者的调补药食佳品。

冬虫夏草的食用方法

服用冬虫夏草补虚，要因人因病而异，或单药服用，或配合他药同用。可以煎水、炖汤、做成药膳服食，也可泡酒、泡茶等。例如，有腰痛虚弱、梦遗滑精、阳痿早泄、耳鸣健忘及神思恍惚诸症，可单用冬虫夏草每次 2 克，研末，空腹送服，每日早晚各一次；也可用冬虫夏草 5 克，配杜仲、川断等，煎汤饮服。属病后体虚，或平素体虚容易感冒、畏寒自汗者，可常用虫草与鸡、鸭、牛、猪、羊肉等炖服。

品质最好的冬虫夏草产自何地?

西藏野生的冬虫夏草和青海野生的冬虫夏草最好。

这样的说法有其正确的一面，但一般来讲更有其误导的一面。因为，它会让你认为：只要是西藏野生的或青海野生的冬虫夏草就比其他地方的冬虫夏草好！

但现实并非如此，冬虫夏草的优劣区分主要依据品质。而冬虫夏草的品质分外在品质和内在品质。外在品质直接影响价格以及销售；内在品质主要决定成分和功效。外在品质的优劣从外形来判断的衡量标准主要是依据：

①千克条数。

②冬虫夏草是否完整。

③虫体是否饱满。

④水分含量及干度。

⑤灰土含量。

内在品质的优劣判断应该依据最新的中国药典，通过所列标准检验得出（冬虫夏草对人体有益的功效和成分，应该会随着时间和医学发展而发现更多），普通消费者是没有精力用于此方面的检验，但我们普通人目前是可以通过外形来判断内在品质的，内在品质从外形来判断的衡量标准主要是依据：

①冬虫夏草是否完整。

②虫体饱满度。

③虫体大小。

冬虫夏草内在品质不是绝对的虫体大一定比虫体偏小的好，只是指对大部分而言，这和冬虫夏草的形成有关。我们知道，冬虫夏草的形成是蝙蝠科昆虫的幼虫感染虫草真菌，使得幼虫得病后慢慢僵化、死亡后形成的虫菌复合体。目前的研究发现，幼虫被感染的虫草真菌绝大部分为中华虫草菌。虫草菌寄生的蝙蝠科昆虫目前已知的有玉树蝙蛾、四川蝙蛾、丽江蝙蛾、西藏二岔蝙蛾、玉龙蝙蛾、门源蝙蛾等20种以上，其不同的寄生蝙蝠科昆虫自身由于受不同的综合环境的影响，如：土壤、高山、深深的峡谷、海拔高度、光照、气流、水气湿度、冰川、植被、食物等诸多因素的影响，特别是受微生态因素千百万年以来的综合积累作用影响，其遗传基因已经发生变异和有所不同，内在物质成分的多少当然也有所不同，并且遗传基因会随综合环境的变化而变化，导致部分个体小并且轻的冬虫夏草的腺苷含量比不同产地个体大的、重的含量还要高，致使冬虫夏草内在品质出现优劣差异。大多数情况下，冬虫夏草越完整、虫体越饱满、虫体越大、子座适当的长而不要太长（俗称：草头），其内在品质相比较概率越好。

依据以上品质标准，从目前的不同综合环境的影响结果和冬虫夏草同等外表形态比较的结果来讲，世人已经知道的世界上品质总体最优的冬虫夏草是产自中国青海省玉树藏族自治州和西藏自治区那曲地区（那曲藏语意为“黑河”）两地；总体品质相比略差的是中国西藏自治区昌都地区和青海省果洛藏族自治州两地；其后是四川省甘孜藏族自治州、阿坝藏族羌族自治州；再之后是青海省黄南藏族自治州等地、西藏自治区日喀则地区所属的吉隆区和页当区、东县的上亚东区和下亚东区、聂拉木的樟东区、定日县的绒辖区、定结的陈塘区、甘肃省甘南藏族自治州、云南省迪庆藏族自治区（“香格里拉”）、怒江傈僳族自治州、丽江地区、贵州省地区等。

以上提到的品质总体最优的冬虫夏草中的“总体”是依据现实而言的，例如：同样是西藏自治区那曲地区野生冬虫夏草主产区中5平方千米范围内采挖的冬虫夏草，其冬虫夏草的大小是不同的，其中的小体形、萎缩的冬虫夏草，其内在品质很有可能比四川省甘孜藏族自治州采挖的个体大且饱满的野生冬虫夏草要差些。

为什么冬虫夏草会濒临绝迹？

每年几十万采挖大军疯狂而无序地涌进青藏高原！每年留下几亿个坑，造成几千万平方米的草原沙化！每年冬虫夏草繁殖季节里，天天遭遇地毯式的采挖！

“种子”没有了！后代没有了！在青藏高原人所到之处的冬虫夏草濒临灭绝！虽然青海省政府已出台了《青海省冬虫夏草采集管理暂行办法》，规定每年分区、分片采挖，但是执行起来十分困难。仅草原植被的恢复就需要几十年到上百年；冬虫夏草休养生息也需几十年到上百年。因此，应呼吁相关部门加强冬虫夏草的采挖管理，避免冬虫夏草的灭绝。

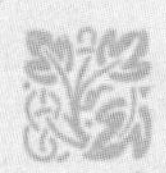

三、冬虫夏草的治病方例

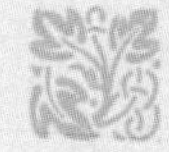

肺结核

方一：

【制配】 金钱龟 1 只，冬虫夏草 8 克，沙参 30 克。将金钱龟宰杀，去内脏洗净，连龟甲斩成块，与冬虫夏草、沙参一起放入锅内，用文火炖约 1 小时至龟肉熟烂，加入味精、盐调味即可。

【用法】 每日早、晚各食用 1 次，每日 1 剂。

【功效】 能补肺益肾，养阴润燥，止咳化痰。适用于肺肾两虚之肺结核、久咳咯血、骨蒸潮热、神疲气短、胸胁隐痛、胃纳不佳者。

方二：

【制配】 冬虫夏草 12 克，乌龟 2 只，沙参 60 克。将乌龟宰杀，去肠脏，连龟甲一起放入砂锅内，加入沙参、冬虫草、适量水煲汤，加入油、盐调味即可。

【用法】 饮汤食龟肉。

【功效】 能滋阴养血，补肺益肾。适用于肺结核、咳嗽痰中带血、阴虚潮热、盗汗等症患者。

方三：

【制配】 冬虫夏草 4 克，老鸭 1 只，红枣、百合各 10 枚，白芨

30克，精盐、黄酒、味精各适量。将冬虫夏草洗净；老鸭如常法宰杀后，去毛、内脏，洗净；红枣、白芨、百合洗净，用水浸泡半天。把老鸭、冬虫夏草、红枣等一起放入砂锅中，加入盐、黄酒与水，用文火炖至鸭肉熟烂，加味精调味即可。

【用法】 喝汤吃鸭肉，所有配料均可吃。

【功效】 能滋阴填精，补肺益肾，润肺定喘。对肺结核患者有调养作用。

方四：

【制配】 冬虫夏草18克，紫河车1个。将冬虫夏草与紫河车洗净一起放入炖罐内，加水加盖，隔水用文火煨至胎盘熟烂即可。

【用法】 吃紫河车喝汤。每周1次，一般1～2次可见效。

【功效】 能补气益血。适用于肺结核、贫血、盗汗、老年慢性气管炎患者。

方五：

【制配】 冬虫夏草12克，白果仁45克，麻黄、生姜各9克，鲜紫河车1个。将紫河车洗净切块；银杏去壳，沸水煮熟，去皮膜，切去两头；麻黄切碎，纱布包好。把上述各味一起放入砂锅，用文火炖熟，拣去麻黄药包，加入食盐调味即可。

【用法】 喝汤食紫河车肉。

【功效】 能补肺益肾，定喘消炎，开宣肺气之壅郁。适用于肺结核喘咳日久、痰多胸闷、动则气喘尤甚、腰酸肢冷者。

方六：

【制配】 冬虫夏草3克，燕窝15克，猪肝200克，调味料适量。将燕窝洗净；猪肝洗净切片。锅中放入适量清水烧沸，再放入猪肝、冬虫夏草、燕窝，煨煮至猪肝熟后，加入食盐、味精调味即可。

【用法】 喝汤，食猪肝与冬虫夏草。

【功效】 能养肝益血，补肾滋阴。适用于结核患者。

方七：

【制配】 冬虫夏草、麦冬、沙参各9克，猪瘦肉100克，调料适量。将猪瘦肉洗净切块，与冬虫夏草、麦冬、沙参一起放入锅内，用文火煨汤，加入盐、味精调味即可食用。

【用法】 喝汤食肉，佐餐食用。

【功效】 适用于肺结核患者的辅助治疗。

方八：

【制配】 冬虫夏草 12 克，银耳 15 克，冰糖或白糖 30 克。将虫草洗净；银耳拣去杂质洗净，加冷水浸泡 2 小时连同浸液一起倒入砂锅内。放入冬虫夏草和冰糖，用文火炖 2～3 小时至浓稠时，即可食用。

【用法】 早晚空腹食之，食后漱口。

【功效】 能保肺益肾，补虚益脑，和血化痰。适用于肺结核虚劳咳嗽者。

方九：

【制配】 冬虫夏草 7 克，白芨 10 克，糯米 50 克，冰糖 10 克。将冬虫夏草、白芨研成末；糯米、冰糖加水入锅煮粥，粥将成时兑入药末，稍煮片刻即可食用。

【用法】 每日早、晚各食 1 次，5～7 日为 1 个疗程。

【功效】 能培元固本，敛肺止血。适用于肺结核久治不愈、咯血不止者。

方十：

【制配】 虫草、紫河车粉各 150 克，守宫（壁虎）100 条，蛤蚧 5 对，白芨 150 克，十大功劳叶、乌梅、贝母、鳖甲各 50 克，白芍 40 克，天冬 25 克，麦冬 25 克，黄芩 25 克，紫菀 10 克。将上述各味共研细末，炼蜜为丸，每丸重 15 克。

【用法】 每日 3 次，每次服 1 丸，用白开水送服。

【功效】 适用于肺结核患者的辅助治疗。

方十一：

【制配】 冬虫夏草、血竭、生首乌、川黄连、明矾各 30 克，白芨、百部、泽漆、全蝎各 90 克，玄参、阿胶、鳖甲胶各 60 克，蜈蚣 120 条。将上述各味共研细末，炼蜜为 90 丸。

【用法】 日服3次，每服1丸，1个月为1个疗程。

【功效】 适用于空洞型肺结核，对薄壁空洞、病程短者疗效更佳。

方十二：

【制配】 冬虫夏草2克，百合12克，川贝母15克。将上述3味一起放入砂锅中，加水浸泡2小时后，用文火煎煮30分钟，连煎2次，合并2次煎液即可。

【用法】 每日1剂，分2次饮服。

【功效】 具有润肺养阴、止咳化痰的作用。适用于肺结核患者调养。

方十三：

【制配】 冬虫夏草12克，黄芩、牡蛎、白芨、百部、莱菔子、天冬各10克，黄药子、陈皮各6克。将上述各味一起放入砂锅内，用文火煎煮，连煎2次，去渣取汁。

【用法】 每日早晚分2次饮服。

【功效】 适用于肺结核、咳血、盗汗等症患者的辅助治疗。

方十四：

【制配】 冬虫夏草7克，辽参、川贝母、桑白皮各9克，地骨皮12克，酒百部6克，炙百合15克，炒杏仁6克，柴胡4.5克，石斛9克，五味子4.5克，炙鳖甲12克，丝瓜络、怀牛膝各9克。将上述各味一起放入砂锅内，用文火水煎，连煎2次，合并2次煎液即可。

【用法】 每日分3次服用。

【功效】 适用于结核性胸膜炎及肺结核患者的辅助治疗。

方十五：

【制配】 冬虫夏草12克，百部、川贝母、杏仁、白芨各10克，阿胶15克，麦门冬9克。将阿胶放入杯中，加些水，隔水炖化；把百部、杏仁等一起放入砂锅中，加水用文火煎煮30分钟，连煎2次，合并2次煎液，兑入阿胶，拌匀即可。

【用法】 每日1剂，分2次饮服。

【功效】 具有益肺补肾，养阴润燥，止血止咳等作用。适用于肺结核患者的辅助治疗。

方十六：

【制配】 冬虫夏草 7 克，沙参 10 克，贝母 6 克，杏仁 5 克，麦冬 10 克。将上述 5 味一起放入砂锅内，水煎，去渣取汁，当茶饮。

【用法】 每日 6～7 次，每次饮 20～30 毫升。

【功效】 对肺结核咳嗽咯血患者，辅助治疗效果显著。

方十七：

【制配】 粳米 50 克，冬虫夏草 5 克，白芨粉 10 克，冰糖适量。

【用法】 先将洗净的粳米，冰糖放入开水锅中熬煮成粥，再将虫草粉和白芨粉均匀撒入粥中少煮片刻，焖五分钟即可。

【功效】 补虚损，益精气，润肺补肾。补肺益肾，劳嗽痰血。用于肺肾阴虚、虚喘、痨嗽、咯血、自汗盗汗、阳痿遗精、腰膝酸痛、病后久虚不复等症。

方十八：

【制配】 冬虫夏草 10 克，牛肉 50 克，小米 100 克。将冬虫夏草用布包好，牛肉切成细片。将药包与小米、牛肉同煮粥，粥熟，取出药包，喝粥吃肉。

【用法】 空腹食。

【功效】 补虚损，益精气，润肺补肾。用于肺肾阴虚、虚喘、痨嗽、咯血、自汗盗汗、阳痿遗精、腰膝酸痛、病后久虚不复等症。

肺气肿

方一：

【制配】 冬虫夏草 7 克，鲍鱼 1 条，枸杞子 15 克。将鲍鱼宰杀清除肠杂后，用沸水浸 3 小时，放入砂锅内，用文火煲至熟软，加入冬虫夏草与枸杞子炖至熟透即可。

【用法】 喝汤食肉，佐餐食用。

【功效】 具有定喘止咳，补血柔经的作用。适用于老年人肺气肿、肺结核虚喘劳嗽、动脉硬化等症。

方二：

【制配】 冬虫夏草12克，红参10克，蛤蚧1对。将冬虫夏草洗净，烘干，研成粉；红参、蛤蚧分别烘干，也研成粉，将上述3味药粉拌匀，过筛，装入空心胶囊瓶贮。

【用法】 每日3次，每次服1克，空腹用温开水送下。

【功效】 适用于肺气肿患者的辅助治疗。

方三：

【制配】 冬虫夏草6克，五味子10克，黄芪20克，核桃肉50克，冰糖适量。将核桃肉加盐炒过，捣烂；把冬虫夏草、黄芪、五味子，一起放入砂锅中，加水用文火煎煮30分钟，连煎2次，合并2次煎液，加入核桃肉及冰糖，稍煮拌匀即可。

【用法】 每日1剂，分2次于空腹时服用。连服2周为一个疗程。

【功效】 能养肺补肾，益气平喘。适用于慢性肺气肿患者，表现为肺肾两虚、喘咳气短者。

肺心病

方一：

【制配】 冬虫夏草15克，党参、炙黄芪、核桃肉、百合各60克，枸杞子75克，阿胶30克，怀山药、黑芝麻各45克，茯苓30克，补骨脂、鹿角片、酒炒怀牛膝各24克，灵磁石45克，苍术12克，冰糖500克。将冬虫夏草洗净研成粉；阿胶化开；核桃肉及芝麻粉碎；黄芪等余药放入砂锅中，用水浸泡1小时，煎煮取汁，连煎3次；合并煎液，用文火浓缩至稠厚状，加入溶化好的阿胶、核桃肉、芝麻、冬虫夏草粉末，并放入冰糖，熬炼成膏，冷却后装瓶备用。

【用法】 每日2次，每次服2汤匙，于早、晚饭前饮服。

【功效】 具有补肾纳气，益肺健脾的作用。适用于肺心病、肺气肿、肾虚精亏、脾肺不足者。

方二：

【制配】 冬虫夏草6克，葶苈子6克，紫苏子10克，桂枝6克，瓜蒌仁12克，茯苓15克。将冬虫夏草研成粉，过筛；把紫苏子等5味中药一起放入砂锅中，加水用文火煎煮30分钟，连煎2次，合并2次煎液，冲入冬虫夏草粉中，拌匀即可。

【用法】 每日1剂，分2次饮服。连服1周为1个疗程。

【功效】 适用于慢性肺源性心脏病急性发作者。

方三：

【制配】 冬虫夏草2克，紫苏子、茯苓、白术、当归各50克，陈皮30克，姜半夏30克。将冬虫夏草洗净研成粉；茯苓、紫苏子等也分别研成粉；把各种粉合并拌匀过筛，装入空心胶囊内，每粒0.3克，用瓶罐盛贮。

【用法】 每日3次，每次服5粒，于饭后用温开水送下。

【功效】 具有温肺化痰、降气平喘作用。适用于慢性肺源性心脏病咳嗽多痰、痰白而稀、气短喘息者。

方四：

【制配】 冬虫夏草4克，当归10克，熟地黄、肉苁蓉、紫石英、龟板、鳖甲、怀牛膝各12克，牡蛎18克，核桃肉30克。将冬虫夏草洗净，连同熟地黄、当归、肉苁蓉、怀牛膝、核桃肉一起放入盆内，先用水浸泡1小时；把紫石英、龟板、牡蛎、鳖甲等放入砂锅中，加水用文火煎30分钟，放入浸好的其他药物，再煎30分钟，连煎2次，合并2次煎液即可。

【用法】 每日1剂，分2次于饭前温服。

【功效】 适用于肺心病慢性久咳不愈、盗汗、咳则气逆、头晕者。

方五：

【制配】 冬虫夏草12克，乌龟1只，鲜沙参60克，调味品适量。将冬虫夏草洗净；鲜沙参洗净，切成薄片；乌龟剖腹，去内脏洗净；

把冬虫夏草、鲜沙参与乌龟一起放入砂锅中，加适量水，用文火煨炖至龟肉熟烂，加入盐、味精调味即成。

【用法】 喝汤吃龟肉，冬虫夏草、鲜沙参也可吃下。

【功效】 滋养力强，补肺益肾功效显著。适用于肺结核吐血、咳嗽痰中带血、阴虚潮热、盗汗者。

方六：

【制配】 冬虫夏草 12 克，鲜沙参 50 克，鲜藕 100 克，猪瘦肉 100 克，盐、黄酒各适量。将冬虫夏草洗净；猪瘦肉、鲜藕、鲜沙参分别洗净，切成小块；将以上各食材一起放入砂锅中，加入清水、盐、黄酒等适量，用文火炖至猪瘦肉熟透即成。

【用法】 吃肉喝汤，其他各味也可一并吃下。

【功效】 能养胃润肺。适用于咯血、吐血者的调补。

方七：

【制配】 冬虫夏草 4 克，当归、生白芨各 10 克，三七 3 克。将冬虫夏草、白芨、三七共研成粉，过筛；把当归放入砂锅中，加水用文火煎煮 30 分钟，连煎 2 次，合并 2 次煎液即可。

【用法】 每日 1 剂，分 2 次用药液冲入药粉中，拌匀即可饮服。

【功效】 具有养血活血的功效。对咯血、吐血者有调治作用。

肺脏疾病

方一：

【制配】 冬虫夏草 60 克，蛤蚧 5 对，白芨 75 克，百部（蜜炙）100 克，白果 75 克，平贝母 35 克，乌梅 50 克。将以上 7 味共研成细粉，过筛，混匀；每 100 克粉末加炼蜜 100 克，制成大蜜丸，每丸约重 9 克。

【用法】 每日 2 次，每次服 1 丸。

【功效】 能滋肾补肺，止咳抗结核。适用于肺痨、潮热、盗汗、咳嗽、咯血等症患者。

方二：

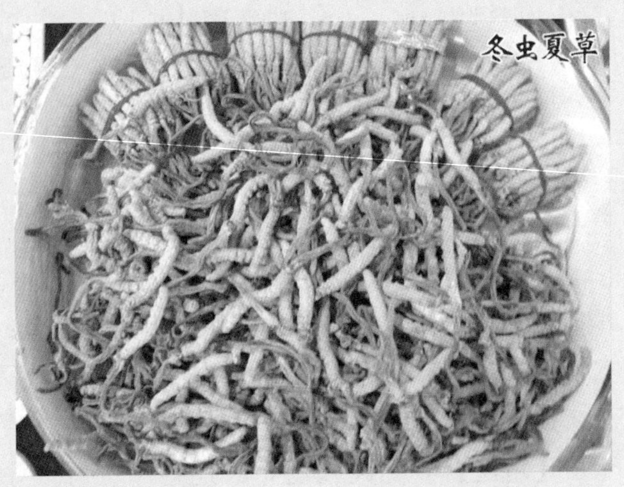

【制配】 冬虫夏草12克，猪瘦肉50克，小米100克。将冬虫夏草用布包好；猪肉洗净切成细丝。将药包与小米、猪肉一起放入锅内，加水煮粥，粥稠熟时，取出药包即可。

【用法】 喝粥吃肉，空腹食用。

【功效】 能补虚损，益精气，润肺补肾。适用于肺肾阴虚、虚喘、痨嗽、咯血、自汗盗汗、腰膝酸痛等症。

方三：

【制配】 冬虫夏草、人参、黄芪、党参、制何首乌、熟地黄各适量，白酒1000毫升。将上述6味一起放入白酒内，加盖密封，浸泡1个月后开启饮服。

【用法】 每日2次，每次饮服20～30毫升。

【功效】 能益气补肺，补肾安神。适用于体虚乏力、精神疲倦、健忘者。

方四：

【制配】 冬虫夏草3克，冰糖50克，枸杞子2克，桂圆3个，绿茶叶适量。将冬虫夏草洗净与冰糖、枸杞子、桂圆、绿茶叶一起放入茶杯中，用沸水冲泡，加盖焖5分钟即可。

【用法】 作茶频饮，常服。

【功效】 能滋阴补肺肾，调补精气。有调节免疫、增强体质的功效。

方五：

【制配】 将新鲜冬虫夏草经分离所得的虫草菌，再经纯化、人工发酵培养加工而成。将发酵制成的虫草菌粉装入空胶囊内，每粒含虫草菌粉 0.33 克。

【用法】 每日 3 次，每次服 3 粒，饭后用温开水送下。

【功效】 能补肺益气，滋养肺阴，增强免疫功能。

肺　癌

方一：

【制配】 冬虫夏草 6 克，核桃仁 20 克，金钱龟 1000 克，沙参 6 克，火腿肉 25 克，猪瘦肉 100 克，鸡汤 250 毫升，猪油 20 毫升，黄酒、味精、食盐、胡椒粉、生姜、葱各适量。将金钱龟放入沸水盆内烫死，剖腹后揭去硬壳，剁去头和爪尖，刮净黄皮，用清水洗净切成块，与猪瘦肉入沸水焯透，捞出用温水洗净；沙参用温水浸透，切片待用。油锅烧热后，放入姜片和葱花煸香，倒入龟肉翻炒片刻，加入黄酒及适量开水，煮沸 3～5 分钟盛起；取盆一个，将沙参放在底部，龟肉盖在上面，冬虫夏草、核桃仁、火腿肉、猪瘦肉放在龟肉四周，再放入鸡汤、黄酒、葱姜，盖好盆盖，上笼蒸至肉熟烂时取出，拣出火腿肉、瘦肉、葱姜，再加入食盐、味精、胡椒粉调味即成。

【功效】 具有养阴补血，补脑益智效果。适用于肺癌等肺肾阴虚症，还可用于智力低下、脑力衰退、久病体虚、久咳咯血、肺虚燥咳等症者。

方二：

【制配】 冬虫夏草 18 克，鲜胎盘 1 个，食盐适量。将胎盘洗净切块，放入冬虫夏草，加水适量，置大火上隔水蒸熟，加食盐调味即可。

【用法】 喝汤，食胎盘肉和冬虫夏草。

【功效】 健脾开胃。适用于辅助治疗肺癌和其他癌症。

方三：

【制配】 冬虫夏草 6 克，老雄鸭 1 只，佐料适量。将鸭子宰杀，去内脏洗净，把冬虫夏草放入鸭腹内，用线缝好，如常法加入酱油、黄酒等，上笼蒸至熟烂即可。

【用法】 喝汤，食鸭肉与冬虫夏草。

【功效】 具有补虚损，益精气，止咳化痰，抑制细胞分裂等作用。适用于肺癌患者辅助之食疗。

方四：

【制配】 冬虫夏草48克，玉竹40克，水鸭1只，南杏仁15克，北杏仁15克，生薏苡仁40克，熟薏苡仁40克，陈皮、细盐、黄酒各适量。将水鸭剖腹洗净，去毛和内脏，入沸水中焯5分钟取出，用清水洗净；其余材料用水洗干净；南杏仁、北杏仁分别去皮。将以上材料一起放入炖盅内，加入适量冷开水和黄酒，加盖放入锅内，隔水用文火炖4小时，加盐调味即可。

【用法】 佐餐食用。

【功效】 具有滋阴润肺、清化热痰、理气止咳的作用。适用于肺癌，心窝、手心、脚掌心烦热，晚上入睡后大汗淋漓，精神疲乏者。

方五：

【制配】 冬虫夏草18克，猪肺250克，苦杏仁10克，葱、姜各15克，盐、糖、黄酒、味精、胡椒粉、鲜汤、香油各适量。将虫草洗净泡发；苦杏仁用开水泡15分钟；猪肺洗净，切成2厘米长、1厘米宽的块；葱切段，姜切片。将虫草、杏仁、猪肺、葱、姜、黄酒、糖、盐、鲜汤和泡虫草的水一起放入锅内，烧沸后改用文火煨至熟烂，拣去葱、姜，加入味精，出锅装盘，撒入胡椒粉，淋上香油即成。

【用法】 每日佐餐食用，分2次食用，连服7～10日。

【功效】 补肺益肾，祛痰止咳。适用于肺癌，症见咳嗽有痰者。

方六：

【制配】 冬虫夏草18克，猪瘦肉适量。将冬虫夏草与猪瘦肉一起放入碗内，上笼蒸熟即可。

【用法】 吃肉、饮汤。

【功效】 补肺益肾，止咳平喘。适用于肺癌伴有明显咳喘、气短乏力者。

方七：

【制配】　冬虫夏草 6 克，白梨 1 个。将白梨挖一个小洞，塞入冬虫夏草并放入碗内，封口后隔水炖至梨熟烂即可。

【用法】　喝汤吃梨，每日 1 剂，常服。

【功效】　健脾利肺，适用于肺癌患者。

方八：

【制配】　冬虫夏草 36 克，银耳 60 克，三七 30 克。将冬虫夏草洗净，烘干研成粉；银耳、三七也分别研成粉；将 3 种粉混合并过筛，用空心胶囊盛贮，装瓶。

【用法】　每日 3 次，每次服 3 粒，空腹时用温开水送下。

【功效】　对晚期肺癌有明显的辅助治疗作用，可减轻放疗、化疗的不良反应。

方九：

【制配】　冬虫夏草 4 克，石斛、麦门冬、生地黄各 15 克，白花蛇舌草 30 克。将冬虫夏草洗净，与麦门冬等药一起放入砂锅中，加水浸泡半小时，用文火煎 30 分钟，连煎 2 次，合并 2 次煎液即成。

【用法】　每日 1 剂，不拘时，代茶饮服。

【功效】　能滋肺养阴。适用于治疗肺癌阴虚，症见口干咽燥、咳痰不爽者。

方十：

【制配】　冬虫夏草 18 克，仙茅 12 克，淫羊藿（又称仙灵脾）15 克。把冬虫夏草、仙茅、淫羊藿一起放入砂锅中，加水浸泡半小时后，用文火煎 30 分钟，连续煎 2 次，合并 2 次煎液即成。

【用法】　每日 1 剂，分 2 次服用。

【功效】　用于辅助治疗转移性肺癌，属于肾肺阳虚者效果较好。

方十一：

【制配】　冬虫夏草 12 克，寸冬、石斛、生地各 15 克。将冬虫夏草、寸冬、石斛、生地一起放入杯内，用沸水冲泡，代茶饮。

【用法】 每日1剂，频饮。

【功效】 健脾利肺，对肺癌有一定辅助疗效。

方十二：

【制配】 冬虫夏草15克、仙灵脾15克、仙茅12克。

【用法】 每日1剂，水煎服。分2次食用。

【功效】 益肺补肾。主治肺癌。

肾脏疾病

方一：

【制配】 冬早夏草18克，乌骨鸡1只，北芪50克，调味品适量。将乌骨鸡宰杀，去毛、内脏，洗净，放入炖火盅内，加入冬虫夏草与北芪，加盖，隔水炖2小时，炖至鸡肉酥烂，加入调料调味即可。

【用法】 喝汤食鸡肉，常食。

【功效】 具有保护肾上腺皮质素的作用。适用于肾虚阳痿、神疲乏力者。

方二：

【制配】 冬虫夏草7克，鸡肉200克，葱、盐、胡椒各适量。将鸡肉洗净切块，放入砂锅，加入虫草与调料，上笼蒸1个半小时，至鸡肉熟烂即可。

【用法】 每日1剂，分2次佐餐食用。

【功效】 适用于气血不足，肾阴亏损患者调理服用。

方三：

【制配】 冬虫夏草18克，雉（野鸡）肉100克，粗盐适量。将雉肉洗净，切薄片，与冬虫夏草一起入锅，用文火煨汤，待肉熟烂后，加盐调味即可。

【用法】 喝汤吃肉，佐餐食用。

【功效】 健脾补肾。适用于肾虚小便频数、遗尿，以及气短乏力等症者。

方四：

【制配】 冬虫夏草11克，九香虫9克，虾50克，调料适量。将虾洗净，与冬虫夏草、九香虫一起放入砂锅内，加水，用文火煨成汤，加调料调味即可。

【用法】 每日1剂，喝汤食虾。

【功效】 补肾壮阳。适用于肾虚阳痿、神疲乏力、腰膝酸痛等症者。

方五：

【制配】 冬虫夏草12克，猪脑1只，细盐、黄酒各适量。将冬虫夏草洗净；猪脑挑去血筋，洗净（最好保持全脑不破碎）。把冬虫夏草、全只猪脑一起放入瓷盆内，加入黄酒、水与少许细盐，瓷盆不加盖，用文火隔水蒸2小时即可。

【用法】 佐餐食用，也可单食。

【功效】 补脑益肾，除风眩，畅肺气。适用于肾虚头昏、耳鸣、行步欲跌等症。

方六：

【制配】 冬虫夏草18克，白果10粒（去壳），蛤蚧1对（雌雄各一，酒洗，去头足），猪瘦肉200克。将上述4味分别洗净，一起放入炖盅中，加水用文火炖3小时以上，去渣饮汤，白果也可食。

【用法】 每日1剂，早晚分2次服用。

【功效】 能补肺肾，益精气，止咳定喘。肾虚久喘者宜常服。

方七：

【制配】 冬虫夏草3克，冬菇80克，猪瘦肉80克，精盐、味精各适量。将冬菇浸发洗净切丝，猪瘦肉洗净切丝。起油锅烧热，放入肉丝滑油后，放入冬菇丝、冬虫夏草煸炒片刻，加入清汤煨至汤浓，加入精盐、味精调味即可食用。

【功效】 温肾健脾。适用于脾肾亏虚、神疲乏力患者服用。

方八：

【制配】 冬虫夏草24克，人参50克，鹿茸（去毛，酥油炙）、当归、补骨脂（盐炒）、巴戟天（甘草水炙）、牛膝、杜仲、茯苓、菟丝子（盐炒）、黄芪（蜜炙）、龙眼肉、五味子（醋蒸）、黄柏、香附（醋制）各 80 克。将以上 15 味分别研成粉，过筛，混匀。每 100 克粉末加炼蜜 130 克，制成大蜜丸，每丸重 9 克。

【用法】 每日 1～2 次，每次服 1 丸。

【功效】 能滋肾生精、益气、补血。适用于肾精不足、气血两亏，腰腿酸软，子宫寒冷者。

方九：

【制配】 冬虫夏草 36 克，枸杞子 30 克，黄酒 1000 毫升。将冬虫夏草、枸杞子浸泡在黄酒中，加盖密封，浸泡 7 日后启用。

【用法】 每日 2 次，每次服 10～20 毫升。

【功效】 适用于肾虚腰痛患者的辅助治疗。

方十：

【制配】 冬虫夏草 4 克，粳米 100 克。将冬虫夏草洗净，研成粉；粳米淘净，放入锅中，加水煮成稀粥，粥将稠时，放入冬虫夏草粉煮至粥稠即成。

【用法】 当点心食用。

【功效】 以补肾为主，兼能养胃。适用于急、慢性肾衰竭患者的辅助治疗。

方十一：

【制配】 冬虫夏草 15 克，人参 10 克，白术 20 克，附子 10 克，枸杞子 20 克，淫羊藿 15 克，徐长卿 30 克，土茯苓 30 克，大黄 20 克，陈皮 15 克，竹茹 10 克，黑豆 30 克，车前子 20 克，益母草 30 克。将上述各味共研成粉，过筛，加水搓成丸。

【用法】 日服 3～4 次，每次服 6～9 克，3 个月为 1 个疗程。

【功效】 能温补脾肾，清利湿热，破血化淤。适用于慢性肾衰竭患者的辅助治疗。

方十二：

【制配】 冬虫夏草 7 克，黄芪 30 克。将冬虫夏草、黄芪分别洗净，烘干，研成粉，合并过筛，装入空心胶囊内盛贮。

【用法】 每日2次，每次服3克，空腹用温开水送下。

【功效】 能改善肾功能，明显提高细胞的免疫力，延缓慢性肾衰竭的发展。

方十三：

【制配】 冬虫夏草4克，白术、党参、山萸肉、茯苓、车前子各10克，制附片6克。将冬虫夏草洗净，与其他药物一起放入砂锅中，加水浸泡1小时，用文火煎煮30分钟，连续煎2次，合并2次煎液即可。

【用法】 每日1剂，分2次饮服。

【功效】 能使患者血肌酐和尿素氮下降，内生肌酐清除率提高。适用于慢性肾衰竭表现为脾肾阳虚症状者。

方十四：

【制配】 冬虫夏草16克，太子参、泽泻各9克，枸杞子、怀山药、百合、怀牛膝各12克。将冬虫夏草洗净，与其他药物一起放入砂锅中，加水浸泡1小时，用文火煎煮30分钟，连煎2次，合并2次煎液即可。

【用法】 每日1剂，分2次饮服。

【功效】 能滋养补益。适用于慢性肾衰竭，表现为肝肾亏虚者。

肾　炎

方一：

【制配】 冬虫夏草3克，鸡肉500克，生姜2片，食盐少许。将鸡肉洗净切块，放入锅中，加冬虫夏草及适量水，大火烧沸，加入生姜片和食盐，改用文火炖熟即可。

【用法】 食肉喝汤，每日2次，每次宜少量，常食为佳。

【功效】 能利水消肿，健脾补虚。适用于脾肾阳虚型慢性肾炎患者。

方二：

【制配】 冬虫夏草4克，白花鸽2只，水发香菇、笋片各15克，火腿10克，清汤、黄酒、精盐、味精各适量。将鸽子剖腹，去内脏洗净，放入开水锅氽后取出洗净；冬虫夏草洗净；香菇去蒂洗净；火腿切片。将鸽腹朝下，放在汤碗内，加入黄酒、精盐、味精、清汤，把冬虫夏草、香菇、笋片、火腿片铺在鸽面上，上笼蒸2小时至鸽肉酥烂即成。

【用法】 佐餐食用。

【功效】 能滋肾添精，补气益血。适用于肾虚不足的慢性肾炎、慢性肝炎、肺结核、中老年体虚者。

方三：

【制配】 冬虫夏草4克，生黄芪10克，生薏苡仁30克。将冬虫夏草研成粉；把黄芪、薏苡仁放入砂锅中，加水用文火煎煮30分钟，连煎2次，合并2次煎液即可。

【用法】 每日1剂，分2次用药液送服冬虫夏草粉。

【功效】 能降低尿素氮、血肌酐的含量，增加内生肌酐清除率，提高尿渗透压。对慢性肾炎、急慢性肾功能不全者有良好辅助治疗效果。

方四：

【制配】 冬虫夏草100克。将冬虫夏草洗净，烘干研成粉末，过筛瓶贮。

【用法】 每日2～3次，每次服1～2克，空腹时用温开水冲服或送服。

【功效】 对老年人氨基糖苷类药物肾毒性损伤有良好的保护作用。

方五：

【制配】 冬虫夏草36克，生黄芪、生晒参、麦门冬各30克，山萸肉30克，白茯苓60克，怀山药60克，黑大豆300克。将冬虫夏草洗净烘干，与其他各药分别研成粉，把各药粉合并拌匀即可。

【用法】　每日服 2 次，每次取粉 30 克，加水用文火煎 20 分钟，去渣取汁饮服。

【功效】　具有补肾益阴，渗利水湿的作用。适用于慢性肾炎患者的辅助治疗。

方六：

【制配】　冬虫夏草 3 克，桂枝、防风各 3 克，黄芪、泽泻各 6 克，怀山药、丹皮各 10 克。将冬虫夏草洗净，与其他各味一起放入砂锅中，加水浸泡 2 小时，用文火煎煮 30 分钟，连煎 2 次，合并 2 次煎液即成。

【用法】　每日 1 剂，分 2 次于饭后 2 小时温服。

【功效】　具有补益肺肾的作用，适用于慢性肾炎，表现为面浮肢肿、乏力、腰膝酸软者。

方七：

【制配】　冬虫夏草 4 克，淫羊藿、白术各 10 克，黄芪、茯苓各 15 克，葫芦巴 10 克。把冬虫夏草、淫羊藿、黄芪等一起放入砂锅中，加水浸泡 1 小时，用文火煎煮 30 分钟，连煎 2 次，合并 2 次煎液即可。

【用法】　每日 1 剂，分 2 次饮服。

【功效】　具有温肾散寒等作用。适用于慢性肾炎患者出现的形寒肢冷、神疲纳少、肢体水肿等症。

肾结核

方一：

【制配】　冬虫夏草 12 克，北沙参 50 克，乌龟 1 只（约 150 克），油、盐各少许。将乌龟宰杀，去杂洗净，与冬虫夏草、北沙参一起放入砂锅内，加水用文火煨炖至熟烂，加入油、少许盐调味即可。

【用法】　喝汤吃龟肉，分 2～3 次服用。

【功效】　能养阴生津，益肺补肾。适用于肾结核、肺结核患者的辅助治疗。

方二：

【制配】 冬虫夏草18克，新鲜胎盘1个。将胎盘洗净放入盆内，加入冬虫夏草与适量水，用文火隔水煨炖至熟烂即可。

【用法】 空服分几次服用。

【功效】 能益肺肾，补元气，理血分，止痨嗽。适用于气血不足之肾结核、肺结核、支气管哮喘及病后体虚者。

方三：

【制配】 冬虫夏草10克，银耳18克，冰糖适量。将银耳洗净，用温水浸泡，撕成小块；冬虫夏草洗净。把银耳、冬虫夏草一起放入砂锅内，加水适量，用文火煨煮1小时，煨至银耳熟烂稠浓时，加入冰糖，溶化即可。

【用法】 吃银耳喝汤，每日1剂，分2次服用。

【功效】 能补益肺肾，滋阴降火。适用于肺肾阴虚型肾结核、膀胱结核者的辅助治疗。

喉　癌

方一：

【制配】 冬虫夏草4克，老鸭肉100克，鲜百合50克，红枣10枚，冰糖适量。将冬虫夏草磨成细粉；鸭肉洗净切成块，入锅炖至熟烂，剔骨取肉，留汤备用；红枣洗净，入锅煨至熟烂，去皮、核，留肉备用；百合扯去皮衣，掰成小片，入锅煨至熟烂。将百合、枣肉、鸭肉及汤汁一起放入锅中，用文火烧煮至稠，拌入冬虫夏草粉，用冰糖调味即可。

【用法】 每日1剂，当点心食用。

【功效】 能增强机体吞噬有害细胞的能力，抗癌健身。适宜喉癌患者辅助食疗。

方二：

【制配】 冬虫夏草24克，女贞子、香菇各30克，生黄芪50克，肥鸭1只，黄酒、葱、姜、盐、味精、白糖、清汤各适量。将女贞子、生黄芪、葱、姜一起放入洗净的鸭腹内，鸭脯上用竹签扎满小孔，虫草插入孔内，将鸭放入蒸盘内，倒入清汤，放入香菇、黄酒、盐、白糖，上笼蒸1小时取出，加入味精调味即成。

【用法】 佐餐食用。

【功效】 能补肝肾，益气血。适用于气血不足型晚期鼻咽癌伴有贫血者。

方三：

【制配】 冬虫夏草12克，山慈姑10克，蜂蜜50克，人中黄30克。将冬虫夏草、山慈姑与人中黄一起磨成粉，过筛，用蜂蜜拌和，制成绿豆般的小丸，阴干，用瓶罐贮藏。

【用法】 每日2次，每次取小丸1粒，含口中溶化，慢慢咽下。

【功效】 具有补益气阴作用。对喉癌患者的辅助治疗有帮助。

方四：

【制配】 冬虫夏草6克，麦门冬10克，北沙参20克，百合10克，五味子10克，玄参10克，黄芪15克，生地黄15克，白花蛇舌草20克。将上述各味一起放入砂锅中，浸泡30分钟后，用文火煎煮30分钟，连煎2次，合并2次煎汁即成。

【用法】 每日1剂，分2次于饭后服用。

【功效】 具有直接抑制癌细胞作用，又能补益气阴。对气阴不足的喉癌患者颇有裨益。

白血病

方一：

【制配】 冬虫夏草18克，西洋参片10克，乌骨鸡1只，黄酒、盐、味精、鸡清汤、白糖、葱、姜、白胡椒粉各适量。将乌骨鸡宰杀，去毛、内脏，洗净放入盘内，用盐、黄酒、白胡椒粉把乌骨鸡全身搓匀，把西洋参片、冬虫夏草塞入鸡腹内，葱、姜放在鸡上，加入鸡清汤、白糖，加盖，上笼蒸至熟烂，加入味精调好味即可。

【用法】 佐餐食用。

【功效】 能养阴清热，益气生津。适用于气血亏虚型白血病晚期气血不足者。

方二：

【制配】 冬虫夏草4克，猪瘦肉100克，红枣10枚，精盐、黄酒、生姜、鸡汤、味精各适量。将冬虫夏草浸泡洗净；猪瘦肉洗净切成小块；红枣用水浸泡；将冬虫夏草、猪瘦肉、红枣一起放入汤钵内，加盐、黄酒、生姜，倒入鸡汤，加盖，上笼蒸熟后加味精调味即成。

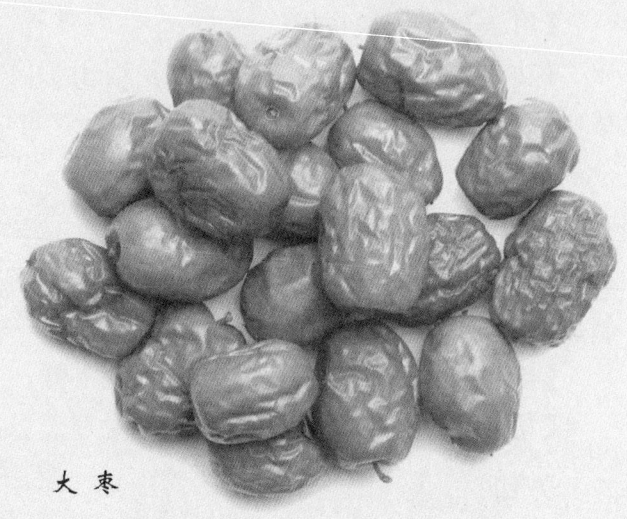
大枣

【用法】 佐餐食用。

【功效】 具有补肾益精，健脾开胃作用。对于慢性白血病有调治效果。

方三：

【制配】 冬虫夏草18克，金钱龟1只，精盐、黄酒、味精各适量。将金钱龟宰杀，剖腹去内脏洗净，入沸水焯过；冬虫夏草洗净与金钱龟一起放入锅内，放入盐、黄酒，用文火煲成汤，加味精调味。

【用法】 饮汤，吃龟肉，佐餐食用。

【功效】 能补益滋养，适于白血病患者的辅助食疗。

方四：

【制配】 冬虫夏草1克，枸杞子12克，红枣5枚，当归10克，干地黄12克。将冬虫夏草洗净；红枣洗净浸泡；枸杞子、当归、干地黄一起放入砂锅中，浸泡1小时后，加入红枣、冬虫夏草，烧沸后改用文火煎30分钟，连煎2次，合并2次药汁即可。

【用法】 每日1剂，分2次于空腹时服用。

【功效】 具有补益气血，祛病健身作用。可改善急、慢性白血病患者的临床症状。

消化道癌

方一：

【制配】 冬虫夏草6克，石见穿15克，藤梨根30克，白花蛇舌草30克，黄芪20克，党参15克，薏苡仁30克，麦芽30克，炒鸡内金10克，白术15克。将上述10味一起放入砂锅中，加清水浸泡30分钟，烧沸后改用文火煎20分钟，连煎2次，合并2次煎液即可。

【用法】 每日1剂，分2次服用。

【功效】 能补气健胃，解毒消积。适用于消化道癌症患者。

方二：

【制配】 冬虫夏草7克，浙贝、莪术、山慈姑、生半夏各10克，白花蛇舌草30克，小金箔4片，蜈蚣3条，黄芪15克。将生半夏放入锅中，加水煎30分钟，再加入其他7味药，用文火煎煮20分钟，连煎2次，将2次煎汁合并即可。

【用法】 每日1剂，分2次服用，每次送服小金箔2片。1个月为一个疗程。

【功效】 具有补气化淤，解毒散结的功效。对食管癌患者有辅助治疗效果。

膀胱癌

【制配】 冬虫夏草22克，嫩肥鸭1只，姜、葱段、黄酒、盐、味精各适量，肉汤300毫升。将鸭子宰杀，去毛、内脏，斩去鸭嘴、肛门，洗净；冬虫夏草用温水泡15分钟。在鸭胸腹戳数个孔，每个孔上插一条冬虫夏草，鸭腹向上放入蒸盘内，加入黄酒、葱、姜、肉汤，用绵纸封好盘口，上笼蒸至熟烂，拣去葱、姜，加入盐、味精，调好味即可。

【用法】 喝汤食鸭肉。

【功效】 具有补肾益气，利水解毒的作用。适用于肾阳虚型膀胱癌有水肿者。

原发性肠系膜癌

【制配】 冬虫夏草 6 克，海参 150 克，虾若干，调料适量。将海参泡软；冬虫夏草加水稍煮后，与海参、虾一起用文火煨熟，加调料调味即可。

【用法】 喝汤，食参、虾肉。

【功效】 能补虚，抗癌。适用于原发性肠系膜肿瘤者。

癌症早期

方一：

【制配】 冬虫夏草 7 克，甲鱼 500 克，香菇 10 枚，生晒参 2 克，海带 10 克、薏苡仁 5 克，怀山药 6 克，调料适量。将甲鱼宰杀，洗净切块；海带泡发，洗去泥沙，切段；香菇洗净。把上述全部材料一起放入炖罐内，加水和调料，隔水炖熟服食。

【用法】 喝汤食肉。

【功效】 适用于各种癌症早期的辅助治疗，可增强免疫力。

方二：

【制配】 冬虫夏草 7 克，鲍鱼 75 克，枸杞子 15 克，白糖适量。将鲍鱼洗净，放入砂锅，加水煲至熟软，加入冬虫夏草、枸杞子煲 1 小时，待鲍鱼熟烂，加糖调味即可。

【功效】 鲍鱼含有鲍鱼素，可抑制癌细胞，适用于各种癌症患者的辅助治疗。

脑梗死

方一：

【制配】 冬虫夏草12克，野鸭1只，熟瘦火腿肉15克，猪瘦肉60克，芸豆50克，香菇30克，食油、生姜、葱、精盐、黄酒、味精各适量。将野鸭去毛，从背部剖开，取出内脏洗净，入沸水锅中煮半分钟，取出用冷水洗净切块；猪肉切成小块，火腿肉切丁，一起入沸水中焯一下捞起；香菇洗净切片。将炒锅烧热，放油烧至八成热，放入葱、生姜煸香，放入野鸭块爆炒，烹入黄酒，加沸水煨1分钟捞起，拣去葱、生姜。按顺序将火腿、猪肉、野鸭、冬虫夏草、香菇、芸豆一起放钵内，并放入生姜、葱、精盐、黄酒，加水适量，上笼蒸2小时，拣去姜、葱，加入味精调味即成。

【用法】 分数次佐餐食用。

【功效】 具有健脑，通气，滋养补虚作用。适用于脑梗死患者。

方二：

【制配】 冬虫夏草4克，红花3克，红枣3枚。将冬虫夏草洗净，烘干，研成细末；红枣浸泡洗净，去核。把红枣肉、红花与冬虫夏草粉一起放入杯中，冲入沸水，加盖焖15分钟即可。

【用法】 每日1剂，代茶频饮。

【功效】 具有改善机体免疫功能的作用，并能改善脑梗死患者的症状。

方三：

【制配】 冬虫夏草6克，当归10克，黄芪30克，党参20克，地龙10克，水蛭6克，川芎10克。将冬虫夏草和其他各药一起放砂锅内，加水浸泡1小时，用文火煎煮30分钟，连续煎2次，合并2次煎液即成。

【用法】 每日1剂，分2次空腹服用。

【功效】 具有益气活血，补肾益精作用。适用于脑梗死气虚血瘀者。

动脉硬化

方一：

【制配】 冬虫夏草 4 克，白花鸽 1 只，火腿片 15 克，水发香菇 30 克，笋片 30 克，黄酒、味精、精盐、清汤各适量。将冬虫夏草洗净；鸽子宰杀，去毛、内脏，洗净，入沸水焯去血污；鸽腹向上放在大碗内，将冬虫夏草、香菇、笋片、火腿片铺在鸽面上，加入黄酒、味精、精盐和清汤，上笼蒸至鸽肉酥烂即可。

【用法】 当菜或点心食用。

【功效】 能补肾滋阴，健脾益气。适用于脑动脉硬化者。

方二：

【制配】 冬虫夏草 4 克，虾仁 50 克，九香虫 9 克，砂仁 3 克，面粉 50 克，姜、葱、黄酒、精盐、味精各适量。将砂仁研成粉末，过筛；冬虫夏草、虾仁、九香虫洗净，放入碗中，加入生姜丝、葱段、黄酒拌匀，浸渍片刻；拣去生姜、葱，加入精盐、味精、砂仁粉、面粉及适量水拌匀；油锅烧至五成热，放入虾仁、虫草等，用文火煎炸呈微黄，捞起即成。

【用法】 佐餐食用，每日 1 次。

【功效】 能补脾肾，助阳气。适用于脑动脉硬化者。

方三：

【制配】 冬虫夏草 36 克，鹿茸 30 克，山楂 150 克，山萸肉 60 克，石菖蒲 30 克，白酒 1500 毫升。将冬虫夏草、山楂、山萸肉、石菖蒲分别洗净，烘干；鹿茸切成薄片，烘干；将上 5 味药一起放入瓶罐内，倒入白酒，浸泡 15 天后即可饮服。

【用法】 每日 1 次，睡前饮服 30 毫升。

【功效】 具有温肾壮阳，活血祛瘀的作用。适用于脑动脉硬化肾阳不足者。

方四：

【制配】 冬虫夏草4克，玉竹、麦门冬各10克，生甘草5克，生晒参6克。冬虫夏草用清水洗净，与其他4味一起放入砂锅中，用文火煎煮30分钟，连煎2次，合并2次煎液即可。

【用法】 每日1剂，分2次饮服。

【功效】 有调节心律、改善心功能的作用。适用于心律失常、气阴亏虚者。

方五：

【制配】 冬虫夏草4克，制附片、桂枝各6克，生龙骨15克，炙甘草6克。冬虫夏草用清水洗净，与其他4味一起放入砂锅中，水浸1小时后，用文火煎煮30分钟，连煎2次，合并2次煎液即可。

【用法】 每日1剂，分2次于空腹时温服。

【功效】 能够调节心功能。适用于各种类型的心律失常、房室传导阻滞、难治性缓慢型心律失常者。

方六：

【制配】 冬虫夏草4克，酸枣仁、麦门冬、天门冬、丹参、元参、苦参各10克，生牡蛎30克，生地黄12克。将冬虫夏草洗净与其他药一起放入砂锅中，加水用文火连煎2次，合并2次煎液即可。

【用法】 每日1剂，分2次饮服。

【功效】 能养心安神，滋阴降火。适用于心律失常属于阴虚火旺者。

心功能不全

方一：

【制配】 冬虫夏草6克，人参5克，黄芪20克，茯苓15克，甘草5克，酸枣仁15克，桂枝10克。将以上7味一起放入锅内，加水浸泡30分钟，用文火煎煮30分钟，连煎2次，合并2次煎液即可。

【用法】 每日1剂，分2次饮服。

【功效】 能气血双补，通阳安神，适用于充血性心力衰竭，表现为气血两虚、心神不宁、心悸、头晕眼花者。

方二：

【制配】 冬虫夏草7克，当归、桃仁、红花各15克，丹参20克，川芎10克，炙甘草6克，葶苈子10克，桂枝10克。将以上9味一起放入砂锅内，加水浸泡30分钟，用文火煎煮30分钟，连煎2次，合并2次煎液即可。

【用法】 每日1剂，分2次饮服。

【功效】 具有益心通阳作用。适用于心气不足，心脉淤阻之充血性心力衰竭、心悸怔忡者，尤适宜心功能不全者。

方三：

【制配】 冬虫夏草7克，桂枝、附子各10克，茯苓、白术、泽泻、赤芍药各15克，车前子20克，生姜5片。将附子加水浸泡30分钟，用文火煎30分钟后，加入其他药物，一起煎煮20分钟，连煎2次，合并2次煎液即可。

【用法】 每日1剂，分2次饮服。

【功效】 具有温肾健脾、通阳利水的作用。适用于充血性心力衰竭、脾肾两虚、心悸者。

方四：

【制配】 冬虫夏草4克，淫羊藿、枸杞子各10克。将冬虫夏草与其他2味分别研成粉，合并过筛取粉，装入胶囊盛贮。

【用法】 每日3次，每次服3克，空腹服用。

【功效】 具有益肾温阳作用。对冠心病性功能减退者有较好的防治效果。

方五：

【制配】 冬虫夏草18克，党参、山楂、麦门冬各适量，五味子30克。将冬虫夏草与其他4味分别研成粉，合并拌匀过筛，装瓶贮存。

【用法】 每日3次，每次取10克，空腹时用沸水冲服。

【功效】 益气养阴，滋补肺肾。对冠心病有调治作用。

方六：

【制配】 冬虫夏草 4 克，茯苓 15 克，附子 10 克，红参 5 克，桂枝 10 克，炙甘草 6 克，红花 10 克。把上述 7 味一起放入砂锅中，加水浸泡 30 分钟，用文火煎煮 30 分钟，连煎 2 次，合并 2 次煎液即可。

【用法】 每日 1 剂，分 2 次于空腹时饮服。

【功效】 具有补肺益肾，强心作用。对冠心病有一定防治效果。

方七：

【制配】 虫草 21 克，三七 24 克，当归 18 克，西红花、橘络、人参、川芎、薤白各 15 克，白糖 150 克，白酒 500 毫升。

将上述前 8 味共捣细末，放入酒内浸泡 18 日，每天摇动数次，过滤后加入白糖，拌匀后即可饮用。

【用法】 饭后饮服 5 毫升，日服 2～3 次。

【功效】 能养心益气，活血通络。适用于冠心病、慢性冠状动脉供血不足者。

风湿性心脏病

【制配】 冬虫夏草 4 克，老雄鸭 1 只，黄酒、生姜、葱白、食盐各适量。将老雄鸭宰杀，去毛和内脏，洗净，放入沸水中略烫后捞出，顺鸭头颈劈开，放入冬虫夏草，用线缝好，放入蒸碗内，加入黄酒、生姜、葱白、食盐与清水，隔水蒸 2 小时即可。

【用法】 喝汤食肉，佐餐食用。

【功效】 能补虚益精，滋阴助阳。适用于风心病，症见病虚损者。

心　悸

【制配】 冬虫夏草 4 克，鹿茸 8 克，老雄鸭 1 只，大枣 10 枚。将大枣去核备用；老雄鸭宰杀，去毛杂、内脏。爪，洗净，入沸水中汆一下，塞入冬虫夏草、鹿茸，放入蒸碗内，加盖，上笼蒸至熟烂即可。

【用法】 喝汤食鸭肉。

【功效】 强心健体。适用于心脏病，尤其是风湿性心脏病、心悸患者。

病态窦房结综合征

【制配】 冬虫夏草 4 克，山萸肉、枸杞子、淫羊藿各 10 克，熟地黄 15 克。将冬虫夏草研成粉，过筛；把山萸肉、熟地黄等余药一起放入砂锅内，加水浸泡 1 小时，用文火连煎 2 次，合并 2 次煎液，加入冬虫夏草粉末，搅匀即可。

【用法】 每日 1 剂，分 2 次温服。连服 1 个月为 1 个疗程。

【功效】 能温肾益精。适用于病态窦房结综合征患者，表现为头昏乏力、形寒肢冷、面色暗滞、记忆力减退者。

肝　炎

方一：

【制配】 冬虫夏草 140 克，人参 100 克，青黛 90 克，虎杖 60 克，蚂蚁 150 克，丹参 30 克。将上述 6 味共研细粉，过筛后装入胶囊。

【用法】 每日 3 次，每次服 3～5 克，3 个月为 1 个疗程。

【功效】 能提高免疫功能。适用于乙型肝炎病毒健康携带者。

方二：

【制配】 冬虫夏草 100 克。将虫草焙干研成粉（或人工培养菌丝粉），装入胶囊，每粒装 0.25 克。

【用法】 日服 3 次，每次服 5 粒，连服 3 个月为 1 个疗程。

【功效】 能滋补强壮，益气健脾。适用于慢性乙型病毒性肝炎患者。

方三：

【制配】 冬虫夏草 4 克，北沙参、枸杞子各 6 克，怀山药、黄芩各10克，垂盆草15克，生甘草3克。将冬虫夏草洗净，与其他药物一起放入砂锅中，加水浸泡30分钟，用文火煎煮30分钟，连煎2次，合并2次煎液即可。

【用法】 每日1剂，分2次于空腹时温服。

【功效】 有较好的补养肝肾作用。适用于慢性肝炎患者。

方四：

【制配】 冬虫夏草6克，黄芪、白术各20克，红花5克，茯苓15克。把冬虫夏草等5味一起放入砂锅中，加水浸30分钟，用文火煎煮30分钟，连煎2次，合并2次煎液即可。

【用法】 每日1剂，分2次饮服。

【功效】 能补气活血。对治疗慢性肝炎、肝硬化等引起的低蛋白血症有一定效果。

方五：

【制配】 冬虫夏草180克，茵陈、牡蛎、半枝莲各100克，人参、山豆根各50克，皂矾、花椒、黑大豆、制大黄、鸡内金、水红花子各30克，大枣400克。将冬虫夏草、牡蛎、茵陈、半枝莲、人参、山豆根、皂矾、花椒、黑大豆、制大黄、鸡内金、水红花子研成粉，过筛备用；大枣水煮去核研为泥，加入上述药粉拌匀制成丸，每丸9克。

【用法】 每日2次，每次服1丸。服用两个月为一个疗程。

【功效】 能益气活血。适用于乙型肝炎患者。

肝硬化

方一：

【制配】 冬虫夏草4克，鳖甲12克，枸杞子6克。将鳖甲放入砂锅中，加水浸2小时后，用文火煎20分钟，放入浸泡好的冬虫夏草与枸杞子，再用文火煎30分钟，连煎2次，合并2次煎液即可。

【用法】 每日1剂，分2次空腹饮服。

【功效】 能提高机体免疫功能，且无不良反应。适用于肝硬化患者。

方二：

【制配】 冬虫夏草4克，黄芪、丹参各20克，茯苓15克，当归、陈皮、茜草各10克。将冬虫夏草等7味一起放入砂锅中，加水浸1小时，用文火煎30分钟，连煎2次，合并2次煎液即可。

【用法】 每日1剂，分2次温服。

【功效】 能益气活血。适用于肝硬化肝脾血瘀，表现为右胁下疼痛、腹大胀满、面色黯淡者。

方三：

【制配】 冬虫夏草4克，党参、制附片、枸杞子、怀牛膝各10克，砂仁5克，怀山药15克。将冬虫夏草研成粉末，过筛；砂仁捣成粗末；把制附片放入砂锅内，加水浸30分钟，用文火煎煮30分钟，加入党参、枸杞子等，再煎30分钟，放入砂仁粉，再煎5分钟，连煎2次，合并2次煎液即可。

【用法】 每日1剂，分2次于饭后2小时冲入冬虫夏草粉中，拌匀饮服。

【功效】 能温补脾肾，化气行水。适用于肝硬化、腹大胀满不舒、面色萎黄、精神倦怠、下肢水肿者。

肝癌

方一：

【制配】 冬虫夏草48克，紫河车1个，泥鳅500克，陈皮5克，猪肉150克，精盐少许。用盐搓擦泥鳅，入沸水焯一下，剖肚去掉肠脏和鱼头，洗净，入热油锅煎至微黄，取出备用；冬虫夏草、陈皮分别用清水浸透洗净；紫河车、猪肉分别洗净。砂锅内加入清水烧沸，放入以上全部用料烧沸，改用文火继续煨炖3小时，加入精盐调味即可。

【用法】 喝汤，食泥鳅和冬虫夏草。

【功效】 具有健脾开胃，滋肾养肝，益阴理气的作用。可以补益强身，增强身体的抗病能力，适用于肝癌患者的辅助食疗。

方二：

【制配】 冬虫夏草12克，嫩母鸭1只，清汤、葱白、姜、黄酒、盐、味精各适量。将鸭宰杀去毛及内杂，洗净后放入沸水中略焯一下捞出，将冬虫夏草洗净，与葱、姜一起塞入鸭腹内，放于盆中，加入清汤、精盐、味精、料酒及葱姜，上笼蒸2个小时至鸭肉熟烂即成。

【用法】 食鸭肉，喝汤，同时嚼食冬虫夏草。

【功效】 能补肺固肾，益精填血。适用于肝癌症见肝肾阴虚型症者。

方三：

【制配】 冬虫夏草15克，紫河车1个。将胎盘与冬虫夏草洗净，放入大盘内，用大火隔水炖熟即可。

【用法】 饮汤食紫河车，冬虫夏草也应吃完。

【功效】 能补肺肾，益元气，理血分。适用于肝癌出现肺肾两亏者。

胃肠疾病

方一：

【制配】 冬虫夏草4克，党参、白术各10克，甘草、桂枝各5克。将冬虫夏草研成粉，过筛；把党参、白术、桂枝一起放入砂锅中，加水浸泡1小时用文火煎煮30分钟，连煎2次，合并2次煎液即可。

【用法】 每日1剂，分2次用药液送服冬虫夏草粉。

【功效】 能健脾益气，温中和胃。适用于慢性萎缩性胃炎患者的辅助治疗。

方二：

【制配】 冬虫夏草4克，白芍药、北沙参、怀山药各10克，乌梅

2 枚。将冬虫夏草研成粉，过筛；把其他各药一起放入砂锅内，加水浸泡 1 小时，用文火煎煮 30 分钟，连煎 2 次，合并 2 次煎液即可。

【用法】 每日 1 剂，分 2 次用药液送下冬虫夏草粉。

【功效】 能养阴和胃。适用于慢性萎缩性胃炎表现为胃中隐痛、心中烦热、口干咽燥、舌红少津、大便干结者。

方三：

【制配】 冬虫夏草 4 克，党参、当归、桃仁、莪术、怀山药各 10 克，红花 6 克。将上述 7 味一起放入砂锅中，加水浸泡 1 小时，用文火煎煮 30 分钟，连煎 2 次，合并 2 次煎液即可。

【用法】 每日 1 剂，早、晚分 2 次饮服。

【功效】 能祛瘀通络。适用于慢性萎缩性胃炎者的辅助治疗。

方四：

【制配】 冬虫夏草 4 克，薏苡仁 9 克，冬瓜子 6 克，桃仁 5 克，丹皮 4 克，赤芍 6 克。将上述 6 味一起放入砂锅中，加水浸泡 30 分钟，用文火煎煮 30 分钟，连煎 2 次，合并 2 次煎液即可。

【用法】 每日 1 剂，分 3 次饮服。

【功效】 适用于肠结核患者的辅助治疗。

方五：

【制配】 冬虫夏草 24 克，水鸭 1 只，鹌鹑 1 只。将鹌鹑闷死，用黄泥涂满全身，待干后，将鹌鹑置两张瓦中，用炭火焙透，去泥及毛、内脏，研为细末；冬虫夏草与水鸭一起用文火炖汤。

【用法】 取汤送服鹌鹑粉，2 日内服完。

【功效】 适用于十二指肠溃疡、肝胃气痛患者的辅助治疗。

糖尿病

方一：

【制配】 冬虫夏草 36 克，龟 1 只，沙参 90 克，盐适量。将龟放入盆中，加温水（约 40℃左右），使其排尽尿，宰杀去头、足，剖开龟壳，除去内脏洗净，放入砂锅中；冬虫夏草、沙参也分别洗净，一起放入砂锅内，加水适量，大火烧沸后，改用文火煨炖至龟肉熟烂，加盐调味即可。

【用法】 每日食1～2次，佐餐服用。

【功效】 能补肺益肾，养阴润燥。适用于肺肾阴虚的糖尿病患者。

方二：

【制配】 冬虫夏草12克，乌鸡1只，西洋参、天门冬、麦门冬各10克，黄精、天花粉各5克，葱段、姜片、精盐、味精各适量。将乌鸡去毛、头、爪及内脏，洗净，与冬虫夏草等其他6味及葱段、姜片一起放入蒸锅中，加少许清水，上笼蒸至乌鸡熟烂，加入食盐、味精调味即可。

【用法】 佐餐食用，常服。

【功效】 养阴益气，滋补肝肾。适用于气阴两虚型糖尿病患者。

方三：

【制配】 冬虫夏草30克，老鸭1只，生怀山药150克，黄酒、姜、盐等调料适量。将老鸭宰杀，去毛、内脏，洗净，斩为大块，与虫草、山药一起放入蒸盆内，加调料，注入清汤，上笼蒸至鸭肉熟透。

【用法】 分4～5次食用，常服。

【功效】 滋阴养血，补虚损，清虚热。适用于糖尿病表现为口渴、骨蒸潮热、咳嗽痰少、身体虚弱者。

方四：

【制配】 冬虫夏草3克，黄精、制首乌、芡实、怀山药各30克，黄芪15克，山萸肉15克，金樱子、枸杞子各12克。

将冬虫夏草等9味一起放入砂锅内，加水浸泡4小时，用文火煎煮30分钟，连煎2次，合并2次煎液即可。

【用法】 每日1剂分3次于饭前服下。

【功效】 能补肾益精。对糖尿病属多尿（下消）者有一定的辅助治疗效果。

方五：

【制配】 冬虫夏草3克，肥知母12克，石斛、怀山药各18克，生黄芪、天花粉各15克，生鸡内金、五味子、葛根各6克。将上述9味一起放入砂锅内，加水浸泡4小时，用文火煎煮30分钟，连煎2次合并2次煎液即可。

【用法】 每日1剂，分2次饮服。

【功效】 能清胃益脾。适用于糖尿病多食（中消）症状患者的辅助治疗。

方六：

【制配】 冬虫夏草3克，玉竹10克，北沙参12克，麦门冬15克，五味子6克，怀山药30克。将上述6味一起放入砂锅中，加水浸泡1小时，用文火煎煮半小时，连煎2次，合并2次煎液即可。

【用法】 每日1剂，分2次于空腹时温服。

【功效】 能滋肺润燥。适用于糖尿病属多饮（上消）症状患者的辅助治疗。

高血压

方一：

【制配】 冬虫夏草6克，生龙骨30克，生白芍15克，生牡蛎30克，杭菊花10克，生龟板20克，夏枯草15克，何首乌（夜交藤）20克。先将龙骨、牡蛎、龟板放入砂锅内，加水用文火煎煮30分钟，再加入其他5味药，继续煎20分钟，连煎2次，合并2次药液即可。

【用法】 每日1剂，早、晚各服1次。2周为1个疗程。

【功效】 具有滋阴潜阳，平肝清火的作用。适用于高血压病表现出阴虚阳盛征象患者的辅助治疗。

方二：

【制配】 冬虫夏草4克，生白芍、生地黄、麦门冬、女贞子各12克，珍珠母30克，石斛10克，北沙参20克。先将珍珠母放入砂锅内，加水用文火先煎煮30分钟，再加入其他7味药，继续煎20分钟，连煎2次，合并2次药液即可。

【用法】 每日1剂，分2次饮服。

【功效】 补益肝肾，滋阴潜阳。适用于高血压病表现为肝肾阴虚、肝阳上亢之症患者。

方三：

【制配】 冬虫夏草6克，当归10克，黄芪20克，生晒参6克，生白术15克，怀牛膝10克，五味子6克，葛根15克。将以上8味一起放入砂锅中，加水浸泡30分钟，用文火煎煮30分钟，连煎2次，合并2次药液即可。

【用法】 每日1剂，分早、晚各服1次。

【功效】 适用于高血压病属气血不足，表现为眩晕、精神疲怠、腰膝酸软、乏力气短、脉沉细无力等症患者。

低血压

方一：

【制配】 冬虫夏草15克，阿胶30克，党参、核桃肉、炙黄芪、百合各60克，枸杞子75克，怀山药、黑芝麻各45克，茯苓30克，鹿角片、补骨脂、酒炒怀牛膝各24克，磁石45克，苍术12克，冰糖500克。将阿胶放入杯中，加入黄酒，隔水炖烊；把冬虫夏草等各味一起放入砂锅中，加水浸泡1小时，用文火煎煮30分钟，连煎3次，合并3次煎液，用文火浓缩至稠厚状，倒入烊好的阿胶，加入已溶化的冰糖熬炼成膏，冷却后装瓶即可。

【用法】 每日2次，每次服2汤匙，早、晚饭前用温开水化服。

【功效】 具有较好的强壮作用。对于低血压患者补益健身有一定效果。

方二：

【制配】 冬虫夏草4克，枸杞子、党参各10克，怀山药、紫石英各15克，附片10克，山萸肉12克，五味子、炙甘草各6克。将冬虫夏草研成粉，过筛；附片水浸30分钟后，用文火煎煮20分钟，加入预先浸好的党参、枸杞子等药，再用文火煎煮20分钟，连煎2次，合并2次煎液即可。

【用法】 加入冬虫夏草粉末搅匀，即可饮服。

【功效】 有较好的强壮身体作用。对低血压患者补益健身有一定效果。

方三：

【制配】 冬虫夏草6克，桂圆肉、黄芪各15克，白术、山萸肉、淫羊藿、枸杞子各10克。将冬虫夏草洗净，与黄芪、白术等药一起放入砂锅中，加水浸泡1小时，用文火煎煮30分钟，连煎2次，合并2次煎液，放入桂圆肉，煨至桂圆肉熟烂即可。

【用法】 每日1剂，分2次于空腹时服用。

【功效】 具有补气补益的作用。适用于低血压症见腰酸、头晕、气短、神疲者。

方四：

【制配】 冬虫夏草18克，枸杞子30克，黄精60克，鹿茸10克，白酒1000毫升。将冬虫夏草、枸杞子洗净，烘干；把冬虫夏草、枸杞子及鹿茸、黄精一起放入容器内，倒入白酒，加盖密封，浸泡7日后服用。

【用法】 每日2次，每次服30毫升。

【功效】 具有补肾益精作用。适用于低血压肾精不足，症见腰酸痛、头晕目眩、耳鸣失眠患者服用。

高脂血症

方一：

【制配】 冬虫夏草或虫草发酵菌丝粉适量。将冬虫夏草研成粉（或虫草发酵菌丝粉），装入空心胶囊中，每粒装0.33克。

【用法】 每日3次，每次服3粒。3个月为1个疗程。

【功效】 适用于高脂血症患者的辅助治疗。

方二：

【制配】 冬虫夏草12克，党参60克，白术、茯苓各50克，枳实、陈皮、姜半夏、砂仁、川芎各30克。将以上9味分别研成粉，合并拌匀，过筛，装入空心胶囊内，用瓶盛贮。

【用法】 每日3次，每次服5克，于饭后用温开水送服。

【功效】 具有健脾和胃，化浊祛痰作用。适用于高脂血症，症见血脂增高、四肢倦怠、腹胀纳差、咳嗽有痰者。

方三：

【制配】 冬虫夏草4克，绞股蓝、山楂肉、桃仁、郁金各10克。将以上5味一起放入砂锅中，加水浸泡1小时，用文火煎煮30分钟，连煎2次，合并2次煎液即可。

【用法】 每日1剂，代茶频饮。

【功效】 适用于高脂血症胸痛胸闷、两胁胀满、面色黯淡者。

方四：

【制配】 冬虫夏草18克，何首乌、怀山药、茯苓各60克，山萸肉30克，泽泻、白术各45克。将冬虫夏草洗净，烘干研成粉；山萸肉等其他药也分别研成粉；把各药粉合并拌匀过筛，装空心胶囊内，用瓶盛贮。

【用法】 每日3次，每次服3粒，于饭后用温开水送服。

【功效】 适用于高脂血症，症见体倦无力、腰膝酸软、耳鸣眼花、腹胀纳差者。

妇科病

方一：

【制配】 冬虫夏草12克，红枣20克，活甲鱼1只，葱、姜、精盐、黄酒、鸡汤各适量。将甲鱼宰杀，入沸水焯透，切成块洗净；把甲鱼放在汤碗中，放上洗净的冬虫夏草与红枣，加入黄酒、盐、葱段、姜片和鸡汤，上笼蒸 2 小时，蒸至甲鱼熟烂后，拣去葱、姜即成。

【用法】 佐餐食用，分数次吃下。

【功效】 具有滋阴益气，补肾固精的作用。适用于月经不调、闭经、白带多等妇女病症者。

方二：

【制配】 冬虫夏草 7 克，母鸡 1 只，冬笋 150 克，食油、猪油、葱、姜、黄酒、精盐、味精、鸡汤、淀粉各适量。将冬虫夏草洗净；母鸡宰杀去头、内脏，洗净，切成方块；冬笋洗净切片，入沸水焯过。锅中放油烧至八成热，放入鸡块炸至金黄色捞出；原锅中放入猪油，加入葱、姜片煸出香味，烹入黄酒，加入鸡汤、精盐、味精，放入冬笋、冬虫夏草、鸡块烧沸，撇去浮沫，用文火焖至鸡肉熟烂，拣出葱、姜，用水淀粉勾芡即可。

【用法】 吃鸡肉、冬笋、冬虫夏草，喝汤。

【功效】 具有补虚强身的效用。适用于闭经及月经不调等症患者。

方三：

【制配】 冬虫夏草 4 克，鹌鹑 3 只，山柰、砂仁、豆蔻、肉果、丁香各 1 克，黄酒、香油、酱油、味精各适量，花生油 100 毫升。将鹌鹑洗净，入沸水焯一下，捞出放碗中，加入冬虫夏草、山柰、砂仁、豆蔻、肉果、丁香、黄酒、香油、酱油、味精等，上笼蒸 10 分钟取出；锅中花生油烧热，放入鹌鹑炸 2 分钟，呈微黄时，捞出盛盘即成。

【用法】 喝汤食肉，当日分次吃完，吃时若蘸少许陈醋，味道更佳。

【功效】 能滋阴益气补肾。适用于月经不调等症患者。

方四：

【制配】 冬虫夏草 12 克，南瓜肉 60 克，青鱼肉 250 克，鸡汤、猪骨头、胡椒粉、黄酒、盐、味精、葱、姜汁各适量。将青鱼肉剁成鱼泥，南瓜切成丝，加盐拌匀片刻挤出水，与鱼泥加胡椒粉、葱、姜汁、鸡汤、盐拌匀成馅，用馄饨皮包成馄饨。猪骨头洗净砸开，与冬虫夏草一起用文火熬成汤，下馄饨煮熟食用。

【功效】 能补气养血。适用于月经不调、痛经等妇女病患者。

方五：

【制配】 冬虫夏草12克，川续断、杜仲各9克，白芍、当归、熟地各12克，川芎6克。将以上7味一起放入砂锅内，加水用文火煎煮30分钟，连煎2次，合并2次煎液即可。

【用法】 每日1剂，早晚分2次饮服。

【功效】 适用于妇女腰酸痛，月经延后而少、色淡、头晕、眼花等症患者。

方六：

【制配】 冬虫夏草12克，乌骨鸡1只，黄精、熟地黄各15克，党参、当归、丹皮各10克，清汤、调料各适量。将乌鸡宰杀，去毛、内脏，洗净，切成小块；当归、丹皮用洁净纱布包裹；把鸡块、冬虫夏草、黄精、党参等药连同纱布包一起放入蒸钵内，加入各种调料与清汤，上笼蒸2小时，蒸至鸡肉熟烂，拣去药袋即可食用。

【用法】 分2天佐餐食用。

【功效】 补益气血，活血调经。适用于闭经表现为血虚兼有血瘀者。

方七：

【制配】 冬虫夏草4克，乌骨鸡1只，怀山药15克，盐、味精各适量。将乌鸡宰杀，去毛、内脏，洗净，切成块，入沸水中焯透捞出，用清水洗净；怀山药加水浸泡半天，连同冬虫夏草、乌骨鸡一起放入砂锅中，加水用文火煨炖至鸡肉熟烂，加入盐、味精调味即成。

【用法】 吃鸡肉，喝汤，分数次佐餐吃下。

【功效】 能补精气，疗虚损，强身体。对于妇女闭经有调治效果。

妊娠口疮

生地虫草饮

【制配】 生地 25 克，冬虫夏草 10 克，熟地 25 克，地骨皮 15 克，茯苓 15 克，丹参 15 克，枸杞子 15 克，石斛 15 克，知母 15 克，黄柏 15 克，泽泻 15 克，淮山 10 克，玄参 20 克，白糖 60 克。将以上药物洗净，放入锅内，加水 1000 毫升。置武火上烧沸，再用文火煎煮 25 分钟。倒出煎液，再加水 600 毫升，煎煮 20 分钟去药渣，过滤，合并两次煎液，加入白糖拌匀即成。

【功效】 滋阴降火，清泻胃热。用于妊娠口疮的妇女。

女性生殖系统肿瘤

【制配】 冬虫夏草 48 克，女贞子 40 克，猪瘦肉 120 克，怀山药 40 克，杜仲 20 克，阿胶 40 克，花胶（又称鱼肚）120 克，陈皮、细盐各少许。花胶用清水泡发，洗净切成小块；冬虫夏草、怀山药和陈皮分别用清水浸透，洗净；女贞子、杜仲、猪瘦肉分别用清水洗干净；阿胶打碎。将女贞子、冬虫夏草、怀山药、杜仲、陈皮、花胶和瘦猪肉一起放入炖罐内，加入适量冷开水，盖上罐盖，放入锅内，隔水炖 4 小时取出，再放入阿胶，溶解后加入细盐调味即可。

【用法】 喝汤，食肉与冬虫夏草。

【功效】 具有健脾补肾，滋阴清热作用。适用于女性生殖系统肿瘤患者。

性欲淡漠

方一：

【制配】 冬虫夏草 3 克，母鸡肉 500 克，调料适量。将鸡肉洗净，切薄片，与冬虫夏草一起放入砂锅内，用文火煨炖至鸡肉熟透，加入调料调味即可食用。

【用法】 喝汤食鸡肉，佐餐食用。

【功效】 适用于女性阴冷的辅助治疗。

方二：

【制配】 冬虫夏草 12 克，虾仁 50 克。将冬虫夏草、虾仁洗净，一起放入砂锅内，加水用文火煎煮 30 分钟至虾肉熟透。

【用法】 喝汤食虾仁，佐餐食用。

【功效】 适用于肾虚女子阴冷者，增强女子性功能。

方三：

【制配】 冬虫夏草 24 克，羊肉 750 克，怀山药 30 克，枸杞子 15 克，生姜 4 片，蜜枣 4 枚，调料适量。将羊肉洗净，切成小块，入沸水焯去膻味；冬虫夏草、怀山药、枸杞子洗净，与羊肉、姜、枣一起放入锅内，加清水适量，大火煮沸后，改用文火煲 3 小时至羊肉酥烂，加调料调味食用。

【用法】 喝汤食肉，佐餐食用。

【功效】 温补肝肾，益精壮阳。适用于妇女带下、阴冷不孕妇女子宫发育不良者。

方四：

【制配】 冬虫夏草 36 克，鹿茸 60 克，菟丝子、酒炒杜仲各 120 克，川椒 30 克。将上述 5 味分别烘干，研成粉，过筛，装入空心胶囊中，用瓶盛贮。

【用法】 每日 2 次，每次服 5 丸，空腹用温开水送下。

【功效】 具有温肾补阳，散寒暖宫的作用。适用于月经延后、经来腹中冷痛、量少色淡、腰腿酸软、性欲淡漠者。

方五：

【制配】 冬虫夏草 36 克，阿胶、枸杞子各 250 克，炒白术、红参、白茯苓、炒白芍药各 60 克，当归、熟地黄各 120 克，川芎 30 克。将冬虫夏草、红参分别研成粉，过筛备用；阿胶加黄酒炖烊；其他药物一起放入砂锅中，加水浸泡1小时，用文火煎煮30分钟，连煎2次，合并煎液；把药液、阿胶、冬虫夏草与红参粉放在一起拌匀，再用文火煎熬得膏，冷却后用瓷瓶盛贮。

【用法】 每日1次，每次服2匙，于空腹时用温水送下。

【功效】 具有补气养血，补肾益精的作用。适于不孕者坚持服用。

方六：

【制配】 冬虫夏草4克，肉桂、红参各3克，菟丝子10克，熟地黄15克，巴戟天、枸杞子各12克。将冬虫夏草洗净，与其他各味一起放入砂锅中，加水浸泡1小时用文火煎半小时，连煎2次，合并2次煎液即可。

【用法】 每日1剂，分2次于空腹时温服。

【功效】 能温补肾虚。对久婚不孕、肾精亏虚者有一定治疗效果。

方七：

【制配】 冬虫夏草6克，川续断、炒杜仲、桑寄生各12克，覆盆子20克。将冬虫夏草、川续断、炒杜仲、桑寄生、覆盆子一起放入砂锅内，加清水浸泡30分钟，用文火煎煮30分钟，连煎2次，合并2次煎液即可。

【用法】 每日1剂，早、晚分2次饮服。

【功效】 具有补肾安胎作用。适用于肾气虚亏，冲任不固所致的胎漏下血、色暗量少、腰酸下坠、尿频等症患者。

方八：

【制配】 冬虫夏草6克，当归、人参各6克，杜仲、生白芍、白术各10克，熟地黄15克，炙甘草、陈皮各5克。将以上9味一起放入砂锅中，加清水浸泡半小时，用文火煎煮30分钟，连煎2次，合并2次煎液即可。

【用法】 隔日或隔2日1剂，分2次于饭后服用。

【功效】 益气血，固胎元。适用于气血不足、冲任不固、妊娠后易于流产、小产者。

方九：

【制配】 冬虫夏草6克，生地黄15克，菟丝子、黄芩、阿胶、桑寄生各10克，炙甘草5克。将冬虫夏草、生地黄、菟丝子、黄芩、桑寄生、炙甘草一起放入砂锅中，加清水浸泡半小时，用文火煎煮30分钟，连煎2次，合并2次煎液，冲入阿胶（捣碎）的碗内，搅拌至阿胶溶解即可。

【用法】 每日1剂，分早、晚2次服用，服至下血止，改为隔日服用，连服14日。

【功效】 固肾养血，清热安胎。适用于肾虚阴亏、血热胎动者。

方十：

【制配】 冬虫夏草12克，蛏干60克，味精、黄酒、精盐、猪油各适量。将冬虫夏草洗净；把蛏干洗净，用清水浸泡至软，与冬虫夏草一起放入砂锅中，加入盐、黄酒、猪油和适量水，用文火隔水煨炖至蛏肉熟烂，加入味精调味即成。

【用法】 吃蛏肉喝汤，佐餐食用。

【功效】 滋阴补血。适用于阴血亏虚的产妇。

方十一：

【制配】 冬虫夏草30克，老鸭1只，桂圆肉10克，银耳、莲子各25克，怀山药、冰糖各30克，生姜适量。将老鸭宰杀后，去毛、内脏，洗净，入沸水中焯片刻捞出；莲子用沸水浸泡除去外皮；银耳用温水浸发，洗净；把莲子、老鸭放入炖碗内，放入生姜、冬虫夏草、怀山药、桂圆肉，最后放上银耳、冰糖，再加些沸水，加盖，隔水用中火煨炖3小时，待鸭肉熟烂即可。

【用法】 喝汤，吃鸭肉、冬虫夏草、桂圆肉、银耳、莲子。

【功效】 具有调养五脏之功。适用于产后体虚者调补。

方十二：

【制配】 冬虫夏草12克，黄芪、党参各20克，枸杞子15克。将冬虫夏草洗净，与黄芪、党参、枸杞子一起放入砂锅中，加水用文火煎煮 30 分钟，连煎 2 次，合并 2 次煎液即可。

【用法】 每日 1 剂，分 2 次饮服。

【功效】 健脾补气，补肾益精。适用于产后脾虚气弱的妇女。

方十三：

【制配】 冬虫夏草 12 克，鹌鹑 8 只，生姜、葱白各 10 克，胡椒粉、盐各适量，鸡汤 300 毫升。将冬虫夏草洗净，用酒浸泡；鹌鹑宰杀后，去毛、内脏，洗净，入沸水焯透捞出晾冷；葱切段；姜切片。每只鹌鹑的腹内放入虫草 1.5 克，逐只用线缠紧放入盅钵内，鸡汤用盐和胡椒粉调好味，灌入盅钵内，加入葱、姜，用湿绵纸封口，上笼蒸至鹌鹑肉熟烂即成。

【用法】 喝汤吃鹌鹑肉，常服。

【功效】 补气血，益肺肾，止咳嗽。适用于妇女的保健。

方十四：

【制配】 冬虫夏草 12 克，生地、熟地各 25 克，茯苓、丹参、地骨皮、石斛、枸杞子、黄柏、知母、泽泻各 15 克，怀山药 10 克，玄参 20 克，白糖 60 克。将以上各味洗净，一起放入砂锅内，加水用文火煎煮 30 分钟，连煎 2 次，合并 2 次煎液，加入白糖拌匀即成。

【用法】 每日 1 剂，早、晚各饮服 1 次。

【功效】 滋阴降火，清泻胃热。适用于妊娠口疮的妇女。

男性疾病

方一：

【制配】 冬虫夏草 18 克，海狗肾 10 克，鲍鱼 100 克，火腿、蘑菇各 30 克，食油、葱、生姜、黄酒、精盐、胡椒粉、味精各适量。将冬虫夏草洗净；海狗肾用温水浸泡，切成小块洗净；鲍鱼入沸水中焯一下，洗净，切成小块；油锅烧至七成热，放入葱、生姜煸香，加入海狗肾块煸炒，烹入黄酒，加水烧沸，捞出洗净；把海狗肾放入钵内，放入冬虫夏草、火腿片、鲍鱼块、蘑菇、葱、生姜，加入酒、盐、胡椒粉等，加盖，上笼蒸至鲍鱼肉熟烂即可。

【用法】 喝汤食肉，分数次佐餐食用。

【功效】 暖肾壮阳，益精补髓。适用于虚劳内伤所致的阳痿精衰、腰膝酸软者。

方二：

【制配】 冬虫夏草12克，鲜贝10克，鲜海参150克，鲜蚝（牡蛎）15克，虾仁10克，鱿鱼30克，青笋100克，上汤1300毫升，鸡油、黄酒、盐、味精、姜、葱各适量。将虫草、鲜贝、海参、蚝、虾、鱿鱼、青笋洗净，鲜贝、海参、鱿鱼切成2厘米宽的片，青笋切3厘米见方的块。把海参等原料一起放入砂锅内，加入鸡油、黄酒等调味品，用文火煲至肉熟烂即可食用。

【用法】 喝汤食肉，佐餐食用。

【功效】 补虚损，益精气，壮元阳。适用于阳痿、早泄、遗精、腰膝酸软、病后久虚不复等症患者。

方三：

【制配】 冬虫夏草12克，鲍鱼100克，海参100克，枸杞子20克，菟丝子15克，盐3克，味精3克，姜葱各5克，白酒50毫升，鸡油25毫升，黄酒6毫升，胡椒粉3克，上汤500毫升。将冬虫夏草用白酒浸泡；枸杞子去杂质洗净；菟丝子炒至裂口；鲍鱼洗净，切成薄片；海参去肠杂洗净，切4厘米长、2厘米宽的块状；姜拍松，葱切段。将冬虫夏草、菟丝子、枸杞子、海参、鲍鱼、姜、葱、黄酒、盐、味精、鸡油、上汤一起放入砂锅内，用大火烧沸后，再用文火煨煮25分钟即成。

【用法】 喝汤，食鲍鱼、海参。

【功效】 补肺肾，壮元阳。适用于阳痿不举、咯血、咳嗽、喘嗽等症患者。

方四：

【制配】 冬虫夏草4克，白花鸽1只，水发香菇15克，笋片、火腿片、调料各适量。将白花鸽宰杀，去毛、内脏，洗净，鸽腹向上，放入汤碗内，虫草、香菇及配料置鸽腹上，上笼用大火蒸至鸽肉酥烂，加入调料调味即成。

【功效】 补虚损，益气血，填精髓。适用于肾虚所致阳痿、遗精、腰膝酸痛等症患者。

方五：

【制配】 冬虫夏草7克，黄雀12只，生姜适量。将黄雀宰杀，去毛、内脏，洗净，切成小块。把冬虫夏草、生姜片和黄雀块一起放入砂锅内，加适量水，用文火煨炖至黄雀肉熟烂即可。

【用法】 喝汤食黄雀肉，佐餐食用。

【功效】 补脑壮阳，填精益髓。适用于阳气衰败、肾精亏损所致阳痿、早泄、性功能低下等症患者。

方六：

【制配】 冬虫夏草4克，麻雀6只，葱、生姜、花生油、黄酒、精盐、味精各适量。将麻雀宰杀，去毛、内脏，洗净，切成块；冬虫夏草洗净；油锅烧至八成热，放入葱、生姜煸香，放入麻雀块煸炒，烹入黄酒，煸炒后盛入碗中，加入冬虫夏草与适量水，放入盐加盖，上笼用大火蒸至雀肉熟烂，加味精调味即成。

【用法】 喝汤，吃冬虫夏草、麻雀肉，佐餐食用。

【功效】 壮补肾阳。适用于虚劳精少所致的形体羸瘦、阳痿早泄、腰膝酸软等病症患者。

方七：

【制配】 冬虫夏草12克，仔公鸡1只，枸杞子20克，鸡油、黄酒、胡椒粉、味精、盐、葱、姜各适量。将冬虫夏草洗净；枸杞子去杂后，洗净；仔公鸡宰杀后，去毛、内脏及爪，洗净；姜拍松；葱切段。把虫草、枸杞子、公鸡肉、黄酒、姜、葱一起放入炖锅内，加水用文火炖煮至鸡肉熟烂，加入调料调味即成。

【用法】 喝汤，吃鸡肉，佐餐食用。

【功效】 补虚损，益精气。适用于阳痿、早泄、遗精、腰膝疼痛等症患者。

方八：

【制配】 冬虫夏草18克，鲜胎盘1个。将冬虫夏草与胎盘分别洗净，加水放入蒸碗内，用大火隔水炖至胎盘熟即可。

【用法】 吃紫河车喝汤。每周1次，一般1～2次可见效。

【功效】 补气益血。适用于阳痿、遗精、盗汗、老年慢性气管炎患者。

方九：

【制配】 冬虫夏草18克，生地20克，紫河车半个。将紫河车洗净切片，与冬虫夏草、生地一起放入蒸钵内，用大火隔水炖熟加入调料调味即成。

【用法】 隔日食1次，连服7～8次。

【功效】 适用于阳痿、早泄患者。

方十：

【制配】 冬虫夏草25克，猪瘦肉500克，调料品适量。将冬虫夏草洗净；猪瘦肉洗净，切小块，与冬虫夏草一起放入锅内，用文火煨炖至猪肉熟烂，加入调料调味即成。

【用法】 喝汤吃肉，佐餐食用。

【功效】 补肾壮阳，涩精止遗。适用于阳痿、遗精、腰膝酸痛等肾虚证患者。

方十一：

【制配】 冬虫夏草4克，瘦肉、胎盘各150克，葱、姜、盐各适量。将瘦肉洗净切片；胎盘去血污，洗净切块。把冬虫夏草、瘦肉、胎盘一起放入砂锅中，加入葱、姜、盐适量和水，上笼用大火蒸至胎盘熟烂即可。

【用法】 隔日1剂，连服7～10剂。

【功效】 滋阴降火。适用于阴茎勃起不坚，历时短暂，形软而疲之阳痿者。

方十二：

【制配】 冬虫夏草12克，虾仁30克，九香虫9克，生姜适量。

将冬虫夏草、虾仁、九香虫分别洗净，一起放入砂锅内，加水用文火煨炖30分钟，加入调料调味即可。

【用法】 喝汤食虾仁、冬虫夏草。

【功效】 适用于肾虚阳痿、性冷淡、不育、神疲乏力者。

方十三：

【制配】 冬虫夏草4克，羊肾500克，雄鸭1只，益智仁10克，杜仲10克，胡桃肉30克，调料品适量。将羊肾洗净，去筋膜，切成腰花；雄鸭宰杀，去毛、内脏，洗净，与羊肾一起放入砂锅内，加入虫草、益智仁、杜仲、胡桃肉与适量水，用文火煨炖鸭肉熟烂，加入调料调味即成。

【用法】 食肉喝汤，分顿连续食用。

【功效】 补肾壮阳。适用于阳痿、精薄清冷患者。

方十四：

【制配】 冬虫夏草24克，雄鸭1只，白果15克，葱、生姜、黄酒、胡椒粉、味精、精盐各适量。将雄鸭宰杀，去毛、内脏，洗净，入沸水锅中焯透，捞出洗净切成块；冬虫夏草洗净，白果加水浸泡。锅中加入清水、黄酒、葱、生姜、胡椒粉及精盐调好味，倒入炖盅里，放入鸭块、冬虫夏草、白果，加盖，上笼蒸至鸭肉熟烂，加入味精调味即成。

【用法】 喝汤，吃冬虫夏草、鸭肉，佐餐食用。

【功效】 能补虚助阳，有助于提高性功能。适用于阳痿、性冷淡者。

方十五：

【制配】 冬虫夏草、鹿茸各适量、白酒1000毫升。将冬虫夏草、鹿茸一起放入容器中，倒入白酒，加盖密封，30天后开启饮用。

【用法】 每日2～3次，每次饮服20～30毫升。

【功效】 温肾壮阳，益精养血。适于肾阳虚衰、精血亏损所致阳痿早泄、起而不坚等症患者服用。

方十六：

【制配】 冬虫夏草、雪莲花各适量，白酒1000毫升。将冬虫夏草、雪莲花一起放入容器中，倒入白酒，加盖密封，30天后开启饮用。

【用法】 每日早、晚各饮40～50毫升。

【功效】 补虚壮阳。适用于性欲减退、阳痿者。

方十七：

【制配】 冬虫夏草、人参、肉苁蓉、枸杞子各适量、青稞酒1000毫升。将上述药物一起放入容器中，倒入青稞酒，加盖密封，15天后开启饮用。

【用法】 每日2次，每次饮服15～20毫升。

【功效】 益气壮阳，滋阴补肾，填精固本，补虚固脱，强心安神。适用于阳痿遗精、腰酸膝痛、病后体虚不复等症患者的辅助治疗。

方十八：

【制配】 冬虫夏草36克，枸杞子30克，黄酒1000毫升。将冬虫夏草、枸杞子洗净烘干后一起放入容器中，倒入黄酒，加盖密封，浸泡7日后服用。

【用法】 每日2次，每次服20毫升。

【功效】 滋肾补精。适用于肾虚腰痛、阳痿精衰、头晕目眩、耳鸣失眠者。

方十九：

【制配】 冬虫夏草12克，西洋参5克，黄芪10克。将冬虫夏草、西洋参、黄芪一起放入砂锅内，加水用文火煎煮30分钟，连煎2次，合并2次煎液即可。

【用法】 代茶频饮。

【功效】 适用于肾虚阳痿、遗精、乏力、病后体虚等症者。

方二十：

【制配】 冬虫夏草15克，党参、枸杞子、韭菜籽、白术各12克。将上述5味一起放入砂锅内，加水用文火煎煮30分钟，连煎2次，合并2次煎液即可。

【用法】 每日1剂，早、晚各饮服2次。1个月为1个疗程。

【功效】 适用于肾虚阳痿者。

方二十一：

【制配】 冬虫夏草12克，沙参60克，乌龟2只，调料品适量。将乌龟宰杀，去内脏洗净，与沙参、冬虫夏草一起放入砂锅内，加水用文火煨炖至龟肉熟透，加入调料调味即可。

【用法】 饮汤食龟肉，佐餐食用。

【功效】 能补肾固精。适用于遗精、阳痿者。

方二十二：

【制配】 冬虫夏草12克，甲鱼1只，红枣20枚，黄酒30毫升，盐、味精、葱、姜、蒜各适量，鸡清汤1000毫升。将宰杀好的甲鱼切成大块，入沸水焯透捞出，剥去腿油洗净。虫草洗净，红枣用开水浸泡。把甲鱼放在汤碗中，放入虫草、红枣、黄酒、盐、葱段、姜片、蒜瓣和适量鸡清汤，上蒸笼用大火蒸至甲鱼肉酥软熟透，拣去葱、姜，加入味精即可食用。

【功效】 益气生津，补肾固精。适用于遗精、阳痿、早泄、腰膝酸软、身倦乏力者。

方二十三：

【制配】 冬虫夏草6克，羊瘦肉500克，红参6克，冰糖50克，葱、姜等调料各适量。将羊肉洗净，切成条块入沸水焯透，再洗净；生姜拍破，葱切长段；冬虫夏草用温水洗净，红参加热回软切成瓜子片。把羊肉放入蒸钵内，加入虫草、红参片、盐，葱、姜与适量水，用湿绵纸严封蒸钵，用大火蒸至羊肉熟烂，拣去葱姜即可。

【用法】 可单服，或佐餐食用。

【功效】 益肾填精，健脾补肺。适用于肾虚阳痿遗精、腰膝酸痛、久咳虚喘、体虚乏力者。

方二十四：

【制配】 冬虫夏草3克，鸡1只，盐、味精各适量。将鸡宰杀，去毛、内脏，洗净，与虫草一起放入砂锅内，加水用文火煨炖一个半小时，炖至鸡肉熟烂时，放入盐和味精少许调味即可。

【用法】　吃肉饮汤，每日分2次服用。

【功效】　补脑兴阳，填精益髓。适用于中老年人阳气衰败、肾精亏损、性欲低下、早泄、四肢疲软无力者。

方二十五：

【制配】　冬虫夏草12克，紫河车1个，精盐或白糖各适量。将冬虫夏草洗净；紫河车洗净，挑去血络，入沸水焯一下，与冬虫夏草一起放入砂锅中，加水用文火煨炖至胎盘熟烂，加入盐或糖调味即可。

【用法】　喝汤食紫河车，每日分2次服下。

【功效】　具有补益肾元的作用。对精气不足所致的遗精、阳痿、盗汗等症有一定辅助治疗效果。

方二十六：

【制配】　冬虫夏草3克，鸽子1只，调料品适量。将鸽子宰杀，去毛、内脏，洗净，入沸水中氽透，鸽腹内塞入冬虫夏草、葱、姜、胡椒、盐，把鸽放入碗中，加入鸡汤适量，用绵纸封口，上笼用大火蒸熟即可食用。

【用法】　喝汤食鸽肉，常食。

【功效】　补益虚损，添精生髓。适用于肺肾亏虚所致的遗精、阳痿、腰膝酸软、气短乏力、体虚等症患者。

方二十七：

【制配】　冬虫夏草15克，党参、甘枸杞、炒白术、阳起石、熟地黄、净韭子各12克，生龟板、炙鳖甲各30克，制锁阳、杜仲、淫羊藿、肉苁蓉、川续断、补骨脂、紫河车、炙甘草各9克、菟丝子15克。将以上各味研成细粉，过筛，合并拌匀，炼蜜为丸，如梧桐子大。

【用法】　每日3次，每次服3～6克。1个月为1个疗程。

【功效】　补肾益阳。适用于肾阳不足、精液虚损之遗精阳痿、精液亏少者。

方二十八：

【制配】 冬虫夏草18克，野山参10克，莲子、怀山药各100克，红枣250克。将冬虫夏草、野山参洗净，烘干研成粉；莲子也研成粉；怀山药、红枣洗净，一起上笼蒸熟，去皮、核。把冬虫夏草、莲子粉末与红枣、怀山药拌匀，搓成小丸子，阴干，装瓶盛贮。

【用法】 每日2次，每次服3克，于空腹时嚼食。

【功效】 健脾益气，涩精止遗。适用于思虑过度、心脾两虚、时有遗精者。

方二十九：

【制配】 冬虫夏草4克，莲子、枸杞子各10克，远志3克，冰糖30克。将莲子、枸杞子放入碗中，加水浸泡1小时；冬虫夏草洗净，烘干研成粉；远志烘干研成粉。把冬虫夏草、远志粉与冰糖一起放入盛莲子、枸杞子的碗中，加盖，上笼用大火蒸至莲子酥软熟透即可。

【用法】 每日1剂，于临睡前饮服。

【功效】 益肾固精，养心宁神。对防治遗精有一定的作用。

方三十：

【制配】 冬虫夏草12克，鹿茸15克，天冬6克，白酒1000毫升。将冬虫夏草、鹿茸、天冬捣碎，一起放入容器中，倒入白酒，加盖密封，浸泡20日，静置澄清即可。

【用法】 每日早、晚各服1次，每次饮10～15毫升。

【功效】 补肾壮阳，益肺填精。适用于遗精、阳痿、早泄、腰酸膝软、神疲乏力者。

方三十一：

【制配】 冬虫夏草50克，雪莲花100克，白酒1500毫升。将雪莲花切碎，与冬虫夏草一起放入容器中，倒入白酒，加盖密封，浸泡20日后开启饮用。

【用法】 每日早、晚各服1次，每次服15毫升。

【功效】 补肾阳，益精髓。适用于遗精、阳痿、性欲减退者。

方三十二：

【制配】 冬虫夏草7克，怀山药、石莲肉、枸杞子、芡实各30克，五味子、山萸肉各15克，白酒5000毫升。将冬虫夏草洗净，烘干；石莲肉、怀山药等烘干。将以上各味药一起放入容器内，倒入白酒，加盖密封，浸泡15天后开启饮用。

【用法】 每日2次，每次服30毫升。

【功效】 补肾固精，兼能养心。适用于劳伤过度、肾元不固、心动神浮、夜梦遗精者。

方三十三：

【制配】 冬虫夏草18克，狗肉450克，精盐、胡椒粉各适量。将冬虫夏草洗净；狗肉洗净，入沸水中焯透，捞起洗净切成小块，放入锅中，加入冬虫夏草、适量水与盐，用文火煨炖至狗肉熟烂，加入胡椒粉调味即可。

【用法】 吃狗肉喝汤，佐餐食用。

【功效】 具有温补阳气的功效。用于治疗性功能障碍、阳痿。

方三十四：

【制配】 冬虫夏草6克，金钱龟肉800克，火腿肉25克，猪瘦肉100克，味精、食盐、黄酒、胡椒粉、姜、葱各适量。将金钱龟入沸水中浸泡片刻宰杀，揭去硬壳，切去头和爪尖，刮净黄皮，洗净切成数块，倒入热油锅中煸炒片刻，烹入黄酒，加水稍煮，盛入大碗内，加入冬虫夏草、火腿肉、猪瘦肉及葱、姜，上笼用大火蒸至龟肉熟烂取出，加入味精、食盐、胡椒粉调味即可。

【用法】 分多次食用。

【功效】 滋阴补肾，肾阴助性。适用于性功能低下、男女不孕者。

方三十五：

【制配】 冬虫夏草、淫羊藿、人参各适量，乌鸡1只，调料品适量。将乌鸡宰杀，去毛、内脏，洗净，与冬虫夏草、人参、淫羊藿一起放入砂锅内，用文火煨炖至鸡肉熟烂，加入调料调味即可。

【用法】 早、晚各服1次，喝汤食肉。

【功效】 补精髓，益气血，抗衰老。适用于阴阳气血俱虚、性功能减退、性欲低下者服用。

方三十六：

【制配】 冬虫夏草12克，老雄鸭1只，枸杞子12克，生姜10克，食盐、葱、味精各适量。将雄鸭宰杀后，去毛、内脏，洗净，切成块，与冬虫夏草、枸杞子、生姜、葱一起放入砂锅内，加水用文火煨炖至鸭肉熟烂，加入盐、味精调味即可。

【用法】 喝汤食鸭肉，佐餐食用。

【功效】 适用于精少、精子畸形等症。

方三十七：

【制配】 冬虫夏草18克，羊肾1对，锁阳15克，枸杞5克，肉豆蔻5克（打碎）。将羊肾用竹刀去白膜切开，洗净，与冬虫夏草、锁阳、枸杞、肉豆蔻一起放入炖盅内，加水，用文火煨炖3小时，炖至羊肾熟透即可。

【用法】 喝汤食羊肾，常食。

【功效】 适于肾亏精虫减少、性功能低下者。

方三十八：

【制配】 冬虫夏草6克，淫羊藿、杜仲、巴戟天各15克。将冬虫夏草洗净与其他药一起放入砂锅中，加水浸泡1小时，用文火煎煮30分钟，连煎2次，合并2次煎液即可。

【用法】 每日1剂，分早、晚2次服用。2周为1个疗程。

【功效】 益肾补阳，增强性功能。对阳痿、遗精、腰膝酸痛等症有防治作用。

方三十九：

【制配】 冬虫夏草36克。将冬虫夏草研成粉，过筛，装入空心胶囊内，盛瓶贮藏。

【用法】 每日服3次，每次服0.5克，用温开水或温酒送下。

【功效】 改善性功能，提高性欲。对性欲低下者有一定的治疗效果。

方四十：

【制配】 冬虫夏草98克，鹿茸20克，枸杞子、桑葚各50克，白酒1500毫升。将冬虫夏草、鹿茸、枸杞子、桑葚一起放入容器内，倒入白酒，加盖密封，浸泡15天后开启饮用。浸泡2周后饮用。

【用法】 每日早、晚各饮20毫升。

【功效】 适用于无精症者。

方四十一：

【制配】 冬虫夏草18克，海狗鱼1000克，猪瘦肉120克，蘑菇30克，火腿肉30克，黄酒、盐、味精、猪油、姜、葱、胡椒粉、高汤各适量。将海狗鱼切成长方块洗净，入油锅滑油后，放入蒸钵内，加入洗净浸泡过的虫草、火腿、猪瘦肉、蘑菇、高汤及姜、葱、黄酒、胡椒粉，用大火蒸至海狗鱼肉熟烂，拣去姜、葱、火腿，撇尽浮油，加入盐、味精调味即可。

【用法】 喝汤食海狗鱼肉，佐餐食用。

【功效】 补肾益精。适用于老年人前列腺增生症而出现的小便不畅、夜尿频多、腰酸气短者。

方四十二：

【制配】 冬虫夏草7克，山萸肉、怀牛膝、枸杞子、桑螵蛸、丹皮、泽泻各10克，车前子、熟地黄各15克，覆盆子30克。将上述10味一起放入砂锅中，加水浸泡30分钟，用文火煎煮30分钟，连煎2次，合并2次药液即可。

【用法】 每日1剂，早、晚分2次饮服。

【功效】 补肾滋阴，固脬通尿。适用于肾阴虚亏之前列腺增生而出现的小便淋漓不畅、夜尿频多、腰酸耳鸣等症者患者。

方四十三：

【制配】 冬虫夏草6克，黄芪、党参各15克，当归、白术、车前子、刘寄奴、王不留行子各10克。将上述8味一起放入砂锅内，加水浸泡30分钟，用文火煎煮30分钟，连煎2次，合并2次煎液即可。

【用法】 每日1剂，早、晚分2次饮服。

【功效】 益气化淤。适用于前列腺增生而出现的气虚不足、小便量少而不畅、神疲乏力者。

男子不育

雄鸭虫草汤

【制配】 老雄鸭1只，冬虫夏草10克，枸杞子12克，生姜10克，食盐、葱、味精各适量。

【用法】 将鸭杀后，去杂、洗净剁块，与余药加水适量，炖煮至熟烂后，调味服食。

【功效】 主治精少，精子畸形。

小儿疾病

方一：

【制配】 冬虫夏草6克，鲜胎盘半个。将冬虫夏草洗净，鲜胎盘除去血管洗净。把上2味一起放入炖盅内，加适量清水，用文火煨炖至胎盘熟透即可。

【用法】 喝汤食胎盘，佐餐食用。连服数次。

【功效】 补肺益肾，纳气平喘。适用于儿童肺肾气虚哮喘者。

方二：

【制配】 冬虫夏草12克，老鸭1只，调料适量。将老鸭宰杀，去毛、内脏，洗净，把冬虫夏草放入鸭腹内，加水适量，用文火煨炖至鸭肉熟烂，加调料调味后服食。

【用法】 分多次食用。每周食1～2次，连服4周。

【功效】 健脾补肾，化痰降气。适用于儿童脾肾阳虚的哮喘者。

方三：

【制配】 冬虫夏草12克，猪瘦肉200克，盐、葱、姜、黄酒各适量。将猪瘦肉洗净，切成小细丁，放入锅内，加入冷水，烧沸后撇除血沫，加入冬虫夏草、盐、姜、葱、黄酒等调料，用文火煨炖至肉熟烂、汤浓稠即可。

【用法】 喝羹，佐餐食用。

【功效】 补肾益肺，止咳定喘。适用于儿童肺肾两虚而引起的虚喘症者。

方四：

【制配】 冬虫夏草3克，田鸡2只，怀山药、枸杞子各30克，调料品适量。将田鸡宰杀，去肠杂洗净切块；冬虫夏草、怀山药、枸杞子洗净。把上述各味一起放入砂锅内，加适量清水，大火煮沸后，改用文火煨炖2小时，加调料调味即可。

【用法】 喝汤食肉，随量服用。

【功效】 补肺肾，纳虚喘。适用于儿童支气管哮喘（缓解期）属于肺肾两虚者。

方五：

【制配】 冬虫夏草11克，川贝9克（去心），桔梗3.5克，梨皮为引。将上述4味一起放入砂锅内，用文火煎煮30分钟，连煎2次，合并2次煎液即可。

【用法】 每日1剂，早、晚分2次饭后饮服。

【功效】 适用于小儿咳嗽剧烈，呈阵发性，咽喉干燥，发作时有呕吐现象者。

支气管疾病

方一：

【制配】 冬虫夏草7克，人参3克，茯苓、黄芪各15克，白术9克，陈皮6克，乳鸽1只，食盐、味精各适量。将乳鸽宰杀，去毛、内脏，洗净，与上述各味药一起放入大碗内，上笼用大火蒸至鸽肉熟透，加入盐、味精调味即可。

【功效】 补肺，益脾气，止喘嗽。适用于支气管哮喘缓解期，证属脾肾俱虚者。

方二：

【制配】 冬虫夏草12克，仔公鸡1只，黄酒、姜、盐、葱、味精、胡椒粉各适量。将冬虫夏草洗净；鸡宰杀后，去毛、内脏及爪并洗净；姜拍松；葱切段。把冬虫夏草、鸡、姜、葱、黄酒一起放入炖锅内，加水用文火炖煮至鸡肉熟烂，加入盐、味精、胡椒粉调味即成。

【功效】 补肺，止咳。适用于咳喘、咯血等症的阳虚患者。

方三：

【制配】 冬虫夏草2克，麻雀2只，生姜、精盐各适量。将麻雀宰杀，去毛、内脏，洗净，与冬虫夏草、生姜一起放入锅内，加水用文火炖至麻雀熟透，加盐调味服食。

【用法】 每日1剂，连续2个月。

【功效】 补益脾肾，纳气平喘。适于支气管哮喘、喘促日久、喘多吸少、动则气急、吐痰稀薄者服用。

方四：

【制配】 冬虫夏草18克，蛤蚧1对，猪肾1副，法半夏25克（打碎），姜汁、黄酒、盐各适量。将猪肾洗净切开，剥去臊膜，与冬虫夏草、蛤蚧、法半夏一起放入炖盅内，加入姜汁、酒少许，用文火煨炖4小时，炖至猪肾熟透，加盐调味即可。

【用法】 每日1剂，分早、晚2次服用。

【功效】 适于哮喘病久未愈，形成心肾皆弱、心悸、未老先衰、下肢无力者服用。

方五：

【制配】 冬虫夏草18克，猪蹄300克，各种调料适量。将猪蹄洗净，剁成块，入沸水焯一下，与冬虫夏草一起放锅内，加入葱、姜、黄酒等调料与适量水烧沸，撇去浮沫，用文火煨至猪蹄熟烂、汤浓即可。

【用法】 每日1剂，分早、晚2次服用。

【功效】　适于肺肾两虚型哮喘患者服用。

方六：

【制配】　冬虫夏草12克，黄芪10克，大枣12枚，猪肺1具，各种调料适量。将猪肺洗净、切成小块，与冬虫夏草、黄芪、大枣一起放入锅内，加入葱、姜、黄酒与水烧沸，撇去浮沫，用文火煨至猪肺熟透，加盐调味即可。

【用法】　佐餐食用。

【功效】　补气益肺。适用于支气管哮喘患者，也可用于预防哮喘发作。

方七：

【制配】　冬虫夏草18克，地龙50克，橘络30克。将冬虫夏草洗净，烘干研成粉；地龙、橘络也分别研成粉；将上述3味药粉和匀，过筛，装入空心胶囊内，用瓶盛贮。

【用法】　每日3次，每次服5克，空腹时用温开水送下。

【功效】　具有补肺固本，祛痰理气止咳的作用。适用于慢性支气管哮喘者。

方八：

【制配】　冬虫夏草5克，黄芪18克，蛤蚧4克。将冬虫夏草洗净，烘干；蛤蚧去头足，烘干；黄芪烘干；把冬虫夏草、蛤蚧、黄芪分别研成粉，过筛，装入空心胶囊中，用瓶贮藏。

【用法】　每日2次，每次服6克，用温开水送下。

【功效】　补益肺肾，纳气平喘。适用于支气管哮喘日久不愈、肺肾两虚者。

方九：

【制配】　冬虫夏草12克，胡桃肉50克。将冬虫夏草、胡桃肉一起放入锅内，加水用文火煎煮30分钟，连煎2次，合并2次煎液即可。

【用法】　每日1剂，分早、晚2次饮服。

【功效】　适用于肾虚气喘患者。

方十：

【制配】 冬虫夏草11克，人参3克，五味子、紫河车各9克，怀山药30克，熟地黄、紫石英、灵磁石各15克，沉香3克，熟附子6克，山萸肉12克，核桃肉10克。将冬虫夏草洗净，烘干研成粉；紫河车也研成粉，过筛备用；把其他各药一起放入锅中，加水浸泡1小时，用文火煎煮30分钟，连煎2次，合并2次煎液，冲入冬虫夏草和紫河车粉中，拌匀即成。

【用法】 每日1剂，分2次于饭后温服。

【功效】 温肾培元，纳气平喘。适用于肾虚不纳所致的哮喘频作、抬肩喘息、短气咳呛、神疲肢软等症的辅助治疗。

方十一：

【制配】 冬虫夏草6克，核桃仁、黄芪各15克，冰糖30克。将核桃肉加盐炒熟捣烂；把冬虫夏草、黄芪一起放入锅中，加水用文火煎30分钟，连煎2次，合并2次煎液，放入核桃肉、冰糖，稍煮拌匀即可。

【用法】 每日1剂，分2次于空腹时服下。

【功效】 补肾平喘，益气健身。适用于哮喘缓解期者。

方十二：

【制配】 冬虫夏草36克，人参、核桃各30克，蛤蚧1对，高度白酒2000毫升。将人参、冬虫夏草、核桃仁洗净，切片；蛤蚧去头足。把上述各味药一起放入容器中，倒入白酒，加盖密封，浸泡30日后启用。

【用法】 每日早、晚饮服30毫升。

【功效】 补肺肾，助阳气，纳气定喘。适用于支气管哮喘缓解期，症见肺肾两虚者。

方十三：

【制配】 冬虫夏草、生晒参、龙眼、淫羊藿、玉竹各适量，高度白酒1000毫升。将上述前5味一起放入容器中，倒入白酒，加盖封密，20天后开启饮服。

【用法】 每日2次，每次饮40毫升。

【功效】 补肺益肾，纳气平喘，润肺止咳。适用于喘促日久、呼多吸少、气不得续等症患者。

方十四：

【制配】 冬虫夏草7克，鲍鱼60克，枸杞子15克，白糖、精盐、味精各适量。将鲍鱼去杂洗净，放入砂锅内，加水煲至半熟，加入冬虫夏草、枸杞子与白糖，用文火继续煲30分钟，煲至鲍鱼熟透，加盐、味精调味即可。

【用法】 每日1剂，早、晚分2次服用。

【功效】 补肺益气，止咳定喘，补肝肾。适用于老年慢性支气管炎患者。

方十五：

【制配】 冬虫夏草4克，鲜胎盘1个，黄芪20克。将胎盘去除血膜洗净，切薄片，与冬虫夏草、黄芪一起放入砂锅中，加水少许，隔水用文火炖至胎盘熟烂，拣去黄芪便可服用。

【用法】 分多次分服，常服。

【功效】 温补脾肾，止咳定喘。适于慢性支气管炎、咳嗽气喘患者食用。

方十六：

【制配】 冬虫夏草24克，黄芪30克，母鸡1只，黄酒、葱、姜、盐、味精各适量。将母鸡宰杀，去毛、内脏，洗净，与冬虫夏草、黄芪一起放入砂锅内，加入葱、姜、黄酒与适量水，用文火炖至鸡肉熟透，加盐、味精调味即可。

【用法】 早晚分食，佐餐食用。

【功效】 适用于慢性支气管炎患者食用。

方十七：

【制配】 冬虫夏草12克，川贝母、陈皮各30克，枇杷叶、炼蜜各100克。将冬虫夏草洗净，烘干研成粉末；川贝母、陈皮研成粉，与冬虫夏草粉合并拌匀过筛，枇杷叶放入砂锅中，加水浸泡2小时，用文火煎煮30分钟，连煎2次，合并2次煎液，加入炼蜜、3味药粉，用文火煎熬成膏，冷却后装瓶贮藏。

【用法】 每日3次，每次取1匙，兑入温开水中饮服。

【功效】 具有润肺、祛痰、止咳作用。适用于慢性支气管炎患者服用。

方十八：

【制配】 冬虫夏草12克，蛤蚧1对，枯矾10克，款冬花10克，五味子30克，川贝母30克，白果仁15克，炒李仁20克，香油150克，蜂蜜200克。将上述前8味分别研细，合并拌匀过筛，加入蜜和香油，隔水用大火蒸熟即可。

【用法】 每日2～3次，每次取1匙，用温开水送服。连服2个月。

【功效】 健脾润肺，止咳化痰。适用于慢性气管炎的冬病夏治。

方十九：

【制配】 冬虫夏草18克，蛤蚧1只。冬虫夏草洗净，烘干研成粉；蛤蚧也研成粉；把两种药粉和匀过筛，装入空心胶囊内，用瓶贮藏。

【用法】 每日3次，每次服5粒，于空腹时用温开水送下。

【功效】 具有较好的补肺固本，平喘止咳祛痰作用。适用于慢性支气管炎患者服用。

方二十：

【制配】 冬虫夏草4克，蛤蚧、白芍药各10克，桂枝、川贝母、制半夏、煅龙骨各3克。将冬虫夏草洗净；把上述7味一起放入砂锅中，加水浸泡1小时，用文火煎煮30分钟，连煎2次，合并2次药液即可。

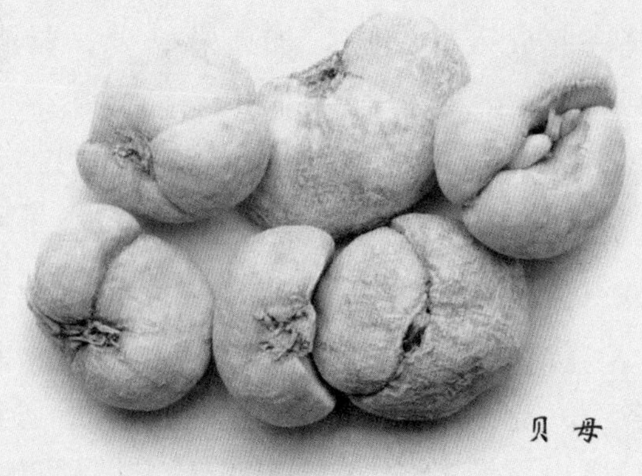

贝母

【用法】　分2次于饭后饮服。

【功效】　具有温肺止咳、平喘作用。适用于慢性支气管炎咳喘日久、呼吸气短、动则喘甚、痰多清稀者。

方二十一：

【制配】　冬虫夏草6克，甜杏仁10克，鸡蛋1个。将冬虫夏草、杏仁一起放入砂锅内，加水用文火煎煮30分钟，连煎2次，合并2次煎液，加入蛋黄，再用文火煨炖15分钟即可。

【用法】　每日1剂，常服。

【功效】　适用于慢性支气管炎患者。

方二十二：

【制配】　冬虫夏草4克，甘草5克，麦门冬、玉竹、北沙参各15克。将冬虫夏草洗净，与麦门冬、玉竹、甘草、北沙参一起放入砂锅中，加水浸泡1小时，用文火煎煮30分钟，连煎2次，合并2次煎液即可。

【用法】　每日1剂，分次代茶频饮。

【功效】　能明显减轻机体炎症，并能扩张支气管。适用于急、慢性支气管炎患者。

方二十三：

【制配】　冬虫夏草18克，蛤蚧1对，黄芪30克，高度白酒1000毫升。将蛤蚧洗净，去头足，与冬虫夏草、黄芪一起放入容器中，倒入白酒，加盖密封，浸泡30天后开启饮服。

【用法】　每日早、晚空腹饮用，每次饮30毫升。

【功效】　能镇咳，祛痰，补肾。适用于慢性支气管炎，症属肺肾亏虚者。

方二十四：

【制配】　冬虫夏草7克，灵芝30克，红参6克，冰糖100克，高度白酒1000毫升。将冬虫夏草洗净烘干，和灵芝、红参、冰糖一起放入容器中，倒入白酒，加盖密封，浸泡20天后开启饮用。

【用法】　每日2次，每次饮30毫升。

【功效】 能益肺气，补心血，壮肾气。适用于肺气虚损、老年性慢性支气管炎患者。

方二十五：

【制配】 冬虫夏草6克，黄芩15克，浙贝母10克，仙鹤草30克。将冬虫夏草、黄芩、浙贝母、仙鹤草一起放入砂锅内，加水浸泡1小时，用文火煎煮30分钟，连煎2次，合并2次煎液即可。

【用法】 每日1剂，分早、晚各1次饮服。15天为1个疗程。

【功效】 清润肺脏，止咳化痰。适用于支气管扩张反复不愈、咳嗽气急者。

方二十六：

【制配】 冬虫夏草12克，川贝母、白芨各10克，鱼腥草、白茅根各30克。将冬虫夏草、白芨、川贝母分别洗净，焙干研成粉，合并3种药粉拌匀过筛。把鱼腥草、白茅根洗净，加水浸泡30分钟，加水用文火煎煮30分钟，连煎2次，合并2次煎液即可。

【用法】 每日2次，每次取药粉3克，用药液送服。

【功效】 养肺止咳，清热化痰。适用于支气管扩张，表现为肺虚热蕴，如久咳不止、痰多黄稠患者。

方二十七：

【制配】 冬虫夏草6克，北沙参、百合各20克，麦门冬10克，川贝母6克，生地黄、桑白皮各15克。将冬虫夏草、北沙参、百合、麦门冬、川贝母、生地黄、桑白皮一起放入砂锅内，用水浸泡1小时，用文火煎煮30分钟，连煎2次，合并2次煎液即可。

【用法】 每日1剂，分2次饮服。

【功效】 养阴益肺，清肺化痰。适用于支气管扩张缓解期患者。

腰膝酸软症

方一：

【制配】 冬虫夏草12克，活甲鱼1只，红枣20克，黄酒15克，精盐、姜片、葱段、蒜片、鸡清汤各适量。将甲鱼宰杀，去内脏洗净，入沸水焯过，去除腿油，切大块洗净；冬虫夏草洗净；红枣用开水浸泡。将甲鱼放入汤碗中，放入冬虫夏草、红枣，加入黄酒、盐、葱段、姜片、蒜片和鸡清汤，上笼用文火蒸至甲鱼肉熟烂取出，拣去葱、姜即成。

【用法】 每日分 2 次佐餐食用。

【功效】 滋阳补气，补肾固精。适用于男性腰膝酸软、乏力体虚等症患者。

方二：

【制配】 冬虫夏草 12 克，老鸭 1 只，葱、姜、黄酒、胡椒粉、食盐各适量。将老鸭宰杀，去毛、内脏，洗净。把冬虫夏草塞入鸭腹内，加入葱、姜、黄酒、胡椒粉、食盐，上笼用文火蒸 2 小时，蒸至鸭肉熟烂即可。

【用法】 每日 1 剂，分 2 次服用。佐餐食用。

【功效】 适用于肺肾俱虚、腰膝酸软、体虚乏力者食用。

方三：

【制配】 冬虫夏草 4 克，白花鸽 2 只，水发香菇、笋片各 15 克，火腿片 10 克，黄酒 50 毫升，清汤、调料各适量。将冬虫夏草洗净；鸽子去毛、内脏，洗净，入沸水焯后捞出，洗净血秽，腹向上放在汤碗内，加入黄酒、清汤，把冬虫夏草、香菇、笋片、火腿片铺放鸽子肉上，上笼蒸至鸽子熟烂，加入盐、味精调味即可。

【功效】 补虚损，益气血。适用于肾虚所致的腰膝酸软、气短乏力者。

方四：

【制配】 冬虫夏草 6 克，羊瘦肉 400 克，红参 6 克，冰糖 50 克，陈皮、盐、味精、葱、姜各适量。将羊肉洗净切条块，入已加葱、姜、陈皮烧沸的水中焯过，捞出洗净；把冬虫夏草洗净，红参加热回软切成瓜子片。把羊肉、冬虫夏草、红参、冰糖一起放入蒸钵内，用湿绵纸封钵口，上笼用大火蒸至羊肉熟烂，加入盐、味精调味即成。

【用法】 喝汤食羊肉，佐餐食用。

【功效】 大补元气，益肾填精，健脾补肺。适用于腰膝酸软、久咳虚喘、体虚乏力者。

方五：

【制配】 冬虫夏草12克，发好鲍鱼、口蘑各100克，熟火腿、水发兰片、水烫油菜各10克，鸡汤500毫升，素油50克，花椒水、黄酒、盐、味精各适量。将冬虫夏草洗净；鲍鱼切成花刀片；口蘑切成薄片；火腿、兰片切成象眼片；油菜切成4厘米长的段。炒锅内放入鸡汤烧沸后，放入冬虫夏草、口蘑、鲍鱼片、水发兰片、油菜、火腿、精盐、味精、黄酒、花椒水，再烧沸后，撇净浮沫，淋上明油，即可出锅食用。

【用法】 喝汤食菜，佐餐食用。

【功效】 补肺益肾，止咳平喘。适用于腰膝酸软、喘咳短气、神疲少食等症患者。

方六：

【制配】 冬虫夏草11克，虾仁50克，九香虫各9克。将虾仁洗净，与冬虫夏草、九香虫一起放入砂锅内，加水煎煮30分钟，连煎2次，合并2次煎液即成。

【用法】 每日1剂，喝汤食虾仁。

【功效】 补肾壮阳。适用于腰膝酸痛、肾虚、神疲乏力等症者服用。

方七：

【制配】 冬虫夏草3克，冬菇80克，瘦肉200克，蛋清、淀粉、食油、精盐、味精、胡椒粉各适量。将冬菇泡发，洗净切丝；瘦肉洗净切丝，加入蛋清、淀粉拌匀上浆，入油锅爆炒，加入冬菇、冬虫夏草、胡椒粉及清水适量，用文火焖煮至熟，加入精盐、味精调味即可。

【用法】 喝汤食肉，佐餐食用，常食。

【功效】 能补温肾健脾。适用于脾肾亏虚之腰膝酸软、肢软乏力、头晕心悸者服用。

方八：

【制配】　冬虫夏草12克，水发猴头菇250克，火腿末15克，鸡蛋5个，鸡脯肉100克，猪肉25克，湿淀粉20克，海米末20克，香菜末、蛋清、食油、黄酒、精盐、味精、花椒油、姜、鸡汤各适量。将冬虫夏草洗净；猴头菇洗净，切成薄片，加入蛋清和湿淀粉拌匀；油锅烧至六成热时，放入拌好的猴头菇和冬虫夏草，滑油捞出，摆在碗内，加入精盐、味精、黄酒，上笼蒸10分钟取出。把5个鸡蛋煮熟，剥去壳，切成橘子瓣形荷花样，取下蛋黄；鸡脯肉和猪肉剁成细泥，放入各种调料拌匀，抹在每个荷花蛋上，放上海米末，用火腿、香菜末点缀一下，上笼蒸熟取出。将蒸好的猴头菇、冬虫夏草扣在盘当中，再把蒸好的荷花蛋摆在猴头菇、冬虫夏草的周围。炒锅内放入油烧热，放入鸡汤与各种调味品，用水淀粉勾芡，淋上花椒油，浇在猴头菇菜上即成。

【用法】　佐餐食用。

【功效】　补肺益肾，止咳平喘。适用于腰膝酸软、喘咳气短、神疲少食等症者。

方九：

【制配】　冬虫夏草12克，瘦猪肉80克，小米100克。将冬虫夏草用纱布包好；猪肉洗净，切成细粒。将药包与小米、猪肉一起放入锅内，加水用文火熬煮成粥，粥熟取出药包，再煮片刻，粥稠即可。

【用法】　喝粥吃肉，空腹食用。

【功效】　补虚损，益精气，润肺补肾。适用于腰膝酸痛、肺肾阴虚、虚喘、痨嗽等症。

方十：

【制配】　冬虫夏草8克，枸杞子5克，红枣6枚，羊肉200克，葱白、姜、粳米各适量。将羊肉洗净切薄片，加入姜片、葱段之沸水中烫去腥味，捞出洗净，与冬虫夏草、枸杞子、红枣一起放入锅内，加入粳米与水，用文火熬成稠粥即成。

【用法】　佐餐食用。

【功效】 适于肺肾虚弱所致的腰膝酸软、头晕目眩者食用。

方十一：

【制配】 冬虫夏草36克，红参、补骨脂各50克，羊脊髓1具，生地黄500克，黄酒适量。将冬虫夏草洗净，烘干研成粉；红参、补骨脂、生地黄也研成粉，把这4种药粉合并拌匀过筛。把羊脊髓洗净，放入砂锅内，加酒用文火熬煮30分钟，放入过筛后的药粉，边熬边搅动，熬至浓稠成膏，冷却装瓶。

【用法】 每日服2次，每次取1匙，用温酒化开饮服。

【功效】 温阳补肾，暖身补虚。适用于腰膝酸软、精神疲惫、形体怕冷、手足发冷等症。

方十二：

【制配】 冬虫夏草60克，生白芍、当归、菟丝子、淫羊藿各100克。将冬虫夏草等5味分别洗净、焙干，共研成粉后，合并拌匀过筛，瓶装贮藏。

【用法】 每日3次，每次6克，用温开水送服。

【功效】 具有补气养血，益肾强腰作用。适用于腰膝酸软、肾亏体虚、劳作无力等症者服用。

方十三：

【制配】 冬虫夏草18克，枸杞子60克，红参15克，肉桂15克，炙黄芪100克。将冬虫夏草、红参等分别研成粉，过筛，装入空心胶囊中，瓶盛藏。

【用法】 每日3次，每次服5丸，空腹用温开水送服。

【功效】 温肺补肾，适用于腰膝酸软、四肢清冷、精神疲乏等症患者。

方十四：

【制配】 冬虫夏草6克，肉苁蓉、秦艽、炒杜仲各10克，续断、千年健各12克，黄芪、桑寄生、骨碎补各15克，蜈蚣2条。将上述10味一起放入砂锅内，加水浸泡30分钟，用文火煎煮30分钟，连煎2次，合并2次煎液即可。把冬虫夏草焙干，研成细末，用煎液送服。

【用法】 每日1剂，分2次饮服。

【功效】 具有补肝肾，强腰膝作用。适于肾虚腰痛、腰膝酸软无力者服用。

方十五：

【制配】 冬虫夏草、人参、甘草、枸杞子、大枣、黄芪、何首乌、淫羊藿、党参、天麻、麦冬各适量。高度白酒2000毫升。将以上11味一起放入容器中，倒入白酒，加盖密封，浸泡30天后开启饮服。

【用法】 每日2次，早、晚每次饮服30毫升。

【功效】 扶正固本，协调阴阳。适用于肝肾亏虚、腰膝酸软、病后体虚等症患者。

方十六：

【制配】 冬虫夏草100克，鹿茸20克，高度白酒2000毫升。将鹿茸切成片，与冬虫夏草一起放入容器中，倒入白酒，加盖密封，浸泡15天后开启饮服。

【用法】 每晚饮服30毫升。

【功效】 温肾助阳，补益精血。适用于肾阳虚衰、精血亏损所致的腰膝酸软无力、畏寒肢冷等症患者。

方十七：

【制配】 冬虫夏草72克，枸杞子、党参、熟地黄、肉苁蓉各100克，高度白酒2000毫升。将冬虫夏草、枸杞子、党参、熟地黄、肉苁蓉洗净沥干，放入容器中，倒入白酒，加盖密封，浸泡6个月后开启饮服。

【用法】 每日2次，每次饮用15毫升。

【功效】 补气血，益肝肾，强腰膝。适于肾虚之腰膝酸软、劳作无力者服用。

方十八：

【制配】 冬虫夏草、田七、龙眼、人参各适量，高度白酒1000毫升。将冬虫夏草、田七、龙眼、人参一起放入容器内，倒入白酒，加盖密封，浸泡1个月后开启饮服。

【用法】　每日2次，每次饮服20毫升。

【功效】　补气和血，壮腰强筋。适于气血两亏、腰膝酸软、久病体虚等症者饮服。

方十九：

【制配】　冬虫夏草36克，红枣、黑枣各100克，高度白酒2000毫升。将冬虫夏草洗净，烘干；红枣、黑枣洗净。把上药一起放入容器内，倒入白酒，加盖密封，浸泡20天后开启饮服。

【用法】　每日2次，每次饮服10毫升。

【功效】　补虚益精，强身健体。适于腰膝酸软、体虚乏力、易于疲劳者饮服。

神经衰弱症

方一：

【制配】　冬虫夏草6克，黄连、生晒参、莲子心各5克，淮小麦30克，柏子仁10克，红枣8枚，鳖甲15克。将冬虫夏草、生晒参研成粉，过筛；把鳖甲放入砂锅中，加水煎煮30分钟，加入用水浸泡的黄连等其他药，用文火煎煮30分钟，连煎2次，合并2次煎液即可。

【用法】　每日1剂，分2次用药液送服冬虫夏草粉末。

【功效】　适于神经衰弱、失眠、心悸、遇事易忘等症者服用。

方二：

【制配】　冬虫夏草4克，丹参、炒酸枣仁、百合各15克，夜交藤20克，五味子10克。将冬虫夏草洗净，烘干研成粉过筛；把其他5味一起放入砂锅中，加水用文火煎煮30分钟，连煎2次，合并2次煎液即可。

【用法】　每日1剂，分2次用药液送服冬虫夏草粉。

【功效】　适于神经衰弱、失眠、多梦、心悸不宁等症者服用。

方三：

【制配】　冬虫夏草4克，红参、炙甘草各3克，五味子5克。将冬虫夏草、红参洗净，烘干研成粉过筛；把五味子、炙甘草一起放入砂锅中，加水用文火煎煮30分钟，连煎2次，合并2次煎液即可。

【用法】 每日1剂，分2次用药液送服药粉。

【功效】 适于神经衰弱、心悸不宁、遇事易惊、胸闷不适等症者服用。

方四：

【制配】 冬虫夏草4克，生地黄、怀山药、玉竹、党参、北沙参各12克，麦门冬9克，五味子3克，石斛10克。将冬虫夏草等9味一起放入砂锅中，加水浸泡60分钟，用文火煎煮30分钟，连煎2次，合并2次煎液即可。

【用法】 每日1剂，早、晚各空腹饮服1次。

【功效】 补肺益气，滋养肺阴。适用于多发性神经炎多表现为肢体筋脉弛缓、软弱无力等症者饮服。

方五：

【制配】 冬虫夏草4克，党参、茯苓、木瓜各12克，怀山药、白术、薏苡仁、怀牛膝各15克，甘草6克。将冬虫夏草等9味一起放入砂锅中，加水浸泡60分钟，用文火煎煮30分钟，连煎2次，合并2次煎液即成。

【用法】 每日1剂，分早、晚2次空腹饮服。

【功效】 调养脾胃，益气柔筋。适于多发性神经炎体质虚衰、肢端麻木、肌肉疲软等症者服用。

方六：

【制配】 冬虫夏草36克，熟地黄、生地黄、怀牛膝、怀山药、枸杞子各150克，制何首乌300克，黄酒适量。将上述7味分别研成粉，合并拌匀过筛，用黄酒拌匀，搓成绿豆大小的丸，阴干，瓶装贮藏。

【用法】 每日2次，每次6克，于早、晚空腹用温酒送服。

【功效】 滋养肝肾。适用于多发性神经炎肝肾亏虚者。

方七：

【制配】 冬虫夏草12克，乳鸽1只，花胶（鱼肚）30克，黄酒、精盐、味精、生姜各适量。乳鸽宰杀，去毛、内脏，洗净；冬虫夏草、生姜洗净；花胶浸发，切丝洗净。把乳鸽、冬虫夏草、花胶与生姜一起放入炖钵内，加适量开水，少许黄酒，加盖用文火隔水炖 3 小时，待鸽熟烂，加入盐、味精调味即成。

【用法】 喝汤食鸽肉，佐餐食用，常服。

【功效】 补益气血。适于病后体虚、头目眩晕等症者服用。

方八：

【制配】 冬虫夏草 12 克，党参 10 克，乌骨鸡 1 只，熟地黄、黄精各 15 克，清汤、葱、生姜、黄酒、精盐、味精各适量。将冬虫夏草洗净；乌骨鸡宰杀，去毛、内脏，洗净，放入蒸钵内。把冬虫夏草、党参、熟地黄、黄精一起放入鸡腹，加入生姜、葱、黄酒、精盐、味精等各种调料品，再加少许清汤，上蒸锅蒸至鸡肉熟烂即可食用。

【用法】 分 2 天吃下，佐餐食用，常食。

【功效】 适于眩晕健忘、神疲乏力、盗汗者食用。

方九：

【制配】 冬虫夏草 12 克，猪脑 1 个，黄酒、精盐、味精各适量。将猪脑洗净，用牙签挑去血筋用水冲净放入蒸碗内，加入黄酒，放入冬虫夏草，用大火隔水炖熟，加入盐、味精调味即可。

【用法】 每日 1 剂，分早、晚各 1 次服食。连服 3～5 剂。

【功效】 补脑益肾，祛风弦，畅肺气。适用于神经衰弱、眩晕、脑鸣等病者服用。

方十：

【制配】 冬虫夏草 4 克，钩藤、杭菊花、夏枯草、刺蒺藜各 10 克，生白芍 15 克，生石决明 20 克。将生石决明放入砂锅内，加水煎煮半小时，放入冬虫夏草、钩藤、杭菊花、夏枯草、生白芍与刺蒺藜，加水浸泡 30 分钟，用文火煎煮 30 分钟，连煎 2 次，合并 2 次煎液即可。

【用法】 每日 1 剂，分早、晚各 1 次饮服。

【功效】 具有养血平肝、熄风止眩的作用。适用于头晕目眩、眼球作胀、颈项牵强、心烦易躁等症。

方十一：

【制配】　冬虫夏草6克，黄芪、党参各15克，当归、枸杞子、沙苑子、刺蒺藜、五味子各10克。将上述8味加水浸泡1小时，用文火煎煮30分钟，连煎2次，合并2次药液即可。

【用法】　每日1剂，分早、晚各1次饮服。

【功效】　补气益血。适于气血不足、眩晕反复发作、站立摇晃、倦怠乏力等症者饮服。

方十二：

【制配】　冬虫夏草15克，枸杞子5克，红枣6粒，羊肉200克，粳米250克，葱白、姜各适量，将姜、葱段加入沸水中煮沸，放入羊肉，焯去腥味捞出，洗净切薄片。把冬虫夏草、羊肉片、枸杞子、红枣、粳米一起放入锅内，加水用文火熬煮至粥稠即成。

【用法】　佐餐食用。

【功效】　治肺肾虚弱所致的头晕目眩、腰膝酸痛。

方十三：

【制配】　冬虫夏草4克，茯苓12克，党参、天麻、白术、半夏各10克，炙甘草6克。将冬虫夏草等7味加水浸泡60分钟，用文火煎煮30分钟，连煎2次，合并2次煎液即可。

【用法】　每日1剂，分早、晚各1次饮服。

【功效】　健脾益气，化痰止眩。适用于脾虚痰阻之眩晕者。

明目、耳聋、耳鸣

方一：

【制配】　蚬鸭一只，冬虫夏草18克，桂圆肉15克，猪瘦肉150克，精盐适量。将蚬鸭宰杀，去毛、内脏，洗净；冬虫夏草、桂圆肉洗净；猪瘦肉入沸水中焯透，捞出洗净，切薄片。把上述各味一起放入砂锅内，加水用文火煲至鸭肉熟烂，煲3小时，放盐调味即可。

【用法】 喝汤食鸭肉，佐餐食用，常服。

【功效】 适用于溺阴、明目、怡神者。

方二：

【制配】 冬虫夏草12克，炮天雄、肉苁蓉各10克，羊肉150克，生姜、盐、味精各适量。将冬虫夏草、炮天雄、肉苁蓉洗净；羊肉放入沸水中焯过洗净，切薄片。把上述各味一起放入炖盅内，加入适量水、姜，加盖，用文火煨炖至羊肉熟透，加入盐、味精调味即可。

【用法】 喝汤食羊肉，佐餐食用，常服。

【功效】 适于头眩、黑眼圈、飞蚊症患者服用。

方三：

【制配】 冬虫夏草12克，金钱龟1只，枸杞子50克，巴戟天50克，盐、味精各适量。将金钱龟宰杀，去内脏洗净，与冬虫夏草、枸杞子、巴戟天一起放入砂锅内，加水用文火炖至龟肉熟透，加盐、味精调味即可。

【用法】 喝汤食龟肉，常服。

【功效】 适于肝肾两虚所致飞蚊症、头晕眼花、眼前有黑点者服用；对近视、远视、色盲等眼疾也有一定的疗效。

方四：

【制配】 冬虫夏草30克，巴戟天20克，猪瘦肉400克，调料品适量。将瘦肉洗净，与冬虫夏草、巴戟天一起放入砂锅内，用文火煨炖至猪肉熟烂，加入盐、味精调味即可。

【用法】 喝汤食肉，佐餐食用。

【功效】 补肾阳，强筋骨，祛风湿。适于肾亏引起耳鸣或低血压引起头晕等症者服用。

方五：

【制配】 冬虫夏草4克，石菖蒲6克，粳米150克，葱白、盐、味精各适量。将冬虫夏草、石菖蒲分别洗净研成粉；葱白洗净切成小段；粳米淘净放入锅中，加水煮粥，粥将熟时，放入冬虫夏草、石菖蒲粉末及葱白，并加入精盐、味精，熬煮至粥稠即可食用。

【用法】 每日食1次，佐正餐食用。

【功效】 具有通窍聪耳的作用。适于耳鸣耳聋，症见头痛、咳逆、胸闷、气短者食用。

方六：

【制配】 冬虫夏草150克。将冬虫夏草洗净，烘干研成粉，过筛。

【用法】 每日3次，每次服7克，用温开水送服。1周为1个疗程，可连用4周。

【功效】 适于中耳积液所致的耳鸣、耳聋患者服用。

方七：

【制配】 冬虫夏草36克，灵磁石90克，苍术60克。将冬虫夏草研成粉，过筛；灵磁石、苍术也分别研成粉，过筛。合并3味粉拌匀，装瓶贮藏。

【用法】 每日3次，每次服6克，空腹用温开水送服。

【功效】 对病程不长的耳鸣患者有较好疗效。

方八：

【制配】 冬虫夏草36克，苍术60克，灵磁石90克。将冬虫夏草洗净，烘干研成粉；苍术、灵磁石也分别研成粉。将把冬虫夏草、苍术、灵磁石粉合并拌匀，过筛后装入空心胶囊中，装瓶贮藏。

【用法】 每日3次，每次服6克，空腹用温开水送下。

【功效】 补肾益精。适于中耳积液所致的耳鸣、耳聋者服用。

方九：

【制配】 冬虫夏草6克，党参、枸杞子、黄芪、熟地黄各15克，五味子10克。将上述6味一起放入砂锅中，加水浸泡1小时，用文火煎煮30分钟，连煎2次，合并2次煎液即可。

【用法】 每日1剂，早、晚分2次饮服。

【功效】 适用于脾肾虚亏，神经性耳聋、耳鸣，神疲肢乏，腰膝酸软者。

鼻　炎

方一：

【制配】 冬虫夏草 150 克。将冬虫夏草洗净，烘干研成粉过筛。

【用法】 每日 3 次，每次 6 克，饭后用温开水冲服。

【功效】 补益健身。防治过敏性鼻炎有一定疗效。

方二：

【制配】 冬虫夏草 12 克，黄芪 50 克，五味子、防风各 20 克。把冬虫夏草等 4 味分别烘干，研成粉，合并拌匀过筛，装入空心胶囊，瓶装贮藏。

【用法】 每日 2 次，每次服 3 克，饭后用温开水送服。

【功效】 具有较好的抗过敏效果，适用于过敏性鼻炎患者。

方三：

【制配】 冬虫夏草 4 克，北沙参 15 克，麦门冬、玉竹各 10 克，生甘草 5 克。将冬虫夏草洗净，与上述各味一起放入砂锅中，加水浸泡 30 分钟，用文火煎煮 30 分钟，连煎 2 次，合并 2 次煎液即可。

【用法】 每日 1 剂，代茶频饮。

【功效】 具有抗过敏的作用，适用于过敏性鼻炎患者。

感　冒

方一：

【制配】 冬虫夏草、蛤蚧、川贝母、桂枝、龙骨、兰夏、黄连、甘草、白芍药各适量。将上述各味分别烘干研成粉，合并拌匀过筛，装入空心胶囊中，瓶装贮藏。

【用法】 每日 3 次，每次服 5 粒，饭后用温开水送服。

【功效】 具有止咳化痰，降逆平喘的作用。对预防感冒有较好的疗效。

方二：

【制配】 冬虫夏草3克，生甘草3克，生黄芪10克。将冬虫夏草洗净，烘干研成粉；黄芪、甘草也分别研成粉；把3味粉合并拌匀，过筛瓶装。

【用法】 每日1剂，把药粉放入杯中，用开水冲泡，分次代茶频饮。

【功效】 能益肾固本，益气固表。适用于预防感冒。

方三：

【制配】 冬虫夏草6克，大枣30枚，米酒500毫升。将冬虫夏草放入容器中，倒入米酒、大枣，加盖密封，浸泡一周后开启饮用。

【用法】 每日2～3次，每次饮15毫升。

【功效】 能补亏损，益肾精。常服可提高免疫功能，预防感冒等。

方四：

【制配】 冬虫夏草12克。将冬虫夏草放入茶杯内，用沸水冲泡，加盖焖5分钟即可。

【用法】 每日2次，每次6克，当茶频饮，最后食完冬虫夏草。

【功效】 治疗习惯性感冒有较好的疗效。

方五：

【制配】 冬虫夏草6克，核桃仁20克，沙参6克，金钱龟1只，火腿肉25克，猪瘦肉100克，鸡汤、猪油、味精、食盐、胡椒粉、生姜、黄酒、葱各适量。将金钱龟宰杀，去硬壳、内脏、头与爪尖，洗净，入沸水焯透洗净，切成块；猪肉、火腿洗净切成片；沙参用温水浸发，切成片。把上述各味一起放蒸钵内，放入各种调料，加盖上笼蒸至龟肉熟烂即成。

【用法】 喝汤食肉，佐餐食用，常服。

【功效】 能养阴补血，补脑益智。适用于久病体虚、久咳咯血、肺虚燥咳等症患者。

方六：

【制配】 冬虫夏草12克，花胶（鱼肚）30克，乳鸽1只，香菇10克，鸡油25克，高汤500毫升，味精、精盐、姜、葱各适量。将乳鸽宰杀，去毛、内脏及爪，洗净；冬虫夏草洗净；花胶用温水发透，切小方块；香菇洗净切薄片；葱切段；姜切片。把乳鸽、虫草、花胶、香菇、黄酒、精盐、味精、鸡油、姜、葱、高汤一起放入锅内，用文火煨炖至鸽肉熟烂即成。

【用法】 喝汤食鸽肉，佐餐食用。

【功效】 能补肺肾，壮元阳。适于虚损咳嗽、咯血等症者服用。

方七：

【制配】 冬虫夏草36克，白鸭1只，姜、精盐、葱、黄酒、鲜汤各适量。将鸭宰杀，去毛、内脏，洗净，斩去鸭嘴、掌，入沸水焯一下捞起，放在蒸碗中，加入冬虫夏草、姜、葱、黄酒与鲜汤，加盖上笼，用大火蒸至鸭肉熟烂，拣出葱、姜，加盐调味即可食用。

【用法】 喝汤食鸭肉，佐餐食用，常服。

【功效】 能补虚损，益肺肾。适用于咳喘日久不愈及肺结核咳嗽等症患者。

方八：

【制配】 冬虫夏草4克，鹌鹑5只，调料适量。将鹌鹑宰杀，去毛杂，由背部剖开，去内脏洗净，放入沸水锅中焯一下捞出；每只鹌鹑腹中放入均量冬虫夏草，用线扎紧，放入碗中，加入葱、姜、精盐、胡椒粉，用湿绵纸封口，上笼蒸至鹌鹑肉熟烂，加入味精调味即成。

【用法】 喝汤食肉，佐餐食用，常服。

【功效】 能滋阴润肺，强健筋骨。适用于肺虚久咳、五心烦热等症者服用。

方九：

【制配】 冬虫夏草12克，田鸡1只，猪瘦肉100克，调料适量。将田鸡宰杀洗净；猪瘦肉洗净切片。把冬虫夏草、田鸡、瘦肉一起放入锅内，加入各种调料，用文火炖至肉熟烂即可。

【用法】 喝汤食肉，佐餐食用。

【功效】 能止咳化痰。适于痨咳、盗汗患者服用。

方十：

【制配】 冬虫夏草36克，黄鳝250克，精盐、味精各适量。将黄鳝宰杀，去内脏，加盐搓一会儿洗净切段，与冬虫夏草一起放入锅内，加入水与葱姜，用文火熬汤，加精盐、味精调味即成。

【用法】 喝汤食鳝鱼肉，佐餐食用，常服。

【功效】 适于肺肾两虚、咳嗽不止者服用。

方十一：

【制配】 冬虫夏草12克，猪肺250克，调料各适量。将猪肺切小块洗净放入锅内，加入葱、姜、黄酒与适量水烧沸，撇去浮沫，加入冬虫夏草用文火煲至猪肺熟透，加入盐、味精调味即可。

【用法】 喝汤食猪肺，佐餐食用。

【功效】 能补益肺肾。适于肺肾两虚型咳嗽及支气管哮喘患者服用。

方十二：

【制配】 冬虫夏草4克，鸡蛋2个，冰糖30克，盐、味精各适量。将冰糖放入碗内，加水溶化，磕入鸡蛋，搅拌均匀，放入洗净的冬虫夏草，加入盐、味精与适量水，上笼蒸熟即可。

【用法】 每日1剂，佐餐食用。

【功效】 适于病后体虚、痰多喘嗽、虚喘、自汗盗汗等症者食用。

方十三：

【制配】 冬虫夏草36克，鸡1只，龙眼肉15克，大枣6枚，调料适量。将鸡宰杀，去毛、内脏，洗净放入炖钵内，加入冬虫夏草、龙眼肉、大枣及各种调料，加水用文火炖至鸡肉熟烂，加盐、味精调味即可。

【用法】 喝汤食鸡肉，佐餐食用，常服。

【功效】 能补血滋阴，兼补肺肾，益精髓。适于肺虚久咳者服用。

方十四：

【制配】 冬虫夏草12克，银耳15克，冰糖适量。将银耳泡发，去蒂洗净；冬虫夏草洗净纱布包好。把冬虫夏草、银耳、冰糖一起放入砂锅内，加水用文火炖至银耳软熟汤浓稠，拣去虫草包即可食用。

【用法】 每日1剂，早、晚各1次服用。

【功效】 能补虚亏，益精气，止咳化痰。适于肺阴亏损型的干咳少痰、痰中带血等症者服用。

方十五：

【制配】 冬虫夏草12克，瘦肉糜50克，小米100克，黄酒、盐各少许。将冬虫夏草水煎取汁，连煎2次。合并2次煎液，加入肉糜、小米、黄酒，用文火按常规熬煮至粥稠，加盐调味即成。

【用法】 每日早、晚空腹食用，常服。

【功效】 能补虚损，益精气，润肺补肾。适于肺肾两虚之虚咳、痨咳、咯血、自汗盗汗等症者服用。

方十六：

【制配】 冬虫夏草4克，猪肺500克，粳米100克，薏苡仁50克，葱、姜、盐、味精、黄酒各适量。将猪肺切小块洗净，放入锅内，加入适量水、黄酒，烧沸，撇去浮沫，煨至七成熟时，加入淘净的粳米、薏苡仁、冬虫夏草与各种调料，按常法用文火熬煮至粥稠即可。

【用法】 佐餐食用，常服。

【功效】 能益脾肺，止咳喘。适于胸部损伤咳喘患者服用。

方十七：

【制配】 冬虫夏草6克，粳米50克，白芨粉10克，冰糖适量。将冬虫夏草洗净，烘干研成粉，与白芨粉合并拌匀；粳米淘净放入锅内，加入冰糖与水，按常法熬煮至粥稠后，加入冬虫夏草、白芨粉，再稍煮片刻即成。

【用法】 佐餐或当点心食用。

【功效】 能补肾益肺。适于劳嗽痰血者服用。

方十八：

【制配】　冬虫夏草24克，水鸭1只，生姜、盐、味精各适量。将水鸭宰杀，去毛、内脏，洗净，放入炖盅内，把姜、冬虫夏草放入鸭腹内，加水用文火隔水炖至鸭肉熟烂，加入盐、味精调味即成。

【用法】　喝汤食鸭肉，佐餐食用，常服。

【功效】　能滋养益血。对虚弱咳嗽、白天痰多和夜咳难眠者有一定的疗效。

方十九：

【制配】　冬虫夏草4克，茯苓、黄芪、白芍药各10克，桂枝、红参、炙甘草各3克，饴糖30克。将冬虫夏草洗净，与其他6味一起放入砂锅中，加水浸泡1小时，用文火煎煮30分钟，连煎2次，合并2次煎液，加入饴糖拌匀，稍煮片刻即成。

【用法】　每日1剂，早、晚各1次饮服。

【功效】　能益肺温脾。适于肺脾气虚所致的久咳不愈、神疲乏力、痰液清稀等症者饮服。

方二十：

【制配】　冬虫夏草11克，川贝、百合、麦冬、五味子各9克。将上述5味一起放入砂锅内，加水用文火煎煮30分钟，连煎2次，合并2次煎液即可。

【用法】　每日1剂，早、晚各1次饮服。

【功效】　适于咳喘、痰少、咽干、气短无力者饮服。

方二十一：

【制配】　冬虫夏草6克，山萸肉12克，炙甘草6克，蜂蜜20克。将冬虫夏草、山萸肉、炙甘草一起放入锅，加水用文火煎煮30分钟，连煎2次，合并2次煎液，加入蜂蜜，拌匀即可。

【用法】　每日1剂，分数次代茶频饮。

【功效】　适于肺肾虚损之慢性喘咳不愈者饮服。

方二十二：

【制配】　冬虫夏草6克，冰糖适量。将冬虫夏草洗净，放入砂锅内，加水用文火煎煮30分钟，连煎2次，合并2次煎液即成。

【用法】 每日1剂，代茶频饮。

【功效】 适于肺肾气虚，久咳不愈者饮服。

方二十三：

【制配】 冬虫夏草7克，麦冬、沙参各10克，贝母6克，杏仁5克。将上述5味一起放入砂锅内，加水用文火煎煮30分钟，连煎2次，合并2次煎液即可。

【用法】 当茶频饮。

【功效】 适于咳嗽、咯血患者饮服。

方二十四：

【制配】 冬虫夏草12克，人参、龙眼、淫羊藿、玉竹各15克，高度白酒1000毫升。将上述5味一起放入容器中，倒入白酒，加盖密封，浸泡20天后开启即可饮服。

【用法】 每日2次，每次40毫升。

【功效】 能补益肺肾，纳气平喘，润肺止咳，化痰止血，安神定志。适于喘促日久、呼吸困难、自汗畏风、膝冷跗肿等症者饮服。

血液疾病

方一：

【制配】 冬虫夏草18克，鲜紫河车1个，黄酒、葱、姜、精盐、味精各适量。将胎盘剔除血膜洗净，与冬虫夏草一起放入炖钵内，加水与葱、姜、黄酒，用文火煨炖至紫河车熟烂，加入盐、味精调味即成。

【用法】 喝汤食紫河车，佐餐食用，每周1次。

【功效】 能补气益血。适于久病体虚、贫血者服用。

方二：

【制配】 冬虫夏草12克，乌骨鸡1只，党参10克，黄精、熟地各5克，玉兰片、冬菇、黄酒、清汤、味精、盐等各适量。将乌骨鸡宰杀，去毛、内脏，洗净切块，放入气锅内，加入冬虫夏草等其他各味，再加入少许清汤，用大火蒸至鸡肉熟烂，加盐、味精调味即可。

【用法】 喝汤食鸡肉，佐餐食用，常服。

【功效】 能补肝肾，益气血，滋阴壮阳。适于肾阴虚型贫血者服用。

方三：

【制配】 冬虫夏草 12 克，枸杞子、红枣各 20 克，母鸡 1 只，黄酒、葱、姜、高汤、盐、味精各适量。将母鸡宰杀，去毛、内脏，洗净，入沸水焯去血水，捞出放入蒸钵内，腹内放入洗净的冬虫夏草、枸杞子与红枣，加入黄酒、葱、姜、高汤，上笼蒸鸡肉熟烂，拣去葱、姜，加入盐、味精调味即可。

【用法】 喝汤食鸡肉，佐餐食用，常服。

【功效】 具有补虚养血的作用。适体虚贫血、乏力畏寒、腰膝酸软等症者服用。

方四：

【制配】 冬虫夏草 4 克，雄鸭 1 只，葱、姜、食盐各适量。将雄鸭宰杀，去毛、内脏，洗净，放入砂锅内，加入冬虫夏草和食盐、姜、葱等调料，加水用文火煨炖鸭肉熟烂即可。

【用法】 喝汤食鸭肉，佐餐食用，常服。

【功效】 能补虚助阳。适于久病体虚、贫血、肢冷自汗、盗汗等症者服用。

方五：

【制配】 冬虫夏草 4 克，核桃肉、桂圆肉、枸杞子、黑芝麻各 10 克，红枣 10 枚，冰糖适量。将冬虫夏草、核桃肉、桂圆肉、枸杞子、红枣、黑芝麻分别洗净，一起放入碗内，加入冰糖与适量水，加盖，隔水用大火蒸至桂圆肉熟烂、汤稠浓即成。

【用法】 每日 1 剂，早、晚各 1 次食用。连服 7 日为 1 个疗程，隔 1 星期再食。

【功效】 适于营养性贫血者服用。

方六：

【制配】 冬虫夏草6克，当归10克，黄芪30克，炙甘草5克。将冬虫夏草、当归、黄芪、炙甘草一起放入锅中，加水浸泡30分钟，用文火煎煮30分钟，连煎2次，合并2次煎液即可。

【用法】 每日1剂，早、晚各1次饮服。半个月为1个疗程。

【功效】 具有补气养血的作用。适于各种贫血者服用。

方七：

【制配】 冬虫夏草6克，黄芪30克。将黄芪放入砂锅内，用水浸泡30分钟，加入冬虫夏草，再浸泡30分钟，用文火煎煮30分钟，连煎2次，合并2次煎液即可。

【用法】 每日1剂，早、晚各1次饮服。

【功效】 适于各种贫血者服用。

方八：

【制配】 冬虫夏草、黑枣各30克，白酒1000毫升。将冬虫夏草与黑枣一起放入容器内，倒入白酒，加盖密封，20天后开启饮服。

【用法】 每日2次，每次饮20毫升。

【功效】 能补虚益精，强身健体。适于吐血、贫血及食欲缺乏者饮服。

方九：

【制配】 冬虫夏草36克，牛骨髓、生山药（干品）各250克，胎盘粉30克，白蜜250克。将生山药、冬虫夏草研成粉，与胎盘粉合并拌匀；白蜜煮沸后过滤，放入炖钵内，加入牛骨髓与3味药粉调匀，隔水用文火炖1小时至汤浓稠即可。

【用法】 每日服2次，每服2汤匙，空腹用温开水送服。

【功效】 能补肝肾，益精髓，生血液。适于脾肾双亏所致的贫血及再生障碍性贫血者服用。

方十：

【制配】 冬虫夏草7克，人参6克，当归、淫羊藿各10克，枸杞子、女贞子、鸡血藤各12克，白芍15克，黄芪、何首乌各30克。将上述10味一起放入砂锅内，加水浸泡30分钟，用文火煎煮30分钟，连煎2次，合并2次煎液即成。

【用法】 每日1剂，早、晚各1次饮服。

【功效】 适于再生障碍性贫血患者饮服。

方十一：

【制配】 冬虫夏草7克，鹿茸6克，桂圆肉10克，牛骨髓50克，黄芪12克。将冬虫夏草洗净，烘干研成粉；牛骨髓、鹿茸、桂圆肉、黄芪分别烘干，研成粉末，把上述5味药粉合并拌匀，过筛，装入空心胶囊装瓶贮藏。

【用法】 每日2次，每次服3克，空腹用温开水送服。

【功效】 能补肾生髓，益气润燥。适于血小板生成障碍者服用。

方十二：

【制配】 冬虫夏草100克（或人工培养虫草菌丝粉）。将冬虫夏草烘干研成粉，过筛装入空心胶囊，每粒重0.3克。

【用法】 每日3次，每次服3粒。3个月为1个疗程。

【功效】 适于原发性血小板减少性紫癜患者服用。

方十三：

【制配】 冬虫夏草4克，生地黄、党参、当归各15克，甘草5克。将冬虫夏草、党参、生地黄、当归与甘草一起放入砂锅中，加水浸泡1小时，用文火煎煮30分钟，连煎2次，合并2次煎液即可。

【用法】 每日1剂，早、晚各1次饮服。

【功效】 适于血小板减少症患者饮服，具有一定疗效。

方十四：

【制配】 冬虫夏草4克，红枣5枚。将冬虫夏草研成粉过筛；把红枣放入砂锅中，加水浸泡2小时，用文火煨至红枣熟烂，放入冬虫夏草粉稍煎片刻即可。

【用法】 每日1剂，代茶频饮，吃枣。

【功效】 滋肾健脾开胃。适用于血小板减少症患者。

白细胞减少

方一：

【制配】 冬虫夏草12克，猪瘦肉250克，新鲜胎盘1个，黄芪10克，红枣4枚，精盐、味精各适量。将胎盘剔去血筋洗净，加清水浸泡24小时，切成小块，入沸水焯过，捞出用凉水浸洗；猪瘦肉洗净切成小块；冬虫夏草、红枣洗净。把上述各味一起放入砂锅中，加水烧沸，撇去浮沫，用文火煨炖2小时，待胎盘熟透，加精盐、味精调味即成。

【用法】 佐餐，分多次食用。

【功效】 祛病健身的作用显著。适于白细胞减少症患者服用。

方二：

【制配】 冬虫夏草36克，黄精300克。将冬虫夏草洗净，烘干研成粉；黄精烘干也研成粉。把冬虫夏草粉与黄精粉一起拌和过筛，装入空心胶囊内，瓶装盛贮。

【用法】 每日3次，每次服2粒，空腹用温开水送服。

【功效】 适用于白细胞减少症患者辅助治疗。

方三：

【制配】 冬虫夏草12克，补骨脂12克。将冬虫夏草与补骨脂一起放入砂锅内，加水用文火煎煮30分钟，连煎2次，合并2次煎液即可。

【用法】 每日1剂，分早、晚各1次饮服。

【功效】 适于白细胞减少症患者饮服。

方四：

【制配】 冬虫夏草4克，仙鹤草30克，红枣10枚。将冬虫夏草、红枣洗净；仙鹤草放入砂锅中，加水浸泡2小时，放入冬虫夏草、红枣，用文火煎煮30分钟，连煎2次，合并2次煎液即可。

【用法】 每日1剂，早、晚各1次饮服，吃冬虫夏草与红枣。

【功效】 补益力强，有效地纠正血虚症状，改善机体功能。适于白细胞减少症者饮服。

癫痫

方一：

【制配】 冬虫夏草4克，猪脑1个，黄酒、精盐、味精、芝麻油各适量。将新鲜猪脑用牙签挑去红筋洗净，与冬虫夏草一起放入砂锅中，加水用文火煨炖，炖熟后加入黄酒、精盐、味精、芝麻油调味，再稍炖片刻即可。

【用法】 每日1剂，早、晚各1次食完。

【功效】 补脑强神。治疗小儿癫痫有一定辅助作用。

方二：

【制配】 冬虫夏草6克，乌鸡肉250克，熟地黄、黄芪各20克，红枣12枚，精盐、味精各适量。将乌鸡肉洗净，切成小块；冬虫夏草洗净。熟地黄、黄芪、红枣一起放入砂锅内，加水浸泡30分钟，放入冬虫夏草、乌鸡肉，用文火煨炖至鸡肉烂熟，加入精盐、味精调味即可。

【用法】 喝汤食肉，佐餐食用。每周1剂，连食3～6个月。

【功效】 补肺益肾，固本纳气，增强机体免疫功能。适于癫痫者食用。

方三：

【制配】 冬虫夏草6克，莲子心、红参、黄连各5克，柏子仁17克，鳖甲15克，淮小麦30克，红枣8枚。将鳖甲放入砂锅中，加水浸泡30分钟，用文火煎煮30分钟；把预先浸泡好的其他药一起放入砂锅中，用文火煎煮30分钟，连煎2次，合并2次煎液即成。

【用法】 每日1剂，早、晚各1次于饭后饮服。

【功效】 具有补虚养心，清心安神的作用。适于癫痫者饮服。

骨质疏松症

方一：

【制配】 冬虫夏草7克，猪排骨300克，枸杞子15克，鲍鱼200克，鸡汤、黄酒、葱、盐、姜各适量。将鲍鱼去头、尾、鳞和内脏，洗净，放入砂锅内煮软；猪排骨洗净，剁成小块，入沸水氽一下，捞出用凉水冲干净；砂锅内加入水，放入排骨、鲍鱼、鸡汤，用文火炖煮3小时，加入冬虫夏草、黄酒、葱、姜、盐继续煨炖30分钟即成。

【用法】 喝汤食肉，佐餐食用。

【功效】 能强筋健骨。适于骨质疏松症者服用。

方二：

【制配】 冬虫夏草6克，怀山药50克，肉骨头500克，黄酒、精盐、味精各适量。将肉骨头剁成小块，入沸水中氽去血水，洗净放入砂锅中，放入洗净的冬虫夏草与怀山药，加入黄酒、清汤，用文火煨炖3小时，加入食盐、味精调味即成。

【用法】 喝汤食虫草，佐餐食用。

【功效】 能填髓益精，健脾补肾。有助于防治骨质疏松症。

方三：

【制配】 冬虫夏草4克，熟地黄12克，枸杞子、巴戟天、党参、丹皮各10克，鹿茸3克，鸡血藤、怀山药各15克。将上述9味一起放入砂锅内，加水浸泡30分钟，用文火煎煮30分钟，连煎2次，合并2次煎液即成。

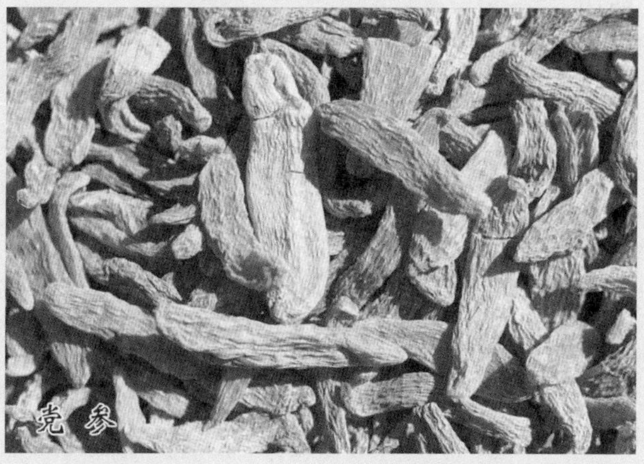
党参

【用法】 每日1剂，分早、晚各1次饮服。

【功效】 益肾填精，

平补阴阳。适用于骨质疏松症的辅助治疗。

骨科疾病

方一：

【制配】 冬虫夏草12克，活甲鱼1只，红枣6枚，鸡汤1000毫升，蒜瓣、精盐、味精、葱结、姜片各适量。将活甲鱼宰杀，放去血洗净，剁成4大块，放入冷水锅中烧沸捞出，割开四肢，剥去腿洗净；冬虫夏草、红枣泡软洗净。把甲鱼块放入大汤碗内，放入冬虫夏草、红枣，加入葱结、姜片、蒜瓣、精盐、味精，倒入鸡清汤，加盖上笼蒸至甲鱼熟烂，拣去葱结、姜片即成。

【用法】 喝汤食甲鱼肉，佐餐食用。

【功效】 补益肺肾，滋阴凉血。适于骨结核病的骨蒸痨热、颧红盗汗、久咳咯血者服用。

方二：

【制配】 冬虫夏草12克，青头鸭（老雄鸭）1只，黄酒、葱、姜、胡椒粉、盐、味精、骨头汤各适量。将鸭宰杀后，去毛、内脏，剁去脚爪，入沸水中焯一下；冬虫夏草用温水洗净；葱、姜洗净切末。把鸭头顺颈劈开，把冬虫夏草塞入鸭头内扎紧，余下的虫草与葱、姜一起塞入鸭腹，放入盆内，加入骨头汤、盐、胡椒粉、黄酒，用湿绵纸封口，上笼蒸至鸭肉熟烂，拣去葱、姜，加入盐、味精调味即成。

【用法】 喝汤食鸭肉，分数次佐餐食用。

【功效】 能补肺肾，益精髓。适于骨结核病的自汗、盗汗、腰膝软弱、久虚不食者服用。

方三：

【制配】 冬虫夏草12克，猪瘦肉50克，小米100克。将冬虫夏草用纱布包好，与小米、猪瘦肉（切成薄片）一起放入锅内，加水用文火熬煮成稠粥即成（冬虫夏草也可食用）。

【用法】 喝粥吃肉。

【功效】 能补虚损，益精气，润肺补肾。适于骨结核病后久虚不复等症者服用。

方四：

【制配】 冬虫夏草 30 克，蛤蚧 2 只，龟板 20 克，党参 30 克。将上述 4 味一起放入砂锅内，加水用文火煎煮 30 分钟，连煎 2 次，合并 2 次煎液即可。

【用法】 每日 1 剂，分 3 次饮服。

【功效】 适于骨结核患者饮服。

方五：

【制配】 冬虫夏草 4 克，瓜子仁、桔梗各 3 克，薏苡仁 9 克，桃仁 6 克，丹皮 4 克。将上述 6 味一起放入砂锅内，加水浸泡 30 分钟，用文火煎煮 30 分钟，连煎 2 次，合并 2 次煎液即可。

【用法】 每日 1 剂，分 3 次饮服。

【功效】 适于骨结核患者饮服。

骨髓炎

方一：

【制配】 冬虫夏草 12 克，红参 60 克，鹿茸 30 克，生黄芪 120 克，当归 100 克，怀山药 300 克，白芥子 100 克。将冬虫夏草洗净，烘干研成粉；红参等余药也分别研成粉。将上述 7 味药粉合并拌匀，过筛后，装入空心胶囊内，瓶装贮藏。

【用法】 每日 2 次，每次 5 粒，空腹用温开水送服。

【功效】 补益健身。适用于慢性骨髓炎患者服用。

方二：

【制配】 冬虫夏草 4 克，红参、茯苓、赤芍药、五加皮各 30 克，紫地丁 18 克，野菊花 15 克，浙贝母、地骨皮各 10 克。将冬虫夏草洗净，烘干研成粉；红参研成粉，与冬虫夏草粉合并过筛。赤芍药、茯苓等余药一起放入砂锅中，加水浸泡 30 分钟，用文火煎煮 30 分钟，连煎 2 次，合并 2 次煎液即成。

【用法】 每日 1 剂，早、晚各 1 次用药液送服冬虫夏草与红参粉。

【功效】 适于慢性骨髓炎者出现急性发作时服用。

骨 癌

【制配】 冬虫夏草 24 克，鲜胎盘 1 个，白砂糖少许。将胎盘洗净切小块，与虫草一起放入瓷盘中隔水炖熟，加入白砂糖炖至汤浓稠即成。

【用法】 佐餐食用。

【功效】 能益气、补精、养血、抗癌。适用于各种骨肿瘤患者。

更年期综合征

方一：

【制配】 冬虫夏草 36 克，蛏干 60 克，盐、味精各适量。将冬虫夏草洗净，与蛏干一起放入炖盅中，加水用绵纸封口，用文火隔水煨炖至蛏肉熟烂，加入盐、味精调味即可。

【用法】 喝汤食蛏肉，佐餐食用。

【功效】 能滋阴，清热，除烦。适于更年期综合征的自觉烦闷、急躁或悲伤欲哭等症者服用。

方二：

【制配】 冬虫夏草 36 克，笋干 60 克，味精、盐适量。将冬虫夏草洗净，与笋干一起放入炖盅内，加适量水，加盖隔水用文火煨炖至笋干熟烂，加入盐、味精调味即成。

【用法】 喝汤食菜，佐餐食用。

【功效】 能滋阴安神。适于更年期心烦意乱、头面烘热、月经不调者服用。

方三：

【制配】 冬虫夏草 36 克，炒酸枣仁、红参各 30 克，远志、五味子各15克。将冬虫夏草洗净烘干，与其他各药分别研成粉，合并拌匀过筛，装入空心胶囊，装瓶贮藏。

【用法】 每日3次，每次服4粒，用红枣汤送服。

【功效】 能益心脾，养肝肾。适于更年期脏腑功能衰退的头晕目眩、精神萎靡、腰膝酸软、面色苍白、失眠多梦者服用。

方四：

【制配】 冬虫夏草4克，熟地黄15克，山萸肉、枸杞子、淫羊藿各10克。将冬虫夏草研成粉过筛；把山萸肉、熟地黄、枸杞子、淫羊藿一起放入砂锅中，加水浸泡60分钟，用文火煎煮30分钟，连煎2次，合并2次煎液，冲泡冬虫夏草粉，拌匀即可。

【用法】 每日1剂，早、晚各1次饮服。连服1个月为1个疗程。

【功效】 能补肾益精。适于更年期综合征的精神萎靡、腰酸背痛、形寒肢冷、面色暗滞、大便溏薄者服用。

方五：

【制配】 冬虫夏草4克，远志3克，枸杞子、莲子各10克，冰糖30克。将莲子、枸杞子放入碗中，加水浸泡60分钟；冬虫夏草洗净，烘干研成粉；远志烘干，也研成粉；把冬虫夏草、远志粉和冰糖一起放入莲子、枸杞子碗中，加盖，隔水用文火煨炖至莲子熟烂即可。

【用法】 每日1剂，当点心食用，常服。

【功效】 具有调补心肾的作用。适于更年期综合征的心悸不宁、心中烦闷、失眠多梦者服用。

方六：

【制配】 冬虫夏草36克，鹿茸20克，高度白酒1500毫升。将冬虫夏草洗净烘干；鹿茸切成薄片。把冬虫夏草、鹿茸片一起放入瓶内，倒入白酒，加盖密封，浸泡15天后，启封过滤，瓶贮。

【用法】 每日2次，每次饮25毫升。

【功效】 能温肾壮阳。适于更年期肾阳虚衰、精血亏损，症见腰膝酸软无力、头昏、健忘、畏寒肢冷、性欲减退者服用。

益智健脑

方一：

【制配】 冬虫夏草6克，牛骨髓150克，山药10克，调料各适量。将牛髓洗净放入蒸盅中，放入山药粉、冬虫夏草、精盐、胡椒粉、黄酒、葱段、姜片、清水与味精，加盖，上笼用大火蒸1小时即可。

【用法】 分数次服用，常服。

【功效】 能填精益智，壮腰安神。尤宜于少年，是益智保健的佳品。

方二：

【制配】 冬虫夏草6克，核桃仁20克，沙参6克，金钱龟1000克，火腿肉25克，猪瘦肉100克，鸡汤、猪油、味精、食盐、胡椒粉、生姜、黄酒、葱各适量。将金钱龟宰杀，去内脏、头、爪尖，洗净，斩成块；猪肉洗净切块，与龟肉一起入沸水焯一下，捞出洗净；沙参浸透洗净切片。把沙参放入蒸钵底部，上面放入龟肉、冬虫夏草、核桃仁、火腿肉、猪肉，加入黄酒、葱、姜及各种调料，倒入鸡汤、猪油，加盖上笼蒸至龟肉熟烂，拣出火腿肉、猪肉，加入盐、味精调味即成。

【用法】 喝汤食肉，佐餐食用。

【功效】 能养阴补血，补脑益智。适于智力低下、脑力衰退、久病体虚、久咳咯血等症者服用。

方三：

【制配】 冬虫夏草12克，鸡肉250克，盐适量。将冬虫夏草洗净，与鸡肉一起放入砂锅内，加水用文火煎煮30分钟，连煎3次，把3次煎液合并，用文火煎熬至浓，加盐调味即成。

【用法】 每日1剂，喝汤食肉。

【功效】 能益智慧，补肺肾。适于智力减退、记忆力差、肺虚等症者服用。

方四：

【制配】 虫草菌丝体500克。将虫草菌丝体烘干，研成粉过筛，装入空心胶囊内，每粒含 0.2 克。

【用法】 每日 3 次，每次服 2～4 粒。

【功效】 能增强体质，恢复体力。适于疲劳的脑力劳动者服用。

方五：

【制配】 冬虫夏草 12 克，五味子、生晒参各 10 克。将冬虫夏草、五味子、生晒参分别洗净，烘干，研成粉，合并拌匀过筛，瓶装贮藏。

【用法】 每日 2 次，每次取药粉 3 克，用白米汤或温开水送服。

【功效】 具有益气生津，养心安神的作用。适于健忘眩晕、失眠多梦、心悸不宁者服用。

方六：

【制配】 冬虫夏草 12 克，核桃仁 50 克。将冬虫夏草、核桃仁洗净，一起放入砂锅内，加水用文火煎煮 30 分钟，连煎 2 次，合并 2 次煎液即可。

【用法】 每日 1 剂，早、晚各 1 次饮服。

【功效】 具有补虚益肾，健脑增智的功效。适于健忘、眩晕、失眠等症患者饮服。

方七：

【制配】 冬虫夏草 6 克，灵芝 5 克。将虫草与灵芝分别洗净，一起放入砂锅内，加水用文火煎煮 30 分钟，连煎 2 次，合并 2 次煎液即可。

【用法】 每日 1 剂，早、晚各 1 次饮服。

【功效】 能补虚健脑。适于记忆力减退、睡眠不宁、精神不振者饮服。

延年益寿

方一：

【制配】 冬虫夏草 7 克，怀山药 30 克，牛骨髓 100 克，盐、味精各适量。将牛骨髓洗净，上笼蒸熟，与冬虫夏草、怀山药一起放入炖盅内，加些水，加盖用文火隔水炖熟，加入盐、味精调味即可。

【用法】　喝汤食牛骨髓，佐餐食用。

【功效】　能益精填髓，滋养心肾，补脑安神，大补真阴。适于老年人常服。

方二：

【制配】　冬虫夏草 36 克，老雄鸭 1 只，生姜、葱、盐、胡椒粉、黄酒、味精各适量。将老鸭宰杀后，去毛、内脏，洗净，入沸水焯片刻捞出，放入蒸钵内，冬虫夏草洗净，塞入鸭腹内，加入生姜、葱、盐、胡椒粉、黄酒，加盖上笼蒸至鸭肉熟烂，加入盐、味精调味即成。

【用法】　食肉饮汤，分次佐餐服用。

【功效】　能补肺滋肾，益精养气，具有抗衰老的功效。适于年老体弱者食用，有助于抗衰健身。

方三：

【制配】　冬虫夏草、人参、鹿茸、海参、淡菜、三七、枸杞子、丹参、何首乌各 50 克。将上述 9 味一起烘干，分别研成粉，合并拌匀过筛，装入空心胶囊内，每粒重 0.3 克，瓶装贮藏。

【用法】　每日 3 次，每次服 4 粒。

【功效】　能补固神气，强养脏腑，益寿延年。

方四：

【制配】　冬虫夏草 4 克，枸杞子、淫羊藿各 10 克。将冬虫夏草洗净，与枸杞子、淫羊藿一起放入砂锅中，加水浸泡 30 分钟，用文火煎煮 30 分钟，连煎 2 次，合并 2 次煎液即成。

【用法】　每日 1 剂，早、晚各 1 次饭前服用。

【功效】　具有较好的滋养肝肾，补肺健脾作用。适于中老年人补益健身，体衰力弱者尤宜服用。

方五：

【制配】　冬虫夏草 7 克，紫芝 5 克。将冬虫夏草与紫芝一起放入砂锅内，加水用文火煎煮 30 分钟，连煎 2 次，合并 2 次煎液即成。

【用法】　每日 1 剂，早、晚各 1 次饮服，连服一个星期。

【功效】　适于老年人病后体虚、睡眠不宁者饮服。

方六：

【制配】 冬虫夏草6克，西洋参5克，灵芝、首乌各10克，黄芪20克。将上述5味烘干，分别研成粉，合并拌匀即成。

【用法】 每次用10克，煎水代茶饮。

【功效】 具有良好抗衰老和消除疲劳作用。适于中老年慢性病患者饮服。

方七：

【制配】 冬虫夏草12克，红参30克，枸杞子、肉苁蓉各60克，白酒2500毫升。将红参切成薄片；冬虫夏草洗净，与红参片、枸杞子、肉苁蓉一起放入容器内，倒入白酒，加盖密封，15天后开启过滤取酒，瓶装贮藏。

【用法】 每日2次，每次空腹饮15毫升。

【功效】 有补肾温阳作用。适于年老体弱、肾阳虚亏、神疲乏力、腰膝酸软、畏寒肢冷者服用。

强身保健

方一：

【制配】 冬虫夏草18克，紫河车半个，调料适量。将紫河车洗净，切条块；冬虫夏草洗净，与胎盘一起放入碗内，加入葱、姜、黄酒、清汤，上笼用大火蒸至紫河车熟烂，加入盐、味精调味即成。

【用法】 喝汤食紫河车，分数次服用。连服3剂即可见效。

【功效】 能补气血，益肺肾，壮元阳。适用气血不足、病后体虚、肺结核、神经衰弱等症者服用。

方二：

【制配】 冬虫夏草12克，乳鸽1只，花胶（鱼肚）30克，生姜、黄酒、盐、味精各适量。将乳鸽宰杀，去毛、内脏，洗净；冬虫夏草、生姜洗净；花胶浸发，切丝洗净。把冬虫夏草、乳鸽、花胶、生姜一起放入蒸钵内，加适量开水，少许黄酒，加盖，隔水用文火煨炖3小时，加入盐、味精调味即成。

【用法】 喝汤食肉，佐餐食用。

【功效】 能补益气血。适于病后体虚、头目眩晕、妇女带下等症者服用。

方三：

【制配】 冬虫夏草12克，乌骨鸡肉50克，山药20克，盐、味精各适量。将乌骨鸡肉洗净，切小块，与冬虫夏草、山药一起放入砂锅内，加水用文火煨至肉熟，加盐、味精调味即可。

【用法】 喝汤食鸡肉，佐餐食用。

【功效】 能充精气，益脾胃，滋肝肾，疗虚损，强身体。适于一切虚损症者服用。

方四：

【制配】 冬虫夏草4克，雄鸭1只，葱、姜、食盐、味精各适量。将雄鸭宰杀，去毛、内脏，洗净，放入砂锅内，加入冬虫夏草、姜、葱等调料，加水用文火煨炖至鸭肉熟烂，加入盐、味精调味即成。

【用法】 喝汤食鸭肉，佐餐食用。

【功效】 能补虚助阳。适于久病体虚、贫血、肢冷自汗、盗汗等症者服用。

方五：

【制配】 冬虫夏草4克，鸡蛋2个，冰糖30克。将冰糖放入碗内，加水溶化，磕入鸡蛋，搅成蛋浆；冬虫夏草用温水洗净，放入鸡蛋碗内，隔水用大火蒸熟即成。

【用法】 每日1剂，佐餐食用。

【功效】 主治病后体虚、久不复原，适于身体虚弱者服用。

方六：

【制配】 冬虫夏草12克，素鸡400克，水发香菇、冬笋、豆苗各50克，素汤1000毫升，调料适量。将素鸡用斜刀片成1厘米宽的块，放入大碗内；豆苗摘下嫩尖洗净；冬虫夏草洗净；香菇、冬笋切成斜刀片，码在素鸡的中间，再将虫草、姜片间隔着码在碗上面，注入素汤，上笼蒸熟，拣去姜片。另将素汤烧沸，放入调味品撒上豆苗，倒入素鸡碗内即可。

【用法】 喝汤食菜，佐餐食用。

【功效】 能滋养补虚。适于久虚体弱者服用。

方七：

【制配】 冬虫夏草10克，紫河车粉150克，枸杞子20克，人参10克，鸡蛋800克，面粉700克，白糖800克。将鸡蛋磕入碗内，放入白糖打成糊，加入面粉、人参粉、紫河车粉拌匀，放入蒸笼内，把枸杞子、虫草放在表面，用大火蒸30分钟即成。

【用法】 上述为一星期用量，每日服3次。

【功效】 能气血双补，益肾强精。适于男女一切虚损劳伤引起的气血不足、劳热骨蒸、咳嗽气喘、咯血等症者服用。

方八：

【制配】 冬虫夏草18克，人参20克，黄芪45克，红枣适量。将冬虫夏草、人参、黄芪烘干，分别研成粉，合并拌匀过筛，瓶装贮藏。

【用法】 每日2次，每次取冬虫夏草等粉5克，加入红枣10枚水煎熬汤饮服。

【功效】 能益气固表止汗。适于气虚、心悸不宁、头晕耳鸣、神疲乏力等症者饮服。

方九：

【制配】 冬虫夏草18克，鹅肉250克，红枣5克（去核），芫荽、大茴、陈皮、盐、味精各适量。将冬虫夏草、鹅肉、红枣一起放入瓦煲内，加入大茴、陈皮用文火煲至鹅肉熟透，加入盐、味精、少许芫荽调味即成。

【用法】 喝汤食鹅肉，佐餐食用。

【功效】 适于大病后元气衰弱、形体消瘦、四肢乏力，以及须发早白等症者服用。

方十：

【制配】 冬虫夏草12克，西洋参5克，黄芪10克。将冬虫夏草、西洋参、黄芪一起放入砂锅内，加水用文火煎煮 30 分钟，连煎 2 次，合并 2 次煎液即可。

【用法】 每日 1 剂，早、晚各 1 次饮服。

【功效】 适于病后体虚、盗汗、乏力等症者饮服。

方十一：

【制配】 冬虫夏草 4 克，蛤士蟆油 3 克，猪肉膘 40 克，鸡里脊肉 150 克，油菜 10 克，水发玉兰片 5 克，熟火腿 10 克，鸡蛋 1 个，鲜蘑菇 10 克，黄酒、盐、味精、花椒水、芝麻油、鸡汤各适量。将蛤士蟆油用温水浸泡洗净；鸡里脊肉、猪肉膘洗净剁成细泥，放入鸡蛋清、鸡汤搅匀，最后加入打碎的冬虫夏草、蛤士蟆油拌匀；油菜、玉兰片、火腿、鲜蘑菇均洗净切成小薄片。锅内放入鸡汤烧沸，用手抓起冬虫夏草、蛤士蟆油、鸡泥徐徐下汤锅内，再放入油菜等其他辅料与调料，汤再沸时撇去浮沫，淋入芝麻油即成。

【用法】 佐餐食用，分数次服用。

【功效】 具有补肾益精，润肺养阴的功效。适于病后体虚、老年肾亏，表现为肢体乏力、腰膝酸软、耳鸣眩晕、气喘久咳等症者食用。

方十二：

【制配】 冬虫夏草 18 克，党参 30 克，茯苓 30 克，白术 18 克，熟地、当归、白芍、川芎各 15 克，高度白酒 1000 毫升，冰糖 150 克。将上述 8 味烘干，分别研成粗粉，装入纱布袋中，放入容器内，倒入白酒密封浸泡 15 天后，拣去纱布袋，放入冰糖 150 克，溶化过滤瓶贮。

【用法】 每日 2 次，每次服 30 毫升。

【功效】 能补益气血。适于气血两虚、面色萎黄、饮食不振、四肢乏力等症者饮服。

方十三：

【制配】 冬虫夏草、鹿茸、天冬各 30 克，高度白酒 1000 毫升。将冬虫夏草、鹿茸、天冬一起放入容器中，倒入白酒，加盖密封，浸泡 30 天后启封饮服。

【用法】 每日 2 次，每次饮 20 毫升。

【功效】 能补肾壮阳，养肺填精。适于病后体虚、神疲无力、腰酸、咳嗽等症者饮服。

方十四：

【制配】 冬虫夏草30克，人参18克，黄芪24克，制首乌、熟地各30克，高度白酒1000毫升。将上述5味一起放入容器内，倒入白酒，加盖密封，浸泡7天即可开启饮服。

【用法】 每日2次，每次服30毫升。

【功效】 能益气补肺，补肾安神。适于体虚、精神疲倦、健忘等症者饮服。

方十五：

【制配】 冬虫夏草21克，田七18克，龙眼30克，人参15克，高度白酒1000毫升。将上述4味烘干研成粉，装入纱布袋内，放入容器中，倒入白酒，加盖密封，浸泡15天后启封即可饮服。

【用法】 每日2次，每次服20毫升。

【功效】 能补气活血，壮腰强筋。适于气血两亏、久病体虚、腰膝酸软等症者饮服。

方十六：

【制配】 冬虫夏草60克，黑枣50克，高度白酒1000毫升。将冬虫夏草、黑枣洗净，放入容器中，倒入白酒，加盖密封，浸泡60天后启封饮服。

【用法】 每日2次，每次服20毫升。

【功效】 能补虚益精，强身健体。适于身体虚弱、病后久虚不复、贫血及食欲缺乏等症者饮服。

方十七：

【制配】 冬虫夏草12克，黄酒1000毫升。将冬虫夏草放入瓶内，倒入黄酒，加盖浸泡1个月后，即可启封饮服。

【用法】 每日早晨饮服30毫升。

【功效】 能补虚损，益元气。适于病后体虚、神疲乏力、腰膝酸软等症者饮服。

方十八：

【制配】 冬虫夏草48克，乌龟1只，白背木耳20克，猪瘦肉120克，枸杞子、怀山药16克，味精、盐、生姜、红枣各适量。将乌龟宰杀，去内脏洗净；怀山药和枸杞子加水浸泡洗净；白背木耳泡发洗净；生姜、红枣分别洗净，生姜刮去姜皮切片，红枣去核；瘦猪肉洗净，与虫草等各味一起放入炖盅内，加入适量水，加盖隔水炖至乌龟肉熟烂，加入盐、味精调味即可。

【用法】 喝汤食龟肉，佐餐食用，常服。

【功效】 能健脾开胃，滋养肝肾。具有滋补强壮身体的作用。

方十九：

【制配】 冬虫夏草18克，甲鱼1只，牛肉200克，枸杞子30克，怀山药50克，生姜、黄酒、精盐、味精各适量。将甲鱼宰杀，去内脏洗净，入沸水焯过，去腿油、鱼头，切成长2厘米的块；牛肉用温水洗净，切成小块。把甲鱼肉放在大碗内，加入冬虫夏草、牛肉、枸杞子、怀山药、生姜，放入黄酒、水适量，隔水用文火煨炖至甲鱼肉熟烂，加入盐、味精调味即可。

【用法】 喝汤食甲鱼肉，佐餐食用。

【功效】 营养丰富，具有滋补的作用。能有效地增强体质、振奋精神。

方二十：

【制配】 冬虫夏草48克，紫河车1个，陈皮2克，泥鳅500克，猪肉150克，食油、味精、盐各适量。先用盐搓擦泥鳅，入热水洗去黏液，剖腹去肠脏和鱼头洗净，入油锅煎至微黄取出；冬虫夏草、陈皮、紫河车、猪肉分别洗净。瓦煲内加入适量清水烧沸，放入以上全部材料，用文火煲至泥鳅熟透，加入盐、味精调味既可。

【用法】 喝汤食鳅鱼肉，佐餐食用。

【功效】 具有健脾开胃，滋肾养肝，益阴理气的作用。适于家庭老少服用。

方二十一：

【制配】 冬虫夏草18克，白鸽2只，猪瘦肉200克，葱、姜、盐、味精各适量。将冬虫夏草洗净；白鸽宰杀，去毛、内脏，洗净，入沸水焯一下捞出洗净；猪瘦肉放入沸水中煮 5 分钟，取出洗净。把白鸽、瘦肉、冬虫夏草、葱、姜一起放入炖盅内，加水上盖，用文火煨炖至瘦肉熟烂，加盐、味精调味即可。

【用法】 喝汤食肉，佐餐食用。

【功效】 具有调节免疫、增强体质的功效。

方二十二：

【制配】 冬虫夏草 3 克，鸡肉 400 克，调味料各适量。将鸡肉洗净切块入沸水焯过血水，捞出洗净放入炖盅内，加入冬虫夏草、葱、姜及适量水，加盖上笼用文火蒸至鸡肉熟烂，加入盐、味精调味即可。

【用法】 喝汤食鸡肉，佐餐食用，常服。

【功效】 能益肺肾，益气养血。适于脾胃亏虚、食欲缺乏、胃脾隐痛、咳嗽气促、心悸乏力等症者服用。

方二十三：

【制配】 冬虫夏草 12 克，紫河车 1 个，老鸭 1 只，芡实 50 克，葱、姜、精盐、味精各适量。将紫河车用清水浸泡 1 天，剔去血膜洗净，切成小块，入沸水焯一下捞出洗净；宰杀鸭，去毛、内脏，洗净；冬虫夏草洗净；芡实浸泡 5 小时。把上述各味一起放入鸭肚内，放入砂锅中，加清水适量，并加入葱、姜；用大火煮沸后，撇去浮沫，改用文火煨炖至鸭肉熟烂，加入精盐、味精调味即成。

【用法】 喝汤食用，佐餐食用。

【功效】 能益肝、补肾、止遗。适于肝肾不足、精血衰少、虚损疲乏所致的腰膝酸软、眩晕耳鸣、气短盗汗、形体消瘦等症者服用。

方二十四：

【制配】 冬虫夏草 4 克，黄芪 50 克，雄鸭 1 只，香菇 30 克，葱、姜、黄酒、胡椒粉、精盐、味精各适量。将鸭宰杀，去毛、内脏，洗净，入沸水焯透，捞出洗净；放入蒸钵内；冬虫夏草洗净；黄芪加水浸泡 30 分钟；香菇加水浸泡。把上述各味一起放鸭腹内，加入黄酒、葱、姜、胡椒粉与适量水，加盖用文火煲至鸭肉熟烂，加入盐、味精调味即可。

【用法】 喝汤食菜，佐餐食用。

【功效】 能补益肺气，增强机体抗病防病能力。对患者、老人暖身驱寒有一定作用。

方二十五：

【制配】 冬虫夏草6克，川贝10克，猪肺1具，盐、味精各适量。将川贝捣碎；猪肺灌洗净切块，放入砂锅内，加水烧沸后，撇去浮沫，放入虫草、川贝，用文火炖熟，加入盐、味精调味即成。

【用法】 喝汤食猪肺，佐餐食用，常服。

【功效】 能补肺益肾，养阴生津。适于口鼻干塞、咽干口渴、干咳痰少、大便秘结、小便短少等症者服用。

方二十六：

【制配】 冬虫夏草98克，鹿茸20克，白酒2000毫升。将冬虫夏草洗净；鹿茸切成薄片。把鹿茸和冬虫夏草一起放入容器内，倒入白酒1000毫升，加盖密封，浸泡15天后倒出所浸之酒，容器中再倒入白酒1000毫升，再浸泡15天取酒，合并2次浸酒过滤，瓶装贮藏即可。

【用法】 每日1次，睡前饮服30毫升。

【功效】 适于腰膝酸软、神疲乏力、气短懒言、畏寒肢冷、头晕耳鸣、阳气不足等症者饮服。

方二十七：

【制配】 冬虫夏草22克，生晒参15克，龙眼、淫羊藿各30克，玉竹24克，高度白酒1000毫升。将上述5味捣碎，一起装入纱布袋内，放入容器，倒入白酒，加盖密封，15天后启封，过滤瓶贮。

【用法】 每日2次，每次服30毫升。

【功效】 补肺益肾，纳气平喘，润肺止咳，化痰止血，安神定志，强筋壮骨。适于喘促日久、自汗畏风、肢冷跗肿、腰膝酸软、冷痛等症者饮服。

方二十八：

【制配】 冬虫夏草7克，党参、黄芪、白术、当归各10克。将冬虫夏草、党参、白术、黄芪、当归一起放入砂锅内，加水浸泡30分钟，用文火煎煮30分钟，连煎2次，合并2次煎液即成。

【用法】 每日1剂，早、晚各1次饮服。

【功效】 补养气血。适于病后虚弱，神疲食少者饮服。

方二十九：

【制配】 冬虫夏草6克，西洋参5克，熟地黄、生地黄各12克，五味子5克，麦门冬10克。将冬虫夏草、西洋参、熟地黄、生地黄、五味子、麦门冬一起放入砂锅内，加水浸泡30分钟，用文火煎煮30分钟取汁，连煎2次，合并2次煎液即可。

【用法】 每日1剂，早、晚分2次饮服。

【功效】 具有益气养血，固阴止汗的作用。适于气阴两虚、阴液不固、神疲乏力等症者饮服。

方三十：

【制配】 冬虫夏草6克，西洋参5克，灵芝、首乌各10克，黄芪20克。将上述5味烘干，分别研成粉，合并拌匀即可。

【用法】 每日1剂，取20克水煎，代茶频饮。

【功效】 适于慢性疾病患者康复、滋补饮服。

方三十一：

【制配】 冬虫夏草4克，冰糖50克、桂圆、枸杞子、绿茶叶各适量。将冬虫夏草洗净，并与冰糖、枸杞子、桂圆、绿茶叶一起放入茶杯中，冲入沸水，加盖焖5分钟后即可，饮服可连续多次冲泡饮服。

【用法】 每日1杯，当茶频饮。

【功效】 能滋阴补肺肾，调补精气。有调节免疫、增强体质的功效。

美　容

方一：

【制配】 冬虫夏草4克，乌骨鸡1只，黄芪、生晒参、淫羊藿、天花粉各10克，香菇50克，黄酒、葱、姜、盐、味精各适量。将乌鸡宰杀，去毛、内脏，洗净；生晒参、淫羊藿、黄芪、天花粉装入纱布袋，加水浸泡 60 分钟；香菇、冬虫夏草浸泡洗净。把以上各味一起放入砂锅内，加入黄酒、葱、姜，用文火煲 2 小时，拣去药袋，加盐、味精调味即可。

【用法】 喝汤食鸡肉，佐餐食用。

【功效】 具有养血补虚的作用，有益于改善冬季天寒面色暗滞。

方二：

【制配】 冬虫夏草 4 克，红枣 12 枚。将冬虫夏草、红枣洗净，一起放入砂锅内，加水浸泡 4 小时。用文火煎煮 30 分钟，连煎 2 次，合并 2 次煎液即可。

【用法】 每日 1 剂，喝汤吃冬虫夏草、红枣。

【功效】 能润养肌肤，有助于改善面色无华、面容憔悴、妇女黄褐斑等症。

方三：

【制配】 冬虫夏草 4 克，熟地黄、生地黄各 15 克，当归、丹皮、山萸肉、赤芍药各 10 克。将冬虫夏草洗净与上述各味药料一起放入砂锅中，加水浸泡 60 分钟，用文火煎煮 30 分钟，连煎 2 次，合并 2 次煎液即可。

【用法】 每日 1 剂，早、晚各 1 次饮服。

【功效】 能滋肾养血，祛瘀消斑。适于肾虚血亏面部出现黄褐斑病症者饮服。

方四：

【制配】 冬虫夏草 12 克，白鹅 1 只，调料适量。将白鹅宰杀，去毛、内脏，洗净，入沸水中氽片刻捞出洗净，切成块放入砂锅内，加入冬虫夏草、姜、葱、黄酒用文火煨炖至鹅肉熟烂，加入盐、味精调味即成。

【用法】 饮汤食肉，佐餐食用。

【功效】 补肾固精，乌发养颜。适于须发早白、肾亏腰痛者服用。

方五：

【制配】 冬虫夏草 6 克，糯米 50 克，冰糖适量。将冬虫夏草研成粉；糯米淘洗干净放入砂锅中，加水适量，加入冰糖，用文火熬煮至糯米粥成浓稠时，加入冬虫夏草粉拌匀，再煮片刻即可。

【用法】 佐餐或当点心服食，常服。

【功效】 具有补气养血，生发乌发的作用。适于须发早白、斑秃者服用。

方六：

【制配】 冬虫夏草 30 克，高度白酒 100 毫升。将冬虫夏草洗净放入瓶中，倒入白酒，加盖密封一星期后，即可使用。

【用法】 用棉花棒蘸酒外涂患处 3 分钟，早、晚各涂 1 次，30 天为 1 个疗程。

【功效】 能够刺激毛细血管使其扩张，促进血液循环和新陈代谢，从而收到生养头发的作用。适用于斑秃、脂溢性脱发和神经性脱发的辅助治疗。

方七：

【制配】 冬虫夏草 36 克，桑叶、茯苓各 250 克，枸杞子、川芎各 150 克。将冬虫夏草洗净，烘干研成粉；桑叶、枸杞子、川芎、茯苓也烘干，分别研成粉。把上述 5 味药粉合并，拌匀过筛，装瓶贮藏。

【用法】 每日 2 次，每次取 6 克，用温开水送服。

【功效】 具有补肾养肝、生发滋容的作用，有益于生发养发保健。

方八：

【制配】 冬虫夏草 6 克，制何首乌 20 克，枸杞子、党参各 15 克，当归 10 克。将冬虫夏草洗净，与上述各味一起放入砂锅内，加水浸泡 60 分钟，用文火煎煮 30 分钟，连煎 2 次，合并 2 次煎液即成。

【用法】 每日 1 剂，早、晚各 1 次饮服。

【功效】 具有补肾养肝、生发滋容的作用。适于肝肾亏虚、气血不足之脱发、毛发稀疏者饮服。

方九：

【制配】 冬虫夏草 4 克。将冬虫夏草放入茶杯中，用温开水冲泡，加盖焖 5 分钟即可饮服。

【用法】 每日 1 剂，代茶频饮。

【功效】 能壮元阳，益真气，补虚弱，有益于生发乌发保健。

方十：

【制配】 冬虫夏草 3 克，鸡蛋 2 个，冰糖 30 克。将冰糖加入水溶化，打入鸡蛋，搅成蛋浆。将冬虫夏草用温水洗净，放入鸡蛋碗内，使浮在蛋浆表面，然后隔水炖熟。

【功效】 养阴补血，补脑益智。用于智力低下，脑力衰退，久病体虚，久咳咯血，肺虚燥咳，肺癌等肺肾阴虚症。

方十一：

【制配】 冬虫夏草 5 克，核桃仁 20 克，沙参 6 克，金钱龟 1000 克，火腿肉 25 克，鸡汤 250 克，味精 2 克，食盐 5 克，胡椒粉 3 克，生姜 10 克，料酒 10 克，葱 10 克。将金钱龟放入盆内，倒入沸水烫 2～3分钟，然后从颈后下刀，揭去硬壳，将龟剁去头和爪尖，刮净黄皮，用清水洗净，小龟剁成 2 块，大龟剁成 4 块备用。将龟肉用开水汆透捞出，再用温水洗净，沙参用温水浸透，切片待用。烧热后放入姜片和葱花煸香，倒入龟肉，翻炒片刻，加入料酒及适量开水，煮沸 3～5 分钟，除去浮沫，将龟肉捞出（原汤不用）。取盆一个，将沙参放在低部，肉龟盖在上面，冬虫夏草、核桃仁、火腿肉放在龟肉四面，放入鸡汤、料酒、姜葱，盖好盆盖，放入蒸笼内，蒸至肉熟烂时取出，将火腿肉、调料择出，再加食盐、味精、胡椒粉适量即成。

【功效】 养阴补血，补脑益智。适用于智力低下，脑力衰退，久病体虚，久咳咯血，肺虚燥咳，肺癌等肺肾阴虚症患者。

慢性气管炎

方一

【制配】 冬虫夏草 10 克，蛤蚧 1 对，枯矾 10 克，款冬花 100 克，五味子 30 克，川贝母 30 克，白果仁 15 克，炒李仁 20 克，蜂蜜 200

克，香油150克。将上述各药分别研细，混合均匀，加入蜜和香油，隔水蒸熟即可。

【用法】 每服10克，每日2～3次，连服40～60天。可坚持3～4年，以防患于未然。

【功效】 健脾润肺，止咳化痰。适用慢性气管炎患者。

方二：

【制配】 鸭1只，冬虫夏草30克，盐少许。将鸭子宰杀放血，拔毛，去内脏，洗净。在鸭体上戳小洞，从洞内塞入冬虫夏草，加少许盐和水适量，上笼蒸熟即可。

【用法】 分多次食用。

【功效】 滋阴补肺，益气生津。适用于阴虚盗汗，自汗等症患者。

方三：

【制配】 冬虫夏草20克，水鸭1只，生姜4片。剔净水鸭，去毛肠及内杂，将姜、冬虫夏草放入鸭腹内，清水浸至水鸭半身，置炖盅内，隔水炖2.5小时即可。

【功效】 滋养益血，对支气管哮喘，老年人慢性气管炎，虚弱咳嗽，白日痰多而夜咳难眠者有疗效。

飞蚊症

虫草炖羊肉汤

【制配】 冬虫夏草10克，炮天雄10克，肉苁蓉10克，羊肉100克，生姜2片。洗净冬虫夏草、炮天雄、肉苁蓉。羊肉放落滚水中，煮5分钟取起洗净。将全部材料同放入炖盅内，加入适量开水，盖上盖炖4小时，下盐调味即可。

【功效】 此汤可治头眩、黑眼圈、飞蚊症。

图书在版编目（CIP）数据

蜂胶·花粉·冬虫夏草祛百病 / 柳书琴主编. —上海：上海科学技术文献出版社，2016
（中华传统医学养生丛书）
ISBN 978-7-5439-7087-8

Ⅰ.①蜂… Ⅱ.①柳… Ⅲ.①蜂胶—食物疗法—基本知识②花粉—食物疗法—基本知识③冬虫夏草—食物疗法—基本知识 Ⅳ.①R247.1

中国版本图书馆 CIP 数据核字（2016）第 150746 号

责任编辑：张 树 王倍倍

蜂胶·花粉·冬虫夏草祛百病

FENGJIAO HUAFEN DONGCHONGXIACAO QUBAIBING

柳书琴 主编

*

上海科学技术文献出版社出版发行

（上海市长乐路 746 号 邮政编码 200040）

全 国 新 华 书 店 经 销

四川省南方印务有限公司印刷

*

开本 700×1000 1/16 印张 20 字数 390 000

2016 年 9 月第 1 版 2016 年 9 月第 1 次印刷

ISBN 978-7-5439-7087-8

定价：78.00 元

http://www.sstlp.com

图书服务热线：（028）87336749